KB272898

의약분업 정책의 역사적 변화

의약분업 정책의 역사적 변화

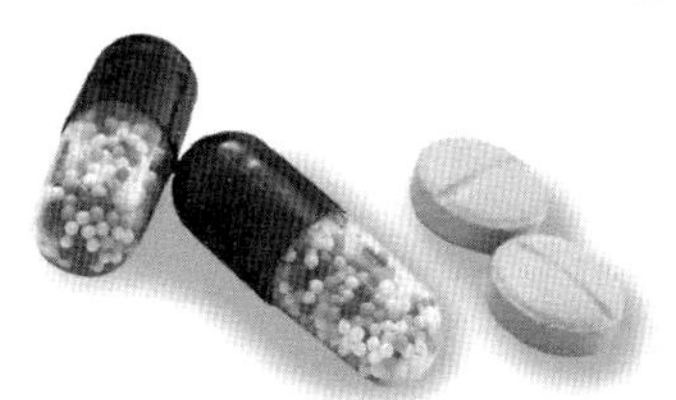

김 주 환 지음

한국학술정보㈜

머리말

'말이 씨가 된다'고 하였던가? 1993년 한약분쟁을 주제로 석사논문을 마치며, 다음 보건의료분야에서 중요한 정책문제가 발생한다면 의약분업이 될 것이라는 생각을 어렴풋이 가졌었다. 이를 분석하는 것도 흥미로운 주제가 아닐까 하는 생각을 역시 가져보았다. 특히 의약분업은 한약분쟁과는 비교할 수 없을 정도의 파괴력을 가진 시한폭탄과 같은 주제라는 점에서 더욱 그러했다.

1993년 한약분쟁은 우리 사회에 강렬한 인상을 남겼다. 한의사와 약사라는 전문직종사자들의 한 치 양보와 타협 없는 극한 대립은 이제까지 보아왔던 반체제적인 성격의 학생운동이나 노동운동 등과는 질적으로 다른 차원의 분쟁이었다. 또한 경제정의실천시민연합이라는 시민단체가 정부의 역할을 대신하며 분쟁해결을 주도하였던 것 역시 새롭기만 한 현상이었다. 문민정부라는 민주주의 정치체제의 진정한 변화를 몸소 체험할 수 있었던 사건이었다. 특히 정책결정과 관련한 문제에 관심이 많던 행정학도에게 민주주의 정치체제하에서의 새로운 정책결정기제를 분석할 수 있었던 소중한 경험이었다.

그러나 한약분쟁은 한약조제권을 둘러싼 한의사와 약사들의 소위 '갈라먹기' 싸움 정도였던 반면, 의약분업은 의약품과 관련하여 '전부 아니면 전무'의 싸움을 예고하고 있었다. 의사들과 약사들에 있어서 사활이 걸린 문제로 그 해결이 결코 쉽지 않으리라는 것은 충분히 예상되고도 남음이 있었다. 과연 이 문제는 어떻게 전개될 것인가? 또 그 결말은 어떻게 될까 하는 막연한 학문적 호기심이 발동하였다. 불행히도 '2000년 의료대란'은 그 상상을 초월하는 정책갈등이었으며, 3회의 '약사법 개정'과 5회의 '의료보험수가 인상' 등을 수반한 정책문제해결과정 역시 예측을 빗나가기는 마찬가지였다.

이와 같은 의약분업에 대한 막연한 관심은 이후 행정학에 대한 학문적 관심과 수련의 진전을 통해 정책의 지속과 변화라는 주제와 자연스럽게 연결되었다. 정책결정은 일회적인 것인가? 아니면 지속적인가? 정책변화는 연속적인 변화의 산물인가? 단절적으로 발생하는 사건인가 하는 정책결정의 근본적 질문이 의약분업 정책과정에 대한 관심을 더욱 끌게 하였다.

이 책은 학문적 관심과 개인적 호기심의 산물이다. '진료는 의사에게, 약은 약사에게' 혹은 '약물의 오·남용 방지' 등 의약분업의 필요성을 역설하는 주장들은 너무도 당연하게 여겨진다. 그럼에도 불구하고 길게는 1953년 약사법 제정 당시부터, 최소한 1963년 법 개정 이후부터 지속적으로 그 필요성이 역설되었음에도 실시되지 못하였다. '이익집단의 이해관계' 혹은 '제반 여건의 미비' 등으로 설명하기에는 부족하다. 물론 이들 설명이 제한적으로 해답을 줄 수 있으나, 4~50년에 걸친 이약분업논쟁을 해석하기에는 역부족이다. 지난 과정에는 이익집단들이 자발적으로 의약분업을 합의하고 건의한 적도 있고, 제한적이기는 하지만 의약분업을 실시한 적도 있다. '건강보험을 중심으로 한 단계적 확대실시' 등과 같은 썩 괜찮아 보이는(?) 의약분업안들도 존재하였다. 그럼에도 불구하고 정책변화는 발생하지 않았다.

의약분업과 관련한 정책의 지속과 변화는 또 다른 설명과 분석을 필요로 한다. 제도론적 설명, 특히 정책네트워크 이론을 통한 분석은 의약분업논쟁이 그렇게 오랫동안 지속된 원인과 변화에 대한 체계적인 설명을 가능케 한다. 정책네트워크 이론은 정책행위자들의 관계특성을 제도로 상정하고, 정책은 제도의 산물이라는 입장을 취한다. 제도는 정책을 둘러싼 제약요인으로 작용하면서 정책결정에 영향을 미친다. 정책의 변화는 제도의 변화, 즉 정책네트워크의 변화를 통해 가능하다. 결론적으로 의약분업정책의 지속과 변화는 이를 둘러싼 정책네트워크 특성의 지속과 변화에 의해 설명될 수 있다.

본 연구는 의약분업정책과정을 정책네트워크 이론을 통해 분석하고자 하였다. 한편으로는 의약분업논쟁에 대한 역사적 전개의 실체를 분석하고, 다른 한편으로는 정책네트워크가 가진 이론적 유용성을 분석하고자 하는 것이 목적이다. 특히 정책네트워크의 변화 – 형성, 지속, 위기, 변화 – 과정에서 정책문제해결기제유형에 대한 확인은 중요한 목적이었다. 이를 위해 본문은 다음과 같이 구성되어 있다.

제1장은 서문으로서 의약분업에 대한 정책연구의 필요성을 제기하고 있다. 문제제기와 연구목적 그리고 연구범위와 연구방법 등을 제시하고 있다. 제2장에서는 연구를 위한 사전적 논의과정으로 이론적 배경을 다루고 있다. 분석도구로서 정책네트워크 이론과 의약분업의 정책적 특성을 논하고 있다. 먼저, 정책결정에 대한 분석도구로서 정책네트워크 이론의 유용성과 등장배경, 정책네트워크의 변화와 변화요인 그리고 정책결정 유형 등과 관련한 이론적 논의가 제시되고 있

다. 다음으로 사례와 관련하여 의약분업정책의 의의와 필요성 그리고 주요쟁점과 의약분업정책이 가지는 정책성격을 사전적으로 논의하고 있다. 이와 함께 이들 이론과 사례에 대한 선행연구를 점검하고, 마지막으로 본 연구의 분석틀을 제시하고 있다. 제3장은 의약분업정책과정에 대한 역사적 변화과정을 분석하고 있다. 의약분업정책네트워크의 변화과정을 형성, 지속, 위기, 변화의 4단계로 구분하고, 5건의 주요 사건을 중심으로 분석하고 있다. 1977년 의·약사회의 '의료보험을 중심으로 한 의약분업실시' 합의(형성), 1982년 목포의약분업시범사업 논쟁(지속Ⅰ), 1989년 약국의료보험의 도입(지속Ⅱ) 그리고 1998년 의약분업추진협의회의 활동(위기)과 2000년 의약분업실시와 의료대란(변화)을 중심으로 의약분업논쟁의 역사적 변화과정을 확인하였다. 각 과정은 제도환경으로 정치체제의 성격, 보건의료시장 환경과 주요 보건의료정책 그리고 의약분업논쟁을 촉발시킨 역사적 사건을 분석함으로써 의약분업정책의 사전적 배경을 확인할 수 있게 하였으며, 다음으로 의약분업의 정책논쟁이 어떻게 전개되고 매듭지어졌는지를 분석하였다. 제4장에서는 의약분업 정책과정에 대한 이론적 분석을 시도하였다. 제도환경의 변화분석, 각 정책네트워크 과정의 성격분석 그리고 정책네트워크와 정책반응의 관계분석을 통해 정책네트워크의 지속과 변화가 어떻게 의약분업정책논쟁의 지속과 변화에 영향을 미쳤는지를 확인하였다. 제5장은 결론 부문이다. 본 연구결과를 종합하고, 연구가 가지는 함의와 한계를 논의하고 있다.

　의약분업이 시작된 지 어느덧 8년째 접어들고 있다. 그러나 그 논쟁은 끝나지 않았다는 느낌을 지울 수 없다. 틈만 나면 정책의 근간을 흔들려는 이익집단들의 목소리가 터져 나오고, 의약품 판매와 관련해서도 이런저런 부정적 유착관계에 대한 소문들이 들려온다. 아직 의약분업정책이 추구하는 '약물의 오·남용 방지'라는 궁극적 목표달성을 위해서는 멀고도 험난한 길을 가야 할 것이라는 생각을 떨칠 수 없다. 그러나 의약분업정책의 실시가 그 초석을 마련하였다는 것은 분명 평가받아야 할 것이다.

지나간 것이 그렇듯 이 책 또한 아쉬움과 부족함이 느껴진다. 이 모두는 본인의 책임이 아닐 수 없다. 그러나 이와 같은 결실이 나오기까지 많은 분들의 가르침과 도움이 있었다. 석·박사 과정을 지도하여 주신 고려대학교의 염재호 교수님 그리고 논문의 심사를 맡아 주신 이종범 교수님과 김선혁 교수님 그리고 이화여자대학교의 박통희 교수님과 충주대학교의 윤견수 교수님이 아니었다면 세상을 보지 못하였을 것이다. 이 자리를 빌려 이분들에게 감사를 다시 한 번 표하고 싶다. 그리고 백완기 교수님과 박종민 교수님을 비롯한 고려대학교 행정학과 교수님들이 있어 오늘이 있을 수 있었다.

의약분업이 실시되던 2000년은 사랑하는 아내 조윤경을 만난 해이기도 하다. 그동안 현식과 성식 두 아이들이 태어났다. 이들은 나로 하여금 항상 삶의 의미를 새롭게 하게 한다. 끝으로 돌아가신 아버지와 새벽마다 기도를 잊지 않으시는 어머니의 은혜가 나이가 들며 새삼 감사와 존경의 마음이 깊어 감을 금할 길이 없다. 이 책을 그분들께 바친다.

2008년 2월 하얀 눈이 오는 깊은 밤에
김주환

차례

제1장 서 론 / 15

제1절 문제제기 및 연구목적 ·· 17

제2절 연구범위 및 연구방법 ·· 21

  1. 연구범위 ··· 21

  2. 연구방법 ··· 23

제2장 논의를 위한 이론적 배경 및 분석틀 / 25

제1절 정책결정과 정책네트워크 ·· 27

  1. 정책결정에 대한 분석수준 검토 ································ 27

  2. 정책결정의 개방성 검토 ·· 36

제2절 정책네트워크의 개념과 형성 ······································ 46

  1. 정책네트워크의 등장배경 ·· 46

  2. 정책네트워크의 개념 ·· 50

  3. 정책네트워크의 구성요소 ·· 57

제3절 정책네트워크의 변화와 변화요인 ································ 71

  1. 정책네트워크의 변화 ·· 71

  2. 정책네트워크의 변화요인 ·· 74

  3. 정책네트워크의 변화과정 ·· 82

제4절 정책네트워크와 정책반응 ·······················19

  1. 무의사결정 ·······································22

  2. 정책수정 ···24

  3. 정책대체 ···25

  4. 정책결정위임 ···································26

제5절 의약분업정책의 의의와 정책결정 ···········79

  1. 의약분업정책의 의의 ·························79

  2. 의약분업정책의 필요성 ·····················80

  3. 의약분업정책의 주요쟁점사항 ·············31

  4. 의약분업정책의 성격 ·························84

제6절 선행연구에 대한 비판적 검토 ···············72

  1. 정책네트워크의 선행연구에 대한 검토 ·······82

  2. 의약정책결정의 선행연구에 대한 검토 ·······131

제7절 분석틀 ··94

  1. 선행변수의 설정: 제도환경 ················94

  2. 독립변수의 설정: 정책네트워크의 성격 ·········63

  3. 종속변수의 설정: 정책반응의 유형 ···········83

  4. 분석틀의 구성 ·································109

제3장 의약정책의 정책네트워크 변화과정별 분석 / 141

제1절 의약정책네트워크의 형성(1963~1977) ·············· 141
1. 정책문제의 제기 ·· 141
2. 제도환경 ·· 145
3. 정책과정 분석 ·· 155
4. 정책산출: 정책의제화 실패 ·· 158
5. 소결론 ·· 164

제2절 의약정책네트워크의 지속Ⅰ(1978~1985) ·········· 167
1. 정책문제의 제기 ·· 167
2. 제도환경 ·· 168
3. 정책과정 분석 ·· 169
4. 정책산출: 시범사업의 종료 ·· 171
5. 소결론 ·· 195

제3절 의약정책네트워크의 지속Ⅱ(1986~1989) ·········· 200
1. 정책문제의 제기 ·· 200
2. 제도환경 ·· 201
3. 정책과정 분석 ·· 210
4. 정책산출: 약국의료보험의 실시 ·································· 218
5. 소결론 ·· 220

제4절 의약정책네트워크의 위기(1990~1998) ·············· 223
1. 정책문제의 제기 ·· 223

2. 제도환경 ·· 224
3. 정책과정 분석 ·· 228
4. 정책산출: 의약분업 1년 연기 ··· 252
5. 소결론 ·· 259
제5절 의약정책네트워크의 변화(1999~2000) ···························· 262
1. 정책문제의 제기 ··· 262
2. 제도환경 ·· 263
3. 정책과정 분석 ·· 274
4. 정책산출: 의약정협의회의 구성과 약사법 재개정 ··············· 303
5. 소결론 ·· 304
제4장 정책네트워크의 변화와 정책반응 변화분석 / 309
제1절 제도환경의 변화분석 ·· 313
1. 정치체제의 변화분석 ·· 313
2. 보건의료환경 변화분석 ··· 314
3. 역사적 사건 ·· 321
4. 소결론: 종합 ·· 323
제2절 정책네트워크의 성격분석 ·· 326
1. 정책네트워크 형성기의 성격분석 ··· 326
2. 정책네트워크 지속기(Ⅰ)의 성격분석 ··································· 333
3. 정책네트워크 지속기(Ⅱ)의 성격분석 ··································· 343

4. 정책네트워크 위기기의 성격분석 ······················· 3

5. 정책네트워크 변화기의 성격분석 ······················· 3

6. 소결론: 종합 ·· 31

제3절 정책네트워크와 정책반응의 변화분석 ················· 45

1. 정책네트워크 형성과 무의사결정 ······················· 45

2. 정책네트워크 지속(Ⅰ)과 정책수정 ···················· 73

3. 정책네트워크 지속(Ⅱ)과 정책수정 ···················· 93

4. 정책네트워크 위기와 정책결정위임 ····················· 6

5. 정책네트워크 변화와 정책대체 ··························· 8

6. 소결론: 정책네트워크의 변화와 정책반응 ··············· 45

제5장 결 론 / 369

제1절 연구결과의 종합 ··· 3

제2절 연구의 함의 및 한계 ·· 3

참고문헌 / 378

제1장
서　론

제1절 문제제기 및 연구목적

정책결정은 일회적인가, 지속적인가? 정책변화는 연속적인가, 단절적인가? 무엇이 정책을 결정하고, 변화시키는가의 문제는 정책결정에 있어서 근본적 질문이라 하지 않을 수 없다.

본 연구는 이러한 문제의식을 가지고, 일련의 의약분업과 관련한 의약정책사례를 분석하고자 한다. 의약분업문제는 1953년 약사법 제정과 1963년 개정 이후 지속적으로 정책적 논의가 진행되어 왔고, 2000년 7월 본격적으로 의약분업이 시행되면서 의약정책은 일대 전환점을 맞이하였다. 과거 의약정책은 의사의 직접조제와 약사의 임의조제가 동시에 인정되어 왔다. 그러나 의약분업의 시행은 의약정책의 일대 전기를 마련하였다. 의사는 직접조제가 제한되고 대신 진단과 처방전 발행만이 허용되게 되었다. 약사는 임의조제가 금지되는 대신 처방전에 의한 조제와 일반의약품에 대한 독점적 판매권만을 가지게 되었다.

의료정책에서 의약분업정책은 과거 중요한 과제로 지속적으로 제기되었다. 1977년 의료보험의 도입, 1981년 지역의료보험시범사업의 실시, 1989년 전국민의료보험의 실시 그리고 1993년 한약분쟁이라는 보건의료정책의 주요한 정책변동과정에서 정책문제로 대두되었다. 그러나 이와 같은 연이은 정책문제화에도 불구하고 의약분업은 실시되지 못하였다. 1977년 의약정책의 핵심 이익집단인 대한의사협회(이하 의사회)와 대한약사회(이하 약사회)에 의한 '의료보험 내 분업'을 중심으로 한 점진적 의약분업 확대에 대한 합의와 건의에도 불구하고 정책의제화 자체에 실패하였다. 1982년부터 시작된 목포에 대한 의약분업시범사업은 1985년 실효성에 강한 불만을 제기한 약사회의 시범사업탈퇴로 중단되었다. 또한 1989년에는 약사의 임의조제에 대한 의료보험적용을 내용으로 하는 약국의료보험이 도입되었으며, 1993년 한약분쟁은 '한약사'라는 새로운 직종을 낳게 하였다. 그러나 1993년 한약분쟁을 해결하기 위한 약사법 개정은 의약분업시기를 명시화하는 전혀 예기치 못한 결과를 더불어 초래하였다.

이에 따라 의약분업문제가 의약정책과제로 다시 등장하게 되었다. 1997년 의료개혁위원회와 1998년 김대중 정부 출범 직후 출범한 의약분업추진협의회(이하 분추협)의 활동에도 불구하고 의약분업을 둘러싼 정책주체들 간의 합의도출에 실패하게 되었고, 양 이익집단을 중심으로 의약분업연기 주장이 다시 제기되었다. 그러나 이들의 연기주장은 강력한 정치세력으로 새로이 등장한 시민단체의 강한 반대와 개혁을 위한 국성과제로 의약분업을 인식하고 있던 정부의 강행의지와 대립하게 되었다. 의약정책을 다루기 위한 기존의 정책주체들 간의 정책문제 해결기제는 그 기능을 상실하게 된다.

이로 인해 여당 중심으로 한 이익집단과의 의약분업논의가 재개되었으나 이 또한 합의를 도출하는 데 실패하였다. 이 과정에서 의사회와 약사회는 '시민단체와의 적극적인 노력을 통한 2개월 내의 합의도출'을 명분으로 약사법 개정을 당초 시한인 1999년 7월에서 2000년 7월로 그 실시 시기를 1년 연기할 것을 주장하였다. 이에 대해 정부는 이들 이익집단의 요구를 수용하는 대신 그들의 요구와 약속을 '대국민합의서 발표'와 '합의도출 실패 시 기존 분추위의 의약분업안을 중심으로 한 의약분업실시'를 전제로 이를 수용하였다.

시민단체가 주도한 '의약분업실현을위한시민대책위원회(이하 시대위)'가 결성되고, 이를 중심으로 의약분업모형 도출을 위한 활동이 재개되었다. 드디어 1999년 5월 10일, '주사제를 포함한 모든 전문의약품을 대상으로 보건소와 보건지소를 포함한 모든 의료기관이 참여하는 기관분업'을 주요내용으로 하는 의약분업안에 대해 양 이익집단의 합의가 도출하였다. 이와 함께 분업안을 구체화하기 위한 새로운 위원회의 구성 등을 정부에 건의하였다. 이어 '의약분업실행위원회(이하 실행위)'가 새로이 구성되었다. 실행위는 과거의 의약분업을 위한 각종 위원회와는 그 구성에 있어서 상이한 차이를 보이고 있다. 과거와 달리 양 이익집단의 비중이 크게 약화된 반면, 시민단체를 중심으로 한 공익집단의 비중이 크게 강화되었다. 그러나 이의 활동과정에서 의사회와 병원협회가 약사의 임의조제가능성 등을 이유로 의약분업에 대한 반대 입장을 표명하며 정책불응을 시사하였다. 특히 1999년 11월의 의료보험약가에 대한 '실거래가 상환제'를 계기로 의사회의 강력한 반발에 직면하게 되었다. 이들은 기존의 의약분업안과 의료보험약가 변경이 자신들의 의약품에 대한 지배권상실만을 가져올 뿐 충분한 보상체계를 구축하지 못하였다며 강력히 반발하였다. 의사회의 반발은 2000년 7월 '의약분업의 시행'을 전후한 일련의 집회와 휴폐업이 확대 재생산되는 소위 '2000년 의료대란'을 발생시켰다. 이와 같은 의사회의 강력한 정책불응은 실행위 활동 이후 3회의 약사법 개정과 5회의 의료보험수가 인상이라는 일련의 정책변동을 낳게 하였다.

이에 본 연구는 정책네트워크 분석을 통해 이들 정책의 지속과 변화가 어떻게 이루어지는지를 분석하고자 한다. 의약정책을 둘러싼 정책네트워크의 제도적 특성이 정책의 지속과 변화에 어떻게 영향을 미치는지를 분석하고자 한다. 연이은 정책문제화 과정에서 나타난 의약혼재정책의 지속과 의약분업정책으로의 변화에 대한 원인의 분석은 정책결정에 있어서 제도로서 정책네트워크의 역할을 규명하게 할 것이다. 이를 위해 본 연구에서는 역사적 접근을 통해 제도와 정책결정에 대한 실체적 접근을 시도하고자 한다. 나아가 정책네트워크와 정책반응과의 관계를 살펴봄으로써 이들 간의 관계를 분석하고자 한다.

이를 위해 본 연구에서는 의약분업정책사례를 중심으로 다음과 같은 연구질문을 제기하지 않을 수 없다. 첫째, 의약분업을 둘러싼 정책적 논의과정은 어떻게 전개되었으며, 각각의 논의는 어떤 특징을 보이고 있는가? 이를 통해 제도환경이 어떻게 정책네트워크에 영향을 미치는지를 분석하고자 한다. 둘째, 의약정책을 둘러싼 정책네트워크는 의약분업 이전과 이후 어떤 차이를 보이고 있는가? 이를 통해 정책네트워크의 변화와 정책결정의 변화와의 관계를 분석하고자 한다. 셋째, 의약분업을 둘러싼 정책문제 해결과정에 나타난 정책네트워크와 정책반응은 어떤 관계적 특성을 보이고 있는가? 이를 통해 문제해결기제로서 정책네트워크의 정책반응에 대한 일반화의 가능성을 모색하여 보고자 한다.

제2절 연구범위 및 연구방법

1. 연구범위

본 연구는 제도로서 정책네트워크적 접근방법을 통해 의약분업을 둘러싼 정책결정과정에 대한 정책결정의 지속성과 역동성을 분석하고자 하는 데 있다. 이를 위해 1963년 약사법 개정 이후 의약분업을 둘러싼 주요한 정책논쟁이 진행되었던 사례를 중심으로 분석하였다.

의약분업을 둘러싼 중요한 정책사례는 크게 다섯 차례로 구분할 수 있다. 이들 사례가 가지는 특성은 다음과 같다.

첫째, 1977년 의료보험의 도입을 전후로 한 논쟁은 본격적으로 의약분업문제가 제기되기 시작한 출발점이라는 데 그 의의를 찾을 수 있다. 더욱이 의약분업의 핵심 대상 이익집단인 의사회와 약사회가 '보험 내 분업'이라는 의약분업에 대한 합

의가 그 논의의 출발점을 이루고 있다는 데 그 의의를 찾을
수 있다.

둘째, 1981년 지역의료보험시범사업과 함께 시작된 의약분업 논쟁
은 1982년부터 1985년까지 약 3년에 걸쳐 목포를 대상으로
'의약분업시범사업'을 진행시켰다. 이 과정에서 다양한 시범
사업과 논쟁이 이루어졌다는 데 그 의의를 찾을 수 있다.

셋째, 1989년 전국민의료보험의 실시를 중심으로 시작된 의약분업
논쟁이 진행되었다. 이 과정에서 '약국의료보험'이 도입되었
다. 이는 약국의 임의조제를 제한적으로 합법화하였다는 의
미에서 의약분업정책사례에서 중요한 의의를 찾을 수 있다.

넷째, 1993년 한약분쟁은 의약분업문제를 다시 등장시켰다. 한약
분쟁 해결로 약사법이 개정되면서 의약분업 실시시기가 명
시화되었고, 이는 1998년 김대중정부 출범 직후, 논의를 본
격화시키는 계기로 작용하였다. 그러나 일련의 활동은 합의
에 실패하였고, 양 이익집단의 연기주장이 제기되면서 그
실시 시기가 당초 시한인 1999년 7월에서 2000년 7월로 1
년 연기되었다. 이 과정에서 시민단체와의 '2개월 내 의약분
업 합의'가 명기됨으로써 이들 집단이 의약분업정책결정에
있어서 주도적 역할을 할 수 있는 계기를 마련하였다는 데
그 의의를 찾을 수 있다.

다섯째, 1999년 시민단체의 주도하의 의약분업 합의는 2000년 7월 의
약분업의 본격적 실시의 단초를 제공하였다. 그러나 이 과정
에서 2000년 소위 '의료대란'으로 표현되는 의사회를 중심

으로 한 의약분업에 대한 강력한 정책불응이 발생하였다.

2. 연구방법

정책네트워크에 의한 분석은 크게 계량적 분석과 질적 분석으로 구분할 수 있다. 계량적 분석은 사회구조분석 방법으로서 분석된다. 행위자들의 관계가 계량적 분석방법을 통해 행위자들 간의 응집력(cohesion), 구조적 배열(structural equivalence), 공간적 배치(spatial representation)를 중심으로 분석된다. 이에 반해, 질적 분석은 행위자들 간 상호작용의 내용을 중심으로 심층적 분석을 수행한다(Börzel, 1998: 225).

본 연구목적을 위해 연구방법은 질적 연구로서, 가설창출적 사례연구(hypothesis-generating case studies)에 의한 접근을 시도한다.1) 일반적으로 사례연구방법은 독특한 특성을 가진 개인, 집단, 프로그램, 정책결정 등 소수사례에 대한 심층적 연구를 통해 연구목적을 달성하고자 하는 방법이다. 따라서 이들 사례연구는 주로 분석대상이 하나 또는 소수로 제한되며, 질적 연구를 통해 심층적(in-depth), 다층적(multi-faceted), 집중적(intensive) 연구전략을 활용하여 분석하는 방법을 말한다(남궁근, 1998). 특히 가설창출적 사례연구는 다소 애매

---

1) Lijpart(1971)는 사례연구를 이론화의 정도에 따라 크게 무이론적 사례연구, 해석적 사례연구, 가설창출적 사례연구, 이론논박적 사례연구, 이론확증적 사례연구, 일탈사례연구 등 여섯 가지 유형으로 구분하고 있다.

한 잠정적 가설에서 출발하여 보다 분명한 가설을 정립한 후, 이를 다수의 사례에 적용하여 검증하는 형식의 연구를 말한다. 즉 사례연구를 통해 새로운 이론모형을 제시하고자 하는 경우에 사용한다.

그러나 사례연구는 하나 혹은 소수의 사례를 분석대상으로 하고 있기 때문에 가설창출적 연구로서 일반화의 한계를 가진다. 특히 본 연구의 대상인 의약분업정책사례는 단일 사례를 대상으로 하고 있기 때문에 그 한계는 더욱 두드러진다. 따라서 이러한 연구방법의 한계를 극복하기 위해서 본 연구는 역사적 연구와 비교연구를 병행한다. 의약분업정책에 대한 종단면적 접근을 시도한다. 이를 다시 세분화하여 이들 시기에 대한 비교분석을 시도하고자 한다. 먼저 제도로서 정책네트워크의 패러다임 변화를 크게 형성, 강화, 위기 그리고 변화의 4단계로 구분하여, 동일한 분석단위를 기준으로 각 단계 정책네트워크의 패러다임적 성격과 정책반응에 대한 가설적 이론모형을 제시한다. 다음으로 의약분업정책을 정책네트워크의 변화과정에 따라 4단계의 시기로 구분한다. 이들 각 시기에 있어서 주요한 정책결정에 대한 사건을 중심으로 분석을 진행한다. 마지막으로 이들 각 시기의 정책의제화된 사건에 대한 비교분석을 통해 가설창출적 이론모형을 검증한다.

이러한 연구를 진행하기 위해 자료 수집은 문헌연구와 인터뷰에 의존한다. 문헌연구의 대상으로는 기존 의약분업정책관련 각종 문헌, 회의록, 학술논문, 보고서, 인터넷 자료 등을 활용한다. 이와 함께 인터뷰를 실시하여, 기존 문헌연구에 대한 경험적 확인과 문헌연구에서 나타나지 않은 정보를 수집한다.

제2장

논의를 위한 이론적 배경 및 분석틀

제1절 정책결정과 정책네트워크

1. 정책결정에 대한 분석수준 검토

정책결정에 대한 실체적 접근이 어느 수준에서 이루어져야 하는가에 대한 논란은 크게 행위와 구조에 대한 논쟁을 유발하였다. 행위 중심의 미시적 접근방법(micro-level approach)과 구조중심의 거시적 접근방법(macro-level approach) 그리고 이들 두 접근방법의 통합을 추구하는 중범위적 접근방법(meso-level approach)을 중심으로 논의가 전개되고 있다. 미시적 접근방법은 관찰 가능한 존재로서 인간행태를 그 분석의 대상으로 하고, 거시적 접근방법은 인간행태를 제약하는 요인으로서 구조를 그 분석의 초점에 두고 있다. 이에 반해 중범위적 접근방법은 이들 두 접근방법을 통해 각 접근방법이 가지는 한계를 극복하고자 하는 분석방법이다. 본문에서는 거시적 접근방법으로 구제도주의와 국가론과 미시적 접근방법으로 행태주의의 접근방법과 이들의 한계를 논하고, 다음으로 중범위적 접근방법으로서 신제도주의를 그 대안으로 제시하고자 한다.

1) 구조중심의 거시적 접근방법

거시적 접근방법은 크게 행태주의 이전의 구제도주의와 1970년 후반 새롭게 등장한 국가론을 들 수 있다. 우선 구제도주의적 접근방법은 공식적 법률, 규칙, 행정적 구조라는 인간행태의 제약요인에 대한 분석을 통해 정책결과를 분석하고자 하였다. 비교와 대비의 분석방법을 통해 국가 간 제도적 배열의 차이가 정책결과의 차이를 가져온다고 보았다(Thelen and Steinmo, 1992: 3). 그러나 구제도주의적 접근방법은 그 거시적 측면의 강조로 이론화의 한계라는 비판에 직면하였다. Easton은 두 가지 한계를 지적하고 있다. 첫째, 법과 제도분석은 정책과 권력에 대한 설명을 할 수 없다. 둘째, 초현실주의(hyperfactualism) 혹은 사실의 관련성(relevance for facts)이라는 구제도주의적 연구로 인하여 정치학자들이 사실들에 의미를 부여할 일반적 분석틀을 무시함으로써 이론적 영향결핍(theoretical malnutrition)에 걸리도록 할 수 있음을 지적하였다. 또한 Macridis는 정치제도라는 과도한 공식적 제도에 대한 접근방법이 정책결정의 형성과 권력의 행사에 있어서 그들의 역할과 사회의 비공식적 배열에 대한 철학적 의식성을 가지지 못하게 함을 지적하였다(Rhodes, 1997: 69 참조). 따라서 과도한 공식적 정치제도에 대한 접근방법의 강조는 정책결정의 형성과 권력의 행사에 있어서 이들 제도이 여할과 사회의 비공식적 세노를 분석하지 못하고 있다는 한계에 직면하였다. 이들 구제도주의적 연구는 문제해결 혹은 분석이라기보다는 서술적(descriptive)이며, 이론적 공식화를 할 수 없다는 비판에 직면하게 되었다(Rhodes, 1997: 69). 또한 동어-반복적이고,

정태적이며 결정론적 접근방법이라는 비판에서 벗어나기 힘들었다.

한편, 국가론적 접근방법은 1970년 후반 국가에 대한 새로운 인식에서 출발한다. 국가론적 접근방법은 국가이익, 국가자율성, 국가능력 등의 개념을 통해 국가와 시민사회 혹은 계급성 문제 등의 문제와 정책결정과의 관계를 분석하고자 한다(김석준, 1991; Krazner, 1978; Block, 1987). 이들에 있어서 정책결정은 단순한 개인들 효용의 합, 혹은 사회의 집단적 부와는 차원이 다른, 국가 스스로의 목표와 이익을 추구하는 자율적 행위자로서의 위치를 강조한다. 예를 들어, Krazner(1978: 14)는 미국의 대외정책을 분석하면서 국가는 경쟁력의 증대(increase competition), 공급 안정성의 확보(insure security of supply), 광범위한 대외정책목표의 촉진(promote broad foreign policy objective)이라는 일관된 대외정책목표를 실현시키기 위한 것이었다고 분석하고 있다. 따라서 이들 국가론적 접근방법에 있어서는 국가의 자율성이 강한 국가와 약한 국가로 구분하고, 이에 따른 국가개입의 강도와 정책결정을 분석한다. 강성 국가에서는 사회문제에 대한 국가개입이 강하게 나타나게 되어, 국가가 중심이 된 정책문제 해결을 시도한다. 이에 반해 약한 국가에서는 사회문제에 대한 국가개입이 최소화하는 것으로 나타난다.

결국 이러한 거시적 접근방법으로써 구제도주의와 국가론적 접근방법은 한 국가의 구조적 성격이 정책결정에 있어서 주도적인 역할을 수행한다고 본다. 이들 접근방법은 국가 간 비교분석에 있어서 유용성을 가진다. 그러나 지나치게 거시적인 접근을 시도하여 결정론적 접근이라는 비판을 면하기 어렵다. 또한 개별 국가 내의 정책부문별 정책결정에 대한 차이를 분석하기 어렵다는 한계를 노정시킨다는 비판을 모면하기 어렵다.

2) 행위중심의 미시적 접근방법

인간행태에 대한 관찰과 이를 통한 인과관계를 추론하고자 하는 행위중심의 미시적 접근방법의 대표적인 이론으로는 행태주의를 지적할 수 있다. 행태주의는 1950년대의 구제도주의에 대한 비판에서 출발한다(Thelen and Steinmo, 1992: 3). 거시-구조적 접근방법으로서 구제도주의의 정태적이고 결정론적이라는 반성에서 출발한다. 법률, 규칙, 행정부 구조와 같은 제도는 정치적 결과물의 원인과 결과에 대한 분석이라기보다는 동어-반복적 서술을 제시하고 있다고 본다. 정책결정에 대한 보다 명확한 분석을 위해서는 정치제도의 공식적 구조보다는 비공식적 권력의 내부형태와 속성 그리고 정치행태에 대한 연구가 선행하여야 함을 강조한다.

행태주의는 논리실증주의적 방법론에 입각한 설명을 지향하여 사회현상을 관찰가능한 객관적 현상으로부터 인과관계를 추론함으로써 설명이 가능하다고 본다(염재호, 1994: 12). 이들에 있어서 정책결정구조는 하나의 외생적 요인(exogenous factors)으로 파악한다. 또한 그 영향력은 미미하며, 정책결정구조가 가지는 복잡성은 분석의 대상으로 선정되기 어려운 측면이 있나. 따라서 분석대상을 정책결정의 객관적 실증성을 파악할 수 있는 개별 행위자의 행태를 분석함으로써 이론적 일반화에 도달할 수 있음을 역설한다. 결국, 정책결정은 개별행위자들의 상호작용 결과이기 때문에 정책분석은 그 정책결정구조의 특성보다는 정책결정과정에 있어서 누가 영향력을 많이 갖고 있으며, 이들의 상호작용은 어떻게 나타나는지에 대한 분석을 통해 그 실체적 접근이 가능하다고 본다.

그러나 이러한 인간행태분석에 의한 이론화 작업은 제약된 비용에 의해 한계를 드러낸다(Shepsle, 1986). 또한 1970년대 후반, 신제도주의의 등장과 함께 본격적인 비판에 직면하게 되었다. 행태주의의 일반화 작업은 '왜 국가 간에 정치행태, 속성 그리고 자원배분이 다르게 이루어지는가?'에 대한 근본적인 질문에 대한 해답을 제시하지 못하고 있다. 왜 비슷한 특성과 선호를 가진 이익집단들이 국가 간에 다르게 영향력을 행사할 수 없는가에 대한 의문을 제기하지 않을 수 없다. March와 Olsen(1984)은 행태주의적 접근방법의 5가지 한계를 지적하고 있다. 첫째, 정치현상을 사회현상의 일부분으로 파악하고 사회와 정치를 분리하지 않았음을 지적한다. 정치적 현상을 단순히 사회적 현상의 투영으로 파악함으로써 개별 행위자의 합 이상의 산물로서 정책을 보는 데 한계가 있음을 지적한다. 둘째, 환원주의(reductionism)에 빠져 있다고 비판한다. 거시적인 정치현상에 대해 개별 행위자라는 미시적 정치현상을 통해 파악하고자 하는 우를 범하고 있다. 행태주의에서는 정책의 거시적인 정치현상을 개별 행위나 사건의 합으로 설명하고자 하고, 제도와 같은 현상들을 미시적 행위자 중심의 분석을 통해 치환이 가능하다고 본다. 셋째, 행태주의가 가지는 공리주의적 접근(utilitarianism)의 한계를 비판하고 있다. 공리주의에 대한 강조는 정치현상을 개별행위자의 계산된 전략적 행위의 결과라고 인식하게 한다. 따라서 제도는 하나의 주변변수로서 영향을 개인이 인지하는 경우에 의미를 갖게 될 뿐 정책결정에 자율적 변수로서 영향을 미치지 못하게 된다. 그러나 제도는 개별 행위자들의 전략적 행위 합 이상의 의미를 가지고 있다. 넷째, 행태주의의 도구주의(instrumentalism)적 속성을 비판한다. 행태주의는 정치제도를 단순히 정치적 목표를 달성하기 위한 수단으로 본다. 이러한 도구주의에서는 제도가 제도 그 자체로서 하나의 설명변수가 되지 못하고, 정치적 결정이나 정치현상은 다른 개인적 목적을 달성하기 위한 수단으로써 활용되어 왔다는 점을 강조한다. 다섯째, 행태주의는 기능주의(functionalism)의 입장에서 역사적 발전과정의 효율성을 상정하여 현존하는 제도는 기능적으로 의미 있는 제도라고 파악한다. 그러나 이는 제도를 단순히 상황에 적응하는 기능주의적 결과의 산물에 불과한 것으로 파악하는 우를 범하고 있다.

이와 같은 미시적 접근으로써 행태주의의 한계는 제도에 대한 새로운 인식과 신제도주의라는 미시와 거시적 접근방법의 통합으로써 중범위적 접근방법에 대한 화려한 부활을 가져왔다.

3) 조직중심의 중범위적 접근방법

신제도주의는 인간행태의 제약요인으로서 구조, 즉 제도에 그 분석의 초점을 두면서도 중간수준의 제도(the intermediate-level institutions)를 연구대상으로 함으로써 정태적이고 결정론적 접근방식을 탈피하고자 하였다.2) 특히 조직 간 관계의 구조화된 틀로서 정책네트워크는 이론적 설명력을 확보하기 위해 중범위적 접근을 강조한다

(Marsh and Rhodes, 1992; Daugbjerg, 1998a; Marsh, 1998; Rhodes, 1997).

정책네트워크적 접근방법은 네트워크 내 자원의 분배와 형태를 회원 간의 권력관계라는 특성이 정책결과에 어떻게 영향을 미치는가를 분석하는 것이다. Daugbjerg와 Marsh(1998)는3) 정책네트워크라는 중

---

2) Hodgson(1994)은 신제도주의의 특성을 8가지로 지적하고 있다. 첫째 원자주의 또는 환원주의적 특징을 회피하고, 총체주의 또는 유기체적 대안을 강조한다. 둘째, 개인들의 행위는 합리적 계산에 의한 것이라기보다는 일상화된 행동으로 본다. 경우에 따라서는 창조성이나 신기함을 행동하는 단절적 모습도 경우에 따라 보인다. 셋째, 분석단위로서 개인에 대한 배타적 관심을 배제하는 자기강화적 특성으로써 제도를 본다. 넷째, 배타적이고 기계적인 균형을 배제하고, 시간의 흐름에 따른 진화론적 개방체제적 경제라는 개념을 채택하고, 누적적인 인과관계를 상정한다. 다섯째, 개인은 사회문화의 전개에 따라 움직이고, 개인의 선호는 고정된 것이 아니라 계속된 적응과 변화의 과정으로 이해한다. 여섯째, 기술은 외부적으로 주어진 것이 아니라 사회경제발전의 가장 원초적인 힘으로써 파악한다. 일곱 번째, 개인과 제도 간의 힘의 관계, 즉 갈등관계에 지대한 관심을 가진다. 마지막으로 공리주의 분석틀을 배제하고, 인간의 복지를 확인하고 명확히 할 수 있는 제도적 설계와 실제 인간의 욕구에 대한 확인에 관심을 둔다.
3) Marsh와 Rhodes(1992)의 중범위적 개념에 의한 정책네트워크의 유형분류의 작업이 가지는 '중범위적'이라는 개념이 크게 세 가지 개념을 가지고 있다고 본다. 첫째, 정책네트워크의 형성은 정책부문(policy sectors) 혹은 하위정책부문(policy sub-sectors)에서 이루어진다. Marsh와 Rhodes(1992) 그리고 Smith(1992, 1993)는 정책부문에서의 정책네트워크가 형성된다고 분석한 반면, Jordan 등(1995)은 하위정책부문에서 발생한다고 본다. 둘째, 정책네트워크는 개인 간 관계에 의한 네트워크가 아닌 구조적 차원의 네트워크를 그 분석대상으로 하고 있다. 즉 정책네트워크 분석은 네트워크 내에서 행위자들의 제약하고 있는 정치구조로서 취급하고 있다. 세 번째, 정책네트워크는 이익집단매개(interest group intermediation)모형으로 이익집단과 정부 간 관계를 그 대상으로 하고 있다는 것을 의미한다고 본다.

범위적 접근이 거시와 미시적 분석의 통합을 통해 이론적 설명력을 확보할 수 있음을 강조한다. 국가와 시민사회 간의 관계로서 정책네트워크를 둘러싼 정치구조와 과정 간의 관계를 거시분석 대상으로 하여 정책네트워크에의 참여와 배제의 특성을 분석한다. 다른 한편으로는 정책네트워크 내의 행위자 간 관계라는 미시분석을 통해 행위자 관계라는 역동성을 분석할 수 있다고 본다. 이들의 중범위적 접근은 크게 두 가지 차원에서 접근을 시도하고 있다.

우선, Daugbjerg와 Marsh(1998)는 거시분석으로서 정책네트워크의 참여와 배제의 제도적 특성을 분석하기 위해 거시적 접근방법으로서 국가론과 정책네트워크라는 중범위적 접근방법이 통합되어야 함을 역설하고 있다. 정책결정이라는 종속변수를 설명하기 위해서 정책네트워크라는 중범위 수준의 독립변수를 설명하는 선행변수로서 국가론적 변수가 존재하여야 한다. 누가 정책네트워크를 지배하고, 누구의 이익인가에 대한 거시적 질문을 통해 정책네트워크의 특성에 대한 분석이 이루어져야 한다.4) 중범위 수준의 정치현상은 보다 거시적인 정치적 맥락과 분리될 수 없다. 이러한 국가론적 맥락은 사회의 권력배분과 정책네트워크 형성에 있어서의 전반적인 관계를 분석할 수 있게 한다(Daugbjerg, 1998a: 53). 정책네트워크의 변화와 정책결정의 변화는 이들 거시적 정치적 맥락의 변화를 통해 분석될 수

---

3) Daugbjerg와 Marsh(1998)는 거시적 수준으로서 국가론의 특성에 따라 정책네트워크의 성격이 달라질 수 있음을 주장한다. 즉 <표2-1>에서 보듯이 엘리트론, 다원주의, 맑시즘 중에서 어디에 근거하여 거시적 접근을 시도하느냐에 따라 중범위 수준의 정책네트워크의 특성이 달라진다고 본다.

있다(Daugbjerg, 1998a; Atkinson and Coleman, 1989; Marsh, 1995; Lembruch, 1991). 거시적 접근방법이 배제된 정책네트워크 연구는 이에 대한 확인과 서술에 지나지 않는다(Daugbjerg, 1998a: 54).

다음으로 Daugbjerg와 Marsh(1998)는 정책네트워크 내 행위자들 간의 관계라는 미시적 접근이 정책네트워크라는 중범위적 접근의 통합을 통해 분석의 역동성을 강조한다. 정책네트워크 내 행위자들의 행태는 정책결과에 지대한 영향을 미친다. 이때 인간의 행태라는 미시적 접근과 중범위적 접근으로서 정책네트워크의 관계는 변증법적 관계로 설명된다. 정책네트워크 내의 행위자들은 구조화된 맥락(structure context)에서 움직이고, 구조화된 맥락이 정책네트워크이며, 네트워크 내의 인간행태가 정책결과에 영향을 미치는 변증법적 관계를 가지고 있다. 즉 인간행태는 구조로서 정책네트워크를 변화시키고, 정책네트워크는 인간행태의 행위맥락에서 형성된다.

결국, 정책네트워크는 국가론이라는 거시적 접근을 통해 이의 특성에 영향을 미치는 선행변수를 확인할 수 있고, 인간행태에 대한

<표 2-1> 국가론에 따른 정책네트워크의 특성 비교

	엘리트론	다원주의론	맑시스트이론
형 성	정책부문 혹은 하위정책부문	하위정부부문	정책부문 혹은 하위정책부문
분 류	견고한 정책공동체	느슨한 이슈네트워크	견고한 정책공동체
관 계	구조적 관계	개인적 관계	구조적 관계
참여-배제 유형	일관성	비일관성	일관성
민주주의의 관계	구조화된 정치적 불평등의 반영	공 존	구조화된 정치적 불평등의 반영

* Daugbjerg와 Marsh(1998)의 재구성

미시적 접근을 통해 제도 내의 역동적 관계를 분석함으로써 정책결과와 정책네트워크와의 관계에 대한 설명력을 확보할 수 있게 한다.

2. 정책결정의 개방성 검토

정책결정은 누구에 의해서 이루어지는가? 이에 대한 논란은 정책결정의 개방성과 폐쇄성의 논란으로 이어진다. 정책결정의 개방성을 강조하는 다원주의적 접근과 이의 폐쇄성을 강조하는 엘리트론 혹은 코포라티즘은 정책결정의 양 극을 이루고 있다. 이러한 의미에서 정책네트워크는 이들 개방성과 폐쇄성에 대한 통합적 분석을 시도한다는 의미에서 그 의의를 찾을 수 있다(Jordan and Schubert, 1992, Rhodes, 1997; Börzel, 1998, Daugbjerg, 1998a; 정용남, 1998; 배응환, 2000). 정책결정에 대한 행위자들의 참여와 배제에 대한 조직 간 관계라는 제도적 특성을 통해 정책결정에 대한 실체적 접근을 시도한다. 다원주의는 정부와 이익집단 간의 관계에 대한 개방성을 강조하는 한편, 이들 이익집단 간의 경쟁을 통해 정책결정이 이루어짐을 강조한다. 반면, 코포라티즘과 엘리트론은 정부와 이익집단 간의 관계의 폐쇄성을 강조한다. 소수의 이익집단이 정부와의 관계를 통한 협력과 조정에 의해 정책결정이 이루어짐을 강조한다. 이에 반해 정책네트워크는 정부와 이익집단의 관계에서 그 참여의 수와 유형이라는 관계적 특성을 제도로 보고, 이를 통해 정책결정에 대한 실체적 접근을 시도한다. 따라서 정책네트워크는 정부와 이익집단 관계의 개방성과 폐쇄성을 그 분석대상으로 하여, 이들 관계적 특성이 어떻게 정책결정에 영향을 미치는가를 분석하고자 한다.

1) 다원주의의 개방성에 대한 반성

정책결정에 있어서 다원주의 모형은 제2차 세계대전 이후 전체주의와 대비되는 발전된 민주주의의 상징으로서 규범적이고 처방적인 측면에서 전개되었다(Jordan and Schubert, 1992: 8). 정치권력은 개인 권리의 보호라는 측면에서 국가와 시민사회와의 매개로서 이익집단들에게 분산되어야 한다는 이상을 담고 있다. 따라서 다원주의 모형에서의 정책결정은 이를 둘러싼 다양한 이익집단이 참여하고, 이들의 경쟁(competition)을 통해 이루어진다고 본다. 제 정치세력들은 정책결정과정 전 영역에서 압력을 행사하며, 이해집단의 구성은 경쟁적, 자발적, 비계층적으로 이루어진다. 각 이익집단은 국가로부터 허가, 승인, 지지를 받지 않을 뿐만 아니라 대표자의 선출과 이익표출에 있어서도 국가의 통제를 받지 않는다(이장재, 1998: 160). 이때 정부는 이들 이익집단 경쟁의 결과에 대한 매개적 역할을 담당하며, 정부의 자율성은 부정된다.

Heclo(1978)는 이슈네트워크(issue network)의 개념을 통해 정책결정에 있어서의 다원주의적 접근을 옹호하고 있다. Heclo는 정책결정에 있어서 소수의 이익집단과 정부의 안정적이고 폐쇄적 관계를 통한 정책결정을 부정하고 개방성을 강조한다. 그에 의하면 정책결정은 많은 수의 참여자들이 존재하며, 이들 참여자들의 구성은 크게 유동적(unstable)이다. 특정 정책문제를 중심으로 이해관계나 전문성을 갖고 있는 개인 혹은 조직들의 참여가 정책결정과정에 이루어지고, 참여에 있어서 경계는 거의 존재하지 않는다. 또한 정책결정은 자원의존성이라는 상호협력적 관계를 통해 이루어지기보다는 설득을 통해 이루어진다. 따라서 정책결정에 있어서 참여자들의 전문적 지식과 자질은 중요한 요소이다. 다원주의모형에서는 각 이익집단이 자발적 조직화가 이루어진 상태에서 그들의 이익표출활동이 개방적인 정책결정과정에서 주요한 변수로 작용한다.

그러나 다원주의적 접근은 몇 가지 문제를 가지고 있다. 우선, 다원주의에서는 정부의 역할을 이익집단의 이익활동에 대한 매개자(mediator)로서의 역할을 강조함으로써 그들의 자율성을 부정한다. 그러나 현실에 있어서는 그들 나름의 자율성과 정책이익을 가지고 있으며 이를 위해 정책결정이 이루어지는 경우가 비일비재하다. 둘째, 정책결정에 대한 개방성에 있어서는 일정한 한계를 가지고 있다. 정책결정을 둘러싼 모든 정책결정의 대상집단이 참여한다는 것은 현실적으로 불가능하며, 오히려 소수의 이익집단의 참여와 이들의 이익이 정책결정에 있어서 주요한 역할을 수행한다.

이와 같은 다원주의적 접근에 대한 비판으로 등장한 것이 엘리트론과 코포라티즘이다. 엘리트론은 수로 미국에서 철의 삼각(iron triangles), 하위체제(sub-system) 혹은 하위정부론(sub-government)의 이름으로 발전하였고, 코포라티즘은 유럽에서 발전하였다(Daugbjerg, 1998a: 18).

2) 엘리트론과 코포라티즘의 폐쇄성에 대한 반성

하위 정부론 혹은 정책공동체 등과 같은 엘리트론 모형 혹은 코포라티즘은 다원주의적 모형에 대한 비판에서 출발한다. 이들 이론은 대부분의 정책결정이 강하게 부문화(sectorization)되어 이루어지고, 정책영역(policy sector) 혹은 하위 정책영역(policy sub-sector)에서의 정책결정은 정부와 소수의 이익집단이 상호연계 관계를 통해 협상과 협력을 통해 이루어진다고 본다. 또한 사회 내의 지식, 기술 및 부 등과 같은 자원의 불평등한 분배는 정책결정에 있어서 접근성에 대한 이익집단 간의 차별화를 가져오게 한다. 이로 인해 정책결정이 소수의 집단이 주도하게 되는 정책결정의 폐쇄성이 발생하게 된다고 본다. 코포라티즘 혹은 엘리트론적 모형에서는 경쟁보다는 협력에 의한 정책문제 해결이라는 윤리적 측면에서 구체화된다(Jordan and Schubert, 1992: 9). 이들은 사회의 모든 이익들이 이익집단화하는 것은 아니라는 것을 강조하고, 정책결정에 있어서의 참여기회가 공정하게 이루어지고 있지 않다는 것에 주목한다. 이와 같이 정책결정의 폐쇄성을 강조하는 코포라티즘 혹은 엘리트론적 모형으로는 국가코포라티즘 혹은 사회코포라티즘 그리고 하위 정부론(sub-government), 철의 삼각(iron triangle), 정책공동체를 들 수 있다.

우선, 국가코포라티즘과 사회코포라티즘에서는 제한된 수의 집단, 계층제적 질서, 기능적 분화, 대표성의 문제 등에 있어 협회, 조합 등을 통해서 정책결정과 집행이 이루어진다고 본다.5) 다음으로, 하위 정부론 혹은 철의 삼각 그리고 정책공동체는 소수의 엘리트 집단이 상호폐쇄적 연계를 맺으면서 그들에 의해서 주도적인 정책결정이 이루어진다고 본다. 하위정부론 혹은 철의 삼각 정책결정모형은 주로 미국의 정책결정에 대한 엘리트론에 의한 시각을 대변하고 있다. 이들의 기본개념은 미국에서의 실질적이고 일상적인 정책결정이 일련의 소수의 집단에 의해서 결정된다고 본다(Jordan, 1990: 32).[6] 이에 반해 정책공동체에 대한 논의는 주로 유럽의 학자들에 의해서 논의가 이끌어지고 있다. 이들은 사회의 분화와 이익집단의 증대를 강조하여, 정책결정이 특정 이익집단과 특정 정부 부처의 폐쇄적 관계를 통해 이루어진다는 것을 강조한다(Marsh, 1998: 6 - 8).

그러나 이들 정책결정의 폐쇄성을 강조하는 모형들은 일정한 한계를 가지고 있다. 이들은 정책결정과정에서의 참여자들을 지나치게 협의적으로 해석함으로써 정책결정을 둘러싼 제 세력들을 효과적으로 분석하는 데 한계를 발생시키고 있다. Beery(1989)는 이들 폐쇄적 정책결정모형의 4가지 한계를 지적하고 있다. 첫째, 이익집단의 급증으로 인해 기존 폐쇄적 정책결정모형의 안정성이 크게 약화되었다.

---

5) 이들 두 코포라티즘은 그 출발점에서 차이를 두고 있다. 우선 국가코포라티즘에서는 이들 협회 혹은 조합의 형성에 있어 국가의 주도적 역할을 강조한다. 이에 반해 사회코포라티즘에서 시민사회로부터의 자발성에 의한 형성과 역할을 강조한다.
6) 하위정부론에서는 소수의 집난을 이루는 행위자들로는 상·하의원들과 보좌관 그리고 소수의 관료들 그리고 이익집단이 지속적인 상호작용을 통해서 정책결정이 이루어진다고 본다. 선거에서의 지지, 예산 혹은 업무영역의 확대 그리고 사적이익의 실현이라는 각자의 이익을 실현을 위해 서로를 필요로 하고, 이를 위해 그들만의 폐쇄적 관계를 통한 정책결정을 이끌고 있다고 본다.

정부기관과 의회가 상대하여야 할 이익집단이 증가하게 됨으로써 상이한 이익을 수반하는 이익집단의 압력에 의회와 정부기관이 노출되어 있다. 둘째, NGO 혹은 NPO 등으로 지칭되는 공익집단의 등장으로서 기존 하위정부의 연계성이 약화되었다. 셋째, 이익집단의 수가 증가함에 따라 정책결정가들이 많은 수의 고객집단을 모두 승자로 만드는 해결방안을 찾기 어렵게 되었다. 넷째, 소위원회의 증가와 같은 의회 내의 제도적 변화로 인해, 각 소위원회의 관할권에 대한 중첩현상이 나타남으로써 기존 하위정부에 있어서 안정된 연계성을 약화시켰다.7)

결국, 폐쇄적 정책결정모형은 정책부문 혹은 하위정책부문을 둘러싼 이익집단과 정부와의 안정된 관계를 통한 정책결정과 집행을 강조하나, 각 부문화의 증대와 이익집단의 증가는 이들 모형의 현실적용성을 크게 약화시키고 있다. 정부와 소수의 이익집단이 협력적 관계를 통해, 그들의 정책이익을 실현한다는 것이 현실적으로 어려

---

7) Daugbjerg(1998a: 19-20)는 코포라티즘에 대한 비판과 공헌에 대해 다음과 같이 논의하고 있다. 우선 비판을 세 가지로 지적하고 있다. 첫째 정책과정에서 조직화된 이익의 규제된 통합을 관찰하는 기업다원주의로부터 구별되는 진보된 다원주의 형태의 독특한 것인가에 대한 의심을 닿을 수 있다. 둘째, 조합주의의 개념적 혼란에 직면하고 있다. 즉 무엇을 설명하려는 것이며, 목적이 무엇인가에 대해 명확하지 못하다. 셋째, 경험적으로 드러내고 있지 않다. 다음으로 코포라티즘의 공헌을 네 가지를 들고 있다. 첫째 정책결정에 있어서 이익집단과 국가와의 관계 그리고 이들 집단의 영향력 연구에 있어서 공헌을 하였다. 둘째, 정책결정에 대한 참여와 배제를 통해 권력관계에서 장기간의 균형 상태를 어떻게 설명할 것인지 등에 대한 연구적 공헌을 하였다. 셋째, 실증주의적 연구방법과 방법론적 개체주의를 극복하고자 하였다. 넷째, 정책결정에서 이익집단의 지도자들에 대한 역할에 관심을 기울이게 하였다.

움에 직면하게 되었다.

3) 통합적 모형으로서 정책네트워크의 검토

정책네트워크는 정책결정구조의 개방성과 폐쇄성 자체를 주요한 분석대상으로 하고 있다. 이는 다원주의의 개방성과 엘리트론 혹은 코포라티즘의 폐쇄성에 대한 통합을 시도해 본 것이다. 기존의 접근방법이 현실 정책결정에 대한 실체적 접근에 있어서 제한적 유용성만을 제공하고 있다는 반성에서 출발하고 있다. 정책결정에 있어서 참여자들의 개방성을 강조하는 다원주의모형은 현실에 있어서 이익집단 간 자원의 불평등성과 이로 인한 정책결정에 있어서의 영향력과 접근가능성의 차이를 무시하고 있다는 비판에 직면하고 있다. 따라서 다원주의는 1970년 후반에 들어와 경험적 적절성(lack of empirical relevance)과 논리적 일관성의 결여(lack of logical consistency)에 대한 비판에 직면하였다. 이에 반해 엘리트모형 혹은 코포라티즘 모형은 이익집단의 급성장, NGO, NPO 등으로 지칭되는 공익집단의 등장에 따른 정책결정 환경의 다원성을 제대로 반영하고 있지 못하다는 한계를 노정시켰다.

정책네트워크는 특정 정책영역에 참여하는 정책행위자들 간의 관계적 특성을 통해, 이들 네트워크의 제노적 특성과 정책결과의 관계를 분석대상으로 하고 있다(이순호, 1999; 이장재, 1998; 윤석환, 1996; Jordan and Schubert, 1992; Read, 1992; Rhodes and Marsh, 1992). 정책행위자들의 수와 그 관계적 성격이라는 제도적 특성을 통해 정책결과를 분석하려 한다. 따라서 정책네트워크의 연구는 정책결정을 둘러싼 정부와 이익집단들에 대한 다원주의와 엘리트론 그리고 코포라티즘이 가지는 개방성과 폐쇄성의 통합을 시도하고 있다. 이 접근 방법은 정책네트워크에 대한 유형, 즉 개방성과 폐쇄성이라는 특징을 통해 정책결정의 특징을 분석하고자 한다.[8] 이러한 유형 분류와 변화를 통해 국가 간 또는 정책부문 혹은 하위 정책부문별 정책결과의 차이와 변화를 분석한다.

Rhodes와 Marsh(1992)는 정책네트워크의 유형분류를 초기 Rhodes(1986)의 연구를 수정하고, 정책네트워크에 대한 참여와 배제라는 측면에서 유형분류를 시도하였다. 이들은 다원주의 모형으로서 이슈네트워크(issue networks)와 엘리트 모형으로서 정책공동체(policy community)를 하나의 연속체(continuum) 선상에서 파악하고자 하였다. 정책네트워크의 가장 폐쇄적인 유형으로 정책공동체(policy community)를 연속체 선상의 한쪽 끝에 위치하게 하고, 또 다른 쪽에는 개방적인 정책네트워크로서 이슈네트워크

---

8) 정책네트워크에 대한 유형분류는 제 학자에 의해 다양하게 이루어지고 있다. 우선 Rhodes(1986)는 정책네트워크 유형을 회원들의 구성, 상호의 존성 그리고 자원배분에 따라 5가지, 즉 정책공동체(policy community), 전문가 네트워크(professional network), 정부 간 네트워크(intergovernmental network), 생산자 네트워크(producer network) 그리고 이슈 네트워크(issue network)로 구분하고 있다. Schneider(1992)는 정부와 이익집단 간의 관계를 중심으로 조합주의 네트워크(Corporatist network), 다원주의 네트워크(pluralist network), 고객주의 네트워크(Clientist network)로 구분한다. Waarden(1992)은 행위자, 기능, 구조, 상호연계성, 권력배분, 행정전략 등 7가지 기능을 중심으로 국가론(Statism / Pantouflage, captured statism, clientalism, pressure pluralism, sectoral corporatism, macro corporatism, parental relations, Iron triangles, Issue networks 등)으로 구분한다.

(issue network)를 위치하게 하였다(Rhodes and Marsh, 1992: 186). <표2-2>은 정책네트워크의 특성을 비교한 것이다.

<표 2-2> Rhodes와 Marsh의 정책공동체와 이슈네트워크의 유형

	정책공동체	이슈네트워크
참여자 특성	• 제한된 수의 참여자 • 경제적 혹은 전문가들의 이익집단	• 많은 수의 참여자들 • 관련된 모든 이익집단들
통합성	• 가치, 구성원, 정책결과의 일관성 유지 • 조직 간의 이념, 가치, 정책선호를 공유	• 가치, 구성원, 정책결과가 유동적 • 합의의 부재와 갈등 존재
자 원	• 자원을 바탕으로 한 협상적 관계 • 참여 조직 내의 운영은 계서적 자원 배분	• 불균형적 자원배분에 기초한 설득적 관계 • 참여 조직 내의 운영은 다양성이 존재
권 력	• 회원 간의 균등한 권력현상 • 비영합게임(positive-sum game)	• 회원 간의 불균형적 권력현상 • 영합게임(zero-sum game)

*Rhodes and Marsh(1992: 187) 재구성.

정책네트워크라는 연속체의 양 극에 위치하는 정책공동체와 이슈네트워크는 상당한 차이를 보이고 있다. 우선 참여자의 특성에 있어서 정책공동체가 소수의 참여자, 특히 경제이익집단 혹은 전문가 이익집단과 정부와의 관계를 특징으로 하고 있다. 이에 반해, 이슈네트워크에서는 정책문제와 관련된 다양한 집단들이 정부의 정책결정과정에 참여하고 있다. 다음으로 구성원 간의 관계에서 정책공동체가 정책네트워크 구성원들의 지속적이고 안정적 관계를 바탕으로 공유

된 가치, 이념, 정책선호를 가지고 비교적 일관된 정책결과를 산출한
다. 이들 내에서는 정책의제에 대한 합의가 존재한다(Mash and Smith,
2000: 6). 이에 반해, 이슈네트워크에서는 이들 네트워크 구성원 간
의 불안정한 관계를 기초로 하고 있기 때문에 가치, 이념 그리고 정
책선호에 대한 공유된 합의의 존재보다는 갈등이 존재하게 된다. 또
한 정책공동체가 조직 내의 계서적 질서에 의한 자원을 바탕으로 타
네트워크 구성원 간의 협상적 관계를 유지한다. 반면 이슈네트워크
에서는 자원의 배분이 조직 간에 차이를 보이고 있고, 이러한 불균
형적 자원의 배분은 정책네트워크의 운영에 있어서 협력적 관계보
는 설득에 의한 정책산출을 가져오게 한다. 마지막으로 정책산출에
있어서 정책공동체는 네트워크 구성원들 간의 권력균형에 기초한 비
영합적 게임(non zero−sum game)에 기초하는 반면, 이슈네트워크에
서는 네트워크 구성원들 간의 권력의 불균형적 현상이 발생하고, 정
책결과는 영합적 게임(zero−sum game)의 성격을 가진다.9)

　　결국 정책네트워크는 현대의 정책결정과정에 있어서 부문화(sectoriza-

---

9) Blom−Hansen(1997: 676)은 이외에도 정책공동체와 이슈네트워크의 차
　　이를 분석하고 있다. 우선 정책결정에 참여자가 누구인가의 문제에서 정
　　책공동체의 행위자는 상호 간에 알고 지내는 일종의 클럽회원들과 비슷
　　한 관계를 가지고 있는 반면, 이슈네트워크에서 참여는 개방적이다. 둘
　　째, 정책공동체에서 정책결정은 협력적이고 만장일치적으로 운영된다.
　　그러나 이것이 모든 사람이 동의한다는 것을 의미하는 것은 아니다. 이
　　에 비하여 이슈네트워크에서는 의사소통 채널은 어떤 보증 없이 그들의
　　여론을 제안하는 것을 특징으로 한다. 마지막으로 정책공동체에서 행위
　　자들은 정책결과에 의해 보상을 받고, 이슈네트워크에서 보상은 단순히
　　그들의 이야기를 듣는 것으로 그친다.

tion)에 따른 다양성을 정책부문(policy sector) 혹은 하위정책부문(policy sub-sector)으로 세분화하여 이들 부문 혹은 하위부문에서 존재하는 정책네트워크의 특성을 밝혀내고자 한다. 정책네트워크에 대한 참여의 개방성과 폐쇄성 그리고 그 네트워크 특성의 분석을 통해 정책결과와의 상관관계를 분석하고, 예측하고자 하는 데 있다.

제2절 정책네트워크의 개념과 형성

1. 정책네트워크의 등장배경

정책네트워크를 통한 정책분석은 1980년대 동안의 일본과 독일의 경제적 성장에 대한 연구에서 출발하였다(Knoke *et al*, 1996: 1). 많은 학자들이 이들 국가에 있어서 국가와 시민사회와의 상호연계를 통한 경제성장에 주목하였다. 특히 일본과 동아시아의 괄목할 만한 경제성장에 있어서 국가와 사회의 독특한 연계에 의한 발전은 정책결정과정에서 네트워크의 중요성을 새롭게 하였다. 일본은 메이지유신 이후 서구로부터의 정치제도가 도입되었음에도 불구하고, 그 운영은 서구와 상당한 차이를 보여 왔다. 서구와는 달리 국가와 시민사회라는 구분이 명확하게 구분되기보다는 혼재되어 있는 상태를 유지하며 발전하여 왔다. 일본은 어떤 공공적 기능에 있어서는 공유된 의식을 가지면서 국가와 사회의 밀접한 연계성을 가지며 정책결정의 영역 구분이 모호하다는 특징을 나타냈다. 이러한 상호 영역의 침투 등의 복잡한 연계성은 네트워크에 의한 정책결정과정 분석의 중요성을 새롭게 일깨우는 결과를 초래하였다.

정책네트워크의 출발은 국가와 시민사회의 경계가 불명확해져 간다는 데서 출발한다. 국가는 공식적인 정책결정을 만들 법률적 힘을 가지고 있지만, 시민사회 또한 공식적 비공식으로 정책결정에 참여할 권리와 힘을 가지고 있다(Knoke *et al*, 1996: 7). Kenis와 Schneider(1991: 34−36)는 현대 정책결정과정에서 정책네트워크의 확산을 크게 9가지로 지적하고 있다.[10] 첫째, 조직화된 사회(organized society)의 등장을 들 수 있다. 현대 사회에서 조직화된 집합체(organised collectivities)의 중요성이 증대되었다. 자원은 이들 조직화된 집단들에 의해 이루어지고, 사회의 주요한 작업들은 이들의 집단적 결정에 의해 형성된다. 따

---

10) Bache(2000)는 정책네트워크의 기본적 명제로 5가지를 지적하고 있다. 첫째, 조직은 자원에 관하여 타 조직에 의존한다. 둘째, 그들의 목표를 성취하기 위해서, 조직은 자원을 상호교환하여야 한다. 셋째, 조직 내의 의사결정은 네트워크 내의 다른 조직의 존재에 의해 제약된다. 넷째, 조직은 게임의 규칙으로 알려진 선호되는 정책결과를 보호하고자 하는 전략을 채택한다. 다섯째, 정책결정에 대한 영향력 정도의 다양성이 각 조직의 상대적 권력의 잠재성과 목표를 생산한다. 그리고 조직 간의 교환과정에 대한 상대적 권력을 만든다. 이들 정책네트워크에 참여하는 정책행위자들이 동원할 수 있는 수단은 재정, 정보, 정치, 조직 혹은 헌법적 법률 등으로, 이들 정책네트워크 내의 자원배분의 차이가 왜 몇몇 조직이 다른 조직보다 더 많은 힘을 가지고 있는가를 설명한다고 보고 있다.

라서 이들 상호의존적 관계에 대한 관심이 정책결정에 대한 조직 간 관계의 관심으로 전환하였다. 둘째, 정책결정구조의 분절화(sectorization) 혹은 사회의 증가된 기능적 차별화(functional differentiation)를 들 수 있다. 증가된 사회적 복잡성과 행위자들 간의 상호의존성의 증가는 분절화의 증가와 기능적 차별화와 밀접한 관계를 가진다. 정책결정구조가 과거의 정책영역(policy area)에서 정책부문(policy sector) 혹은 하위정책부문(policy sub-sector)으로 분산화하는 정책네트워크를 통한 구조화된 특성과 정책결과에 대한 관심을 가져왔다. 셋째, 정책결정에 대한 참여와 개입의 증가를 들 수 있다. 과도화된 정책결정(overcrowded policy making)으로 불릴 만큼 정책결정에 있어서 정치적 행위자는 물론 사회적 행위자의 정책결정에 대한 참여와 개입이 크게 증가되었다. 이는 정책결정에 있어서 정부와 이익집단 간의 관계적 특성에 대한 관심을 증가시켰다. 넷째, 정책결정영역의 확대를 들 수 있다. '정책성장(policy growth)' 혹은 '압력하의 거버넌스(governance under pressure)'로 지칭되는 현대 국가에서의 개입영역의 확대는 정부와 사회의 연계에 대한 관심을 증가시켰다. 다섯째, 국가의 분권화(decentralization)가 증대되었다. 중앙과 지방 그리고 중앙부처의 영역별 분화는 정부와 사회의 관계뿐만 아니라 중앙과 지방 혹은 부처와 부처의 연계성에 대한 관심을 증대시켰다. 여섯째, 국가와 사회의 영역 모호성(a blurring of boundaries between the public and the private)이 증대되었음을 들 수 있다. 이는 비공식적 행정행위(informal administrative action), 혹은 정책형성에 있어서 비공시적 영향력 행사과정(informal influence processes), 준입법(quasi-legislation) 등으로 지칭되는 정부와 사회집단 간의 정책결정에 대한 상호관계에 대한 관심을 불러일으켰다. 일곱째, 사적 정부(private government)에 대한 관심을 들 수 있다. 정부의 정책영역 확대와 사회의 정책결정에 대한 참여와 개입은 정책결정과 집행에 대한 사적 집단들에 대한 협력을 필연적으로 요구하게 되었다. 여덟째, 정책결정의 세계화(transnationalization of domestic politics)를 들 수 있다. 국내 정책결정에 있어서 국제조직의 영향력 행사 등이 빈번히 발생하고 있다. 아홉째, 정부와 사회의 상호의존성과 복잡성의 증가현상을 들 수 있다. 정부와 사회의 경계영역 중첩은 이들 간의 과업에 대한 조정과 통제를 위한 정보(information)에 대한 접근의 중요성이 증대되고, 이에 따라 이들 간의 상호의존성에 대한 요구가 증가하고 있다.

결국, 정책네트워크에 증가된 관심은 사회가 차별화, 분절화 그리고 정책성장에 대한 대응으로서 볼 수 있다. 점점 더 복잡해지는 정책문제와 사회 내에서 정책자원의 분산－확대라는 맥락하에서 정부의 정책결정영역 확대는 정책결정에 있어서 민간 행위자들과의 수평적 협력에 대한 의존을 강하게 요구하게 되었다. 제도화된 장치로서 공식적 혹은 비공식적인 정부 부처와 시민사회의 관계에 대한 분석에 대한 요구가 정책네트워크의 발전요인이다(Schneider, 1992: 109).

2. 정책네트워크의 개념

1) 일반적인 정책네트워크의 개념과 한계

최근 네트워크에 대한 논의는 여러 학문분야에서 하나의 유행처럼 쓰이고 있다.11) 그 개념적 정의에 있어서는 학문 간 그리고 학문 내에서 상이하게 지적되고 있다. 정책네트워크에 대한 제 학자들의 정책네트워크에 대한 정의를 보면 다음과 같다. 우선 Hanf와 Scharpf(1977)는 '정책결정에 대한 정부와 사회의 상이한 수준과 기능적 영역들에 참여하는 공−사 행위자들의 관계'라고 정의하고 있고, Katzenstein(1978)은 '정책결정에 대한 공−사부문 간의 공생적 관계를 형성하는 형이상학적 정치구조(political meta−structure)'로 정의한다. Kaufman 등(1992)은 '정책결정에 영향을 행사하는 조직화된 이익집단들 간의 의사소통과 정치적 지지관계(communication and political support relations)'로

---

11) 미생물학에서는 세포(cells)를 정보네트워크로 취급하고 있고, 생태학(ecology)에서는 네트워크체제로서 생태환경(the living environment)으로서 이해되고, 그리고 컴퓨터 공학에서는 자기조직화와 자기학습능력을 갖춘 신경네트워크의 개발에 심혈을 기울이고 있다. 또한 사회과학에서는 네트워크에 대한 연구를 사회조직에 대한 새로운 형태로서 받아들이고 있다. Kenis와 Schneider는 네트워크 사고(network thinking)를 복잡한 구조물(the architecture of complexity)에 대한 새로운 패러다임으로서 기존의 기계론적(mechanical) 혹은 유기체론적(bio−organic) 관점에 대한 대체적 사고로 이해하고 있다. 이들 기존 기계론 혹은 유기체론적 세계관이 가진 체계성(systemness)과 사회적 통제(social control)적 사고를 배격하고, 사회조직과 거버넌스(governance)에 대한 탈집권화 개념을 강조한다(Kenis and Schneider, 1991: 25−26).

정의하고 있다. 그리고 Schneider(1992)는 '정책결정과정에 협력하는 자율적이면서 상호의존적인 행위자들의 집합'으로 정의하고 있다. Börzel(1998: 254)은 정책네트워크의 개념을 '정책과 관련하여 공통된 이익을 가진 행위자들이 그들의 공통적 목적을 성취하기 위한 최선의 방법이 협력이라는 인식을 공유하면서, 목적을 달성하기 위해 자원을 교환하는 비계층적이고, 상호의존적 특성을 가진 상대적으로 안정적 관계'로 정의한다.12)

이러한 정책네트워크에 대한 개념적 정의에서 볼 수 있는 공통적 요소로서는 정책결정을 둘러싼 정부와 시민사회와의 관계를 어떻게 설정하고 있는가에 대한 것이다. 이는 어떻게 보면 당연한 것으로 정책네트워크의 이론적 등장배경이 정부의 영역확대와 시민사회의 성장 그리고 이를 통한 정부영역과 사회영역의 상호연계적 특성이 강하게 나타나면서 등장하였다는 데서 그 연원을 찾을 수 있다.

그러나 정책네트워크에 대한 개념적 정의에 앞서, 이를 어떻게 볼 것인가에 대한 논의가 선행하여야 한다. 정책네트워크에 대한 개념

---

12) 이 외에도 Knoke 등(1996)은 '정당, 정부부처, 협회, 노조, 전문가, 집단, 정치적 이익집단에 이르는 모든 주요 정치적 행위자들 간의 상호작용의 관계'로 규정하여, 정책네트워크를 정책을 둘러싼 정부의 관리자와 조직화된 이익집단 간의 연계라고 규정하고 있다. 그리고 Boase(1996)은 '정부대표와 이익집단 간의 초헌법적 정책결정구조로서 그들이 기능하는 정치적 환경'으로 정의하고, Menahem(1998: 284)는 정책네트워크의 개념을 '공통의 정책관점을 공유하는 정부행위자들과 민간 행위자들 간의 형성된 안정적이고, 지속적인 관계를 바탕으로 하는 수평적인 조정과정에 의한 정책결정' 등으로 개념적 정의를 내리는 등 다양하게 정책네트워크에 대한 개념적 정의를 내리고 있다.

적 정의의 다양성은 크게 은유와 모형에 대한 논쟁으로 구분된다 (Börzel, 1998; Dowding, 1995; Peters, 1998; 배응환, 2000). 단순히 정책결정참여자들에 대한 관계를 서술하는 은유(metaphor)로 볼 것인가? 아니면 일련의 변수에 의한 이론적 구조를 가진 모형(model)으로 볼 것인가에 따라 그 개념적 정의를 달리할 수 있다. 이러한 논쟁은 궁극적으로 과연 정책네트워크가 이론적 설명력을 가지고 있는가의 문제로 직결되게 된다. 정책네트워크가 이론화하기 위해서는 단순히 정책결정을 둘러싼 행위자들의 상호연계과정을 서술하는 것이 아니라 변수를 선정하고 이를 통해 정책결과에 대한 분석과 예측이 이루어질 수 있어야 함을 의미한다.

정책네트워크에 대한 개념적 정의는 기본가정을 국가와 시민사회와의 관계를 분석대상으로 하여 이의 존재가 정책과정과 정책결과에 영향을 미친다고 보고, 네트워크 행위자들 간 상호작용에 의해 영향을 받는다는 것에서 출발한다(Börzel, 1998: 258). 이를 통해 정책네트워크 행위자들 간의 구조적 관계, 상호의존성 그리고 역동성에 초점을 두고 있다(Hanf and Scharpf, 1977; Heclo, 1978; Katzenstein, 1978). 그러나 이러한 행위자 중심의 네트워크 개념정의는 정책네트워크 구성원들이 왜 그리고 어떻게 행위하는지에 대한 분석은 가능하지만 정책네트워크와 정책결정에 대한 설명력은 가질 수 없다는 한계를 가진다(Kenis and Schneider, 1991. 44). 결과석으로 이 같은 분석은 정책네트워크 분석에 있어서 설명력을 가지는 것이 아니라 서술적이라는 비판을 불러일으켰다.

2) 제도로서 정책네트워크의 개념

정책네트워크가 이론적 설명력을 가지기 위해서는 모형으로서의 개념적 정의가 필요하다(Börzel, 1998, Blom-Hansen, 1997). 모형으로서 정책네트워크에 대한 정의는 네트워크 구성원들 간의 관계에 초점을 두는 것이 아니라 정책네트워크를 하나의 행위에 대한 제약 요인, 즉 제도로서 분석하는 것이다. 왜 정책네트워크가 존재하는가? 왜 정책네트워크가 변화하는가? 그리고 왜 정책네트워크가 지속되는가? 등에 대한 제도적 설명을 통해 정책네트워크와 정책산출과의 관계를 분석한다(Blom-Hansen, 1997: 690). 정책네트워크에 대한 제도적 분석을 통해 설명력을 확보할 수 있다.

제도로서 정책네트워크는 다음과 같이 이론적 특성을 들 수 있다.[13]

첫째, 정책행위자 간 관계의 구조적 특성을 그 분석 대상으로 하고 있다(Daugbjerg, 1998: 53). 이때 정책행위자는 개인이 아닌 조직을 상정한다(Börzel, 1998: 259).[14] 기본적으로 정책

---

13) Döhler(1991: 238)는 정책네트워크 분석의 장점으로 세 가지를 들고 있다. 첫째, 정책네트워크 분석은 국가 간 정책분야의 구조적 특성의 포괄성과 분류성에 관한 결합된 분석틀을 제공한다. 둘째, 네트워크의 결합, 행위자들 간 그리고 제도들 간 또는 네트워크 유형 등과 같은 측정지표들은 비교연구에 유용할 수 있다. 셋째, 네트워크 내의 상호작용이 기폭제라는 아이디어는 구조적 관성(structure inertia)의 중요한 원천으로 작용한다는 것을 지적하고 있다.

14) 정책행위자들의 단위는 공식적 조직(formal organization)을 그 대상으로 한다. 개인은 조직의 구성원으로서 지위를 획득하며 조직의 대리인 자격으로 정책네트워크의 활동에 참여한다(Knote *et al*, 1996).

네트워크에 대한 분석은 조직 간 관계에서 나타나는 구조적 특성을 분석한다. 정책네트워크에 참여하는 개인은 조직의 대리인으로서 그 역할을 수행하며, 개인 간의 친소관계는 정책네트워크의 연계성을 강화 혹은 약화시키는 요인으로 작용한다.

둘째, 정책결정에 있어서 정부와 사회와의 상호침투와 수평적 관계를 강조한다. 정책네트워크에서는 정부와 이익집단 등 사회조직과의 수평적 관계를 통한 정책결정을 강조한다. 그러나 수평적 관계가 정책결정에 있어서 정책행위자들 간의 권력의 불균형성을 부인하지는 않는다. 정책결정은 정부와 시민사회의 상호침투적 관계의 특성에 따라 협상 혹은 설득을 통해 결정된다고 본다. 정책네트워크 분석은 정책결정에 있어서 정부조직 내의 움직임이 아닌 외부 조직들과의 관계를 고려하여야 한다는 것을 명확히 하고 있다. 이제 계층제적 통제는 이익집단들과의 지속적인 협상과정으로 대체되어야 함을 의미한다(Bogason and Toonen, 1998: 205).

셋째, 정책네트워크는 정책결정이 분절화(sectorzation)되어 이루어진다고 본다. 현대사회의 모든 정치조직들의 관계는 다양하고 복잡한 것을 그 특징으로 하고 있다. Wilks와 Wright(1987: 300)는 정책수준을 <표2-3>에서처럼 구분하고, 이에 따른 정책행위자들의 특성에 따른 정책네트워크와 정책공동체의 구별을 통해 정책결정의 분절화를 규명하고 있다(Rhodes and Marsh, 1992: 185 참조). 이들은 동일한 정책영역 혹은 정책부문 또는 하위정책부문에 속해 있는 정책부문 혹은 하위정책부문 또는 정책이슈에 따라 각기 다른 정책결정구조를 가지고 있음을 밝히고 있다. 일반적으로 정책네트워크에 의한 분석은 정책부문(policy sector) 혹은 하위정책부문(policy sub-sector)에서 이루어지고, 이를 중심으로 정책결정을 분석한다(Knoke *et al*, 1996; Rhodes and Marsh, 1992).[15]

<표 2-3> Wilks와 Wright의 정책공동체와 정책네트워크의 분류

정책수준	정책유형	정책행위자
정책영역(policy area)	산업, 교육, 운송, 보건 등	정책분야
정책부문(policy sector)	화학, 통신, 철강	정책공동체
하위정책부문(policy sub-sector)	기초화학, 의약, 농화학	정책네트워크
정책이슈(policy issue)	건강과 안전, 연구와 개발, 기업이윤	의사, 약사

*자료: Wilks and Wright, 1987: 300, Rhodes and Marsh, 1992: 185 참조.

넷째, 정책네트워크는 정책이익(policy interest)을 중심으로 형성된다. 개별행위자들이 정책네트워크를 형성하는 것은 그들 개별단위의 정책결정에 대한 참여를 통한 이익실현을 위해서이지만, 그 분석은 개별행위자들이 어떻게 이들 정책선호 혹은 정책이익을 형성하는가에 초점을 둔다. 정책이익 혹은

---

15) 정책네트워크 분석이 정책부문(policy sector) 혹은 정책하위부문(policy sub-sector)을 대상으로 하고 있는가의 문제는 학자들에 따라 달라진다. 예를 들어 Marsh와 Rhodes(1992) 그리고 Smith(1992, 1993)은 정책부문에서의 정책네트워크 형성과 이에 대한 분석에 초점을 두고 있고, Jordan 등(1995)은 정책하위부문에서의 정책네트워크 형성과 분석에 초점을 두고 있다(Daugbjerg and Marsh, 1998: 52 참조).

정책선호는 외생적(exogenous)인 것이 아니라 선택상황적 구조(the structure of the situation)에 의해서 결정되는 내생적인 것으로 보고, 이들 정책네트워크의 제도적 제약에 의해 형성되는 것을 상정한다(Thelen and Steinmo, 1992: 8).

다섯째, 정책네트워크는 관계의 정형성을 가진다. 일반적으로 제도는 안정성과 지속성을 특성으로 하고 있다. 신제도주의는 제도의 안정성과 지속성에 의한 정책결정의 정형화된 유형(pattern)이 만들어진다고 본다. 즉 정책네트워크의 형성이 경로의존성(path dependence)을 만들게 됨으로써, 정책네트워크라는 제도의 제약에 의한 정책결정은 지속성을 띠게 된다. 이 분석방법은 정책부문 혹은 하위 정책부문에서의 제도적 특성이 지속적인 특성을 가지게 됨으로써 정책결정의 정형화된 유형이 지속되고 있음을 상정한다. 정책공동체라는 정책구성원 간의 관계의 안정성과 공유된 가치로 인한 일관된 정책유형을 특징으로 하고 있다면 이슈네트워크는 정책네트워크 구성원 간의 관계의 유동성과 갈등적 관계로 인한 비일관적 정책유형을 그 특징으로 하고 있다.

결국, 정책네트워크는 특정 정책에 대한 정책이익을 중심으로 형성된 정책행위자들의 정형화된 관계이며, 정책결정은 이들 정책행위자들 간의 상호작용의 산물이라 정의할 수 있다.

3. 정책네트워크의 구성요소

정책네트워크의 구성요소는 제도적 특성을 결정하고, 정책을 산출한다. 정책네트워크의 정책결정에 대한 설명력의 확보문제는 네트워크 구성요소에 대한 분석에 의해 좌우된다고 할 수 있다. 정책네트워크의 구성요소가 가진 특징은 제도적 특성을 형성한다. 이들 제도적 특성에 대한 미시적 분석을 통해 정책네트워크가 가진 중범위적 접근방법으로서 정책결정의 역동성을 분석할 수 있다. 이때 정책결과에 영향을 미치는 핵심은 정책행위자들의 행위이다((Daugbjerg and Marsh, 1998: 67). 따라서 미시적 분석대상은 정책네트워크 내의 정책행위자들과 이들의 관계적 특성을 나타내는 요소에 대한 분석이 필요하다.

정책네트워크의 구성요소에 대한 논의는 제 학자들에 의해 다양하게 이루어지고 있다. 우선 Rhodes와 Marsh(1992: 186−187)는 구성원(membership), 통합(integration), 자원(resource), 그리고 권력(power)을 지적하고, Waarden(1992: 32)은 행위자들(actors), 기능(function), 구조(structure), 제도화(institutionalization), 행동규칙(rules of conduct), 권력관계(power reaction), 행위자전략(actor strategies)을 제시하고 있다. Knote 등(1996)은 정책영역(policy domain), 정책행위자들(policy actors), 정책이익(policy interests), 권력관계(power relations), 집단적 행위(collective actions), 정책결과(policy outcome)를 정책네트워크 구성요인으로 제시한다. 한편 국내 학자들의 정책네트워크에 대한 구

성요소를 분석하여 보면, 윤석환(1996: 51-57)은 행위자, 상호작용, 연계구조, 안정성을 지적하고 있고, 이순호(1999: 64)는 정책행위자의 수와 유형, 정책행위자의 연계구조, 정책행위자의 상호작용, 정책행위자관계의 제도화를 제시하고 있다. 또한 배응환(2000: 39-46)은 정책행위자, 정책이익, 권력관계, 상호작용통로를 제시하고 있다.16)

본 연구에서는 정책네트워크의 구성요소로서 참여와 배제라는 측면에서 정책행위자(policy actors)와 응집성(intensity)을 설정하고자 한다. 정책행위자들 간의 관계적 특성을 분석대상으로 한다는 의미에서 정책행위자와 이들 간의 통합성의 정도는 정책네트워크의 제도적 특성을 규정하는 핵심적 요소라 할 것이다. 누가 정책주체로서 정책결정에 참여하고 있으며, 이들 간의 관계적 특성은 어떠한가? 등의 문제는 정책네트워크의 핵심이라 할 것이다.

1) 정책행위자(policy actors)

정책네트워크는 기본적으로 정책행위자들의 관계적 특성을 그 분석대상으로 한다. 정책행위자의 수와 유형에 대한 특성은 이의 성격을 규정하고, 이는 정책결정에 있어서 주요한 제약요인으로 작용한

---

16) 이 외에도 Döhler(1991)는 정책네트워크의 구성요소로 네트워크 구조(the structure of the network), 참여자와 참여자 연합(actors and their coalitions), 거버넌스 구조(the governance structure), 상호작용 유형(patterns of interaction) 그리고 네트워크의 전략적 선택(the strategic selectivity of the network)을 들고 있고, Jordan과 Schubert(1992: 25-26)는 참여자수와 안정성(stability)을 제시하고 있다.

다. 이때, 정책행위자의 단위는 공식적 조직(formal organization)을 그 대상으로 한다. 개인은 조직의 구성원으로서 지위를 획득하며 조직의 대리인 자격으로 정책네트워크의 활동에 참여한다(Knote *et al*, 1996; Schneider, 1992; Rhodes and Marsh, 1992).[17]

정책네트워크에서 정책행위자에 대한 분석의 핵심은 참여자의 수와 성격이다. 얼마나 많은 조직들이 정책결정에 참여하고 있으며, 이들의 성격은 어떤 것이 있는지를 확인하는 것이다. 이를 통해 이들 네트워크 내의 참여와 배제의 구조적 특성을 분석하는 것이다. 그러나 정책결정에 참여하고자 하는 모든 정치세력들이 정책네트워크에 참여할 수 있는 것은 아니다. 그들이 가진 정책자원에 의해서 참여와 배제가 결정된다.[18] 정책네트워크에 참여하는 정책행위자들은 지속적으로 정책결정에 참여하면서 운영규칙의 설정, 구성원의 결정 그리고 주요한 정책문제 해결방향을 설정한다. 반면 이에 참여하지 못하는 정치세력은 정책결정에 대한 영향력에 제한적일 수밖에 없다. 이들의 참여와 배제는 참여하고자 하는 정치세력들의 정치적 압력에 대한 정치제도의 수용력에 의해 결정된다.[19]

---

17) 현대 국가의 특징으로서 사회의 조직화와 이익집단화 현상을 들 수 있다. 이러한 현상은 정책결정과정에서 그들의 이익을 효과적으로 정책결정에 반영하고자 하는 발로이며, 현실적으로 조직화되지 않은 개인에 의한 정책결정의 참여와 영향력의 행사는 상당부분 제한될 수밖에 없다.
18) 정책네트워크에서 정책행위자들의 참여 정도는 차별화되며, 차별화의 정도는 3단계 혹은 2단계로 구분된다. 핵심(core), 중심(center), 주변(periphery)의 3단계(Read, 1992), 혹은 핵심(core)과 주변부(periphery)의 2단계(Smith, 1992; Rhodes and Marsh, 1992; Daugbjerg, 1998; 성지은, 2003)로 구분하고 있다.

정책네트워크는 정책행위자의 참여와 배제의 제도적 특성, 즉 개방성의 정도에 따라 정책산출이 다른 결과를 보여준다고 본다. 개방적이고 정책행위자들의 수가 많으면 많을수록 협력적 혹은 합의적 정책문제 해결의 가능성을 어렵게 한다(Döhler, 1991: 245). 일반적으로 정책공동체(policy community)는 소수의 우월적 지위를 가진 집단들이 핵심부를 이루면서 정책산출을 주도하는 형태이다. 이러한 유형의 정책네트워크에서는 참여하는 정책행위자의 수가 제한적이고, 주로 경제적-생산적 혹은 전문가 집단의 이익을 중심으로 형성되어 있다. 반면 이슈네트워크에서는 정책결정에 영향을 받는 다수의 참여자들이 참여하고, 이들 정책행위자들의 조직적 특성은 다양성을 띠고 있다. 다수의 집단이 정책결정영역에 끊임없이 진입하고 퇴진하게 됨으로써 정책네트워크의 성격은 계속 변화한다(강은숙, 2001: 35).[20] 정책네트워크에 참여할 수 있는 잠재적인 정책행위자는 크게 정부와 이익집단 그리고 최근 그 영향력을 강화하기 시작한 공익집단(public interest group), 의회와 정당 그리고 언론을 들을 수 있다. 이들의 정책네트워크에 대한 참여는 정치제도의 수용력에 의

---

19) Read(1992)는 영국에서의 정부와 담배산업과의 250년 이상 지속된 견고한 정책네트워크가 담배와 심장질환 그리고 암 등과의 관계에 대한 증거가 발견되면서 영국의 의학협회(the British Medical Association)와 시민단체(Action on Smoking and Health) 등으로부터 도전에 직면하였으나, 정책네트워크 내에 진입하는 데는 실패하였음을 지적하고 있다 (Rhodes and Marsh, 1992: 192 참조).

20) 이러한 네트워크 유형은 지배적이라기보다는 예외적인 현상이며, 정책의제(policy agenda)의 핵심적인 현상이라기보다는 주변부적 현상이라고 할 수 있다(Rhodes and Marsh, 1992: 1990-1996).

해 결정된다.

(1) 정　부

정책네트워크 내에서 정부는 핵심적 위치를 차지하고 있다. 국가 활동영역의 양적 확대와 질적 심화는 고도의 전문성을 필요로 하게 됨으로써 국가기관 내에서 행정부의 역할을 강화하는 계기로 작용하였다. 이는 정책자원의 확대로 자연스럽게 이어지는 계기를 마련하였다.

정부가 가진 정책자원은 정책결정에 대한 최종적 선택권이라는 측면에서 이해할 수 있다. 기본적으로 정책네트워크의 출현은 정부의 정책문제에 대한 외부 집단으로부터의 정보수집, 정책의 정당성 확보 그리고 정책대상 집단으로부터 순응의 확보라는 필요에 의해 형성된다. 정책행위자로서 정부는 정보와 자원을 독점하고 있지 못하며, 자원교환과 관련하여 점차 정책관련 집단과의 상호연계성을 더욱 필요로 한다(Knote *et al*, 1996: 18). 특히 의약정책과 같은 고도의 전문적 지식과 전문 이익집단의 순응확보는 정책의 정당성은 물론이고, 정책집행에 있어서 중요한 결정요인이라 할 것이다.

(2) 이익집단

이익집단은 정치적 영향력 행사를 통해 정책결정과 집행에 있어서 이익을 확보하고자 정책네트워크에 참여하고자 한다. 그러나 이들 이익집단의 정책네트워크에 대한 참여와 배제는 그들이 가진 자원,

즉 영향력의 크기에 의해 결정된다.21) 이익집단이 얼마나 정부가 필요로 하는 자원을 제공할 수 있는가에 의해 결정된다. 정책결정과 집행에 있어서 대상집단의 순응확보는 이의 정당성을 확보하는 데 있어서 결정적이다.

일반적으로 의약정책과 같은 보건정책분야에서 의사와 약사를 중심으로 한 전문이익집단의 정책결정에 대한 영향력은 결정적이다. 이들 분야에 참여하는 전문 이익집단의 조직화가 잘 이루어져 있고, 정책네트워크의 제도화가 강하게 나타난다. 정부와의 관계에서 지적 자원의 독점이 강하게 나타나고, 이를 통해 정책결정에 대한 접근통로를 확보하고 있는 것을 특징으로 하고 있다(Boase, 1886: 293). 이와 같은 참여자 특성은 국가(the state), 의사(the medical profession), 병원(hospital) 그리고 의료보험조합(insurance association)으로 구성된 전문가중심의 네트워크 구성이 이루어지게 하고 있다(Döhler, 1991: 244). 이는 이들 보건의료정책분야의 정책결정이 고도의 전문적 지식을 기반으로 하여 결정되게 됨으로써 상대적으로 타 집단은 정책네트워크의 참여가 극히 제한적으로 이루어진다.

---

21) 성책행위자로서 이익집단 혹은 공익집단이 가진 회원 수 혹은 재정력 그리고 정치인과의 관계가 반드시 정치적 영향력과 비례하는 것은 아니다. 이러한 요인들은 그들 집단들이 가진 사회적−경제적 위치를 확인할 수 있게 하며, 정책네트워크 내의 정책결정을 결정짓는 결정적 요인으로 설명하기에는 불충분하다(Immergut, 1992: 66).

(3) 공익집단

우리나라에서 NGO(Non-governmental Organization) 혹은 NPO(Non-Profit Organization)으로 불리는 공익집단 혹은 시민단체가 등장하기 시작한 것은 1987년 소위 '6·29선언' 이후 이다.[22] 본격적으로 NGO의 활동이 시작된 것은 김영삼 정부 출범 이후부터이다(김영래, 1999, 김준기, 1999, 김욱락 외, 2002).[23] 과거 권위주의 정치체제의 붕괴와 민주화의 진전은 새로운 정치세력의 등장을 활성화시키는 계기로 작용하였다. 국가권력의 비대화에 대한 비판과 견제 그리고 대기업으로 대표되는 민간 이익집단 등의 권력화 문제는 이들로부터 소수자와 약자를 보호할 조직의 필요성이 제기되었다.[24]

이와 같은 필요성에 의해 출발한 NGO는 기존 이익집단과 달리 사적 이익이 아닌 일반 국민의 이익, 즉 공익을 추구한다는 의미에서 그 출발을 달리하고 있다.[25] 공익집단의 출현은 기존 핵심 정책

---

22) 본래 NGO란 용어는 유럽에서 사용된 개념으로 제1차 세계대전 당시 영국에서 설립된 아동구제기금(Save the Children Fund)과 로마 가톨릭에서 1915년 설립한 'Capitals'라는 네트워크가 NGO형태로 이루어지면서 이 용어가 국제사회에서 등장하기 시작하였다(김영래, 1999: 80).

23) 이와 같은 NGO의 활동은 김대중 정부 출범 이후 더욱 활성화된 모습을 보이고 있다. 김대중 대통령은 소위 NGO정치를 한다고 할 정도로 NGO활동에 지대한 관심을 나타냈으며, 이는 1999년 정기국회에서 집권당 주도의 소위 NGO지원법이라 지칭되는 '비영리민간단체지원법'이 국회에서 통과된 것에 알 수 있듯이 양적인 측면에서 괄목할 만한 성장을 기록하고 있다(김영래, 1999: 87).

24) 박동서(2000)는 이들 공익집단의 기능과 역할을 ① 권력에 대한 견제, ② 복지부문에 대한 보완기능, ③ 계층 간 지역 간 혹은 집단 간 갈등에 대한 조정, ④ 시민에 대한 시민교육 등을 들고 있다.

행위자 관계의 변화가능성을 내포하고 있다. 정책의 정당성과 정책 집행의 순응이라는 정책자원을 가진 또 다른 민간 정책행위자의 등장은 정책네트워크 구조의 변동가능성을 내포하고 있다고 할 것이다. 그러나 NGO의 출현이 곧 정책네트워크 내의 진입을 의미하는 것은 아니다. 이들의 참여는 얼마나 많은 국민적 신뢰와 지지를 확보할 수 있느냐에 따라 달라질 수 있다. NGO는 각종 자원동원이 용이하고, 외부의 압력에 대처하는 능력이 강하며 전문성 확보가 쉽다. 또한 언론의 지원이나 관련 정치인들의 협조를 쉽게 얻어낼 수 있다는 것은 이들이 가진 정치적 자원이라 할 수 있다(이대희, 1995: 5). 이들 시민단체는 이익집단과는 다른 의미에서 정책자원을 가지고 있다. 이익집단이 대상집단이라는 측면에서 정책의 정당성과 순응에

---

25) 홍성만(2000: 48–58)은 NGO가 정부와 이익집단과의 성격비교를 〈표2-4〉에서 보듯이 8개 차원에서 비교하고 있다. 이를 통해 공익집단의 조직적 특성을 ① 조직의 자율통제성, ② 조직자원의 외부의존성, ③ 조직 정보의 공유성, ④ 조직 간 연대형성, ⑤ 낮은 계층구조와 수평적 의사소통 등을 들고 있다.

〈표 2-4〉 정부조직, 기업, NGO의 성격비교

차 원	정 부	기 업	N G O
행동원리(principle)	계층적 권한	경 쟁	자발적 결사
추구목적(goal)	공익실현	최대이윤	공익적 가치실현
정치성(politics)	높음(공식적 관계)	낮음(비공식관계)	낮 음
평가기준(evaluation criteria)	행정이념	이윤실현정도	사회의 지지도
법적 규제성(legal regulation)	높 음	보 통	낮 음
통제영역(control area)	국가적·사회적	조직 내	국가적·사회적
수혜범위(scope of beneficiary)	국민일반	선택적 소수	불특정소수 / 다수
대표성(representation)	정당성	수익성	신뢰성

영향을 미칠 수 있다면, 이들은 일반 국민의 지지를 기반으로 한 정책의 정당성을 부여할 수 있다는 데 또 다른 의의를 가진다.

(4) 의회와 정당

의회를 중심으로 한 정당의 정책결정에 대한 영향력은 이들이 가진 입법권이라는 측면에서 이해될 수 있다. 대의민주주의 체제를 근간으로 하는 현대 정책결정구조에서 정부 혹은 특정 이익집단이 의회 내 다수당의 지지를 얻고 있다는 것은 그 정책행위자의 정책네트워크 내의 입지를 강화하고 있다는 것을 의미한다.[26] 또한 의회의 기존 정책네트워크에 대한 지원 상실은 네트워크의 재조직화에 대한 압력으로 작용하며, 이는 새로운 정책행위자의 정책네트워크 내로의 진입을 허용하는 결과를 초래할 것이다.

그러나 의회와 정당의 정책결정에 대한 영향력은 제한적이다.[27]

---

26) 그러나 의회의 지지가 특정 정부부처 혹은 이익집단의 기존 정책네트워크 내의 진입을 보장하는 것은 아니다. 의회의 지원은 필수적이지만 네트워크 성격을 결정하는 충분조건은 아니다. 의회는 이들 정책행위자들이 네트워크 접근을 허용할 수 있지만 진입을 하도록 하지는 못한다. 왜냐하면 다른 네트워크 회원들이 가치 있다고 생각하는 자원을 가지고 있지 않다면 가능하지 않다. 의회가 할 수 있는 것은 이익집단이 정책네트워크를 접근할 수 있도록 하는 것이다(Daugbjerg, 1998: 58).

27) 정정길(1991)은 의회의 영향력 약화의 원인을 크게 세 가지로 지적하고 있다. 첫째, 외교·국방상의 전략적 정책과 같이 비밀과 계속성 및 일관성이 요구되는 경우에는 많은 관련자가 공개적으로 참여하고 토의하며, 이해당사자 간에 타협과 합의가 중시되어 의회의 중요성이 감소하였다. 둘째, 국가기능의 양적인 팽창과 질적인 심화에 대해 의회가 적절히 대응하지 못하였다. 셋째, 국민 전체의 이익을 대표하기보다는 특

의회의 정책결정과정에서 차지하는 위상은 그 국가사회의 정치이념
과 통치방식 그리고 역사와 정치·문화적 전통에 따라 달라질 수 있
으나, 입법부가 제도화되기 전에 행정부 주도에 의한 국가발전사업
이 가속화되었던 곳에서는 의회가 다분히 상징화되고 본래의 기능을
수행하지 못하는 경향이 있다(김병완, 1992; 안병철, 2000). 또한 의
회와 정당은 정책결정과 관련한 구체적인 수단을 변화시키기 위한
자원을 확보하고 있지는 못하지만, 단지 정책도구를 취소시키거나
행정부가 다른 정책도구를 이용하도록 권력을 행사할 수 있는 제한
적인 힘을 가진다(Daugbjerg, 1998: 56).

(5) 언 론

언론이 가지는 정책결정에 대한 영향력은 정책문제를 사회구성원
에 소개하고, 이를 통해 여론을 형성한다는 데서 찾을 수 있다. 언
론이 가지는 원천적인 영향력은 강력한 정보망에 의한 것이라기보다
는 빨리 정보를 파악하여 일반대중들에게 알려서 대중들의 관심을
끌도록 함으로써 여론을 형성하는 데 있다(안병철, 2002: 100).[28]

수집단 또는 특정지역의 특수이익만을 대표하고 있다는 이념적 문제를
안고 있다.

28) 정정길(1991: 209-210)은 정책과정에서 영향력을 크게 세 가지 차원에
서 비교하고 있다. 첫째, 정책의제 형성과정에서 언론은 여론의 형성을
통하여 정책문제를 일반대중으로 확산시키는 역할을 수행한다. 둘째,
정책평가단계에서 정책집행상의 문제점을 보도함으로써 여론화를 주도
한다. 셋째, 정책결정이나 집행에서는 독자적인 정책대안의 제시와 비
교평가에 있어서는 제한적이나, 전문가들의 주요한 정책대안 등의 소개

그러나 언론의 정책네트워크에서의 역할은 제한적으로 이루어진다. 정책네트워크에 의해서 이루어지는 제 정책문제가 모두 언론의 관심을 끌기 어렵고, 그들이 가진 자원이 제한적이다. 따라서 이들은 사회적 관심을 불러일으킬 정책문제를 보도함으로써 이에 대한 여론을 형성하고, 이를 통해 새로운 정책행위자의 등장을 유도할 수 있다는 의미에서 간접적인 역할을 수행한다고 볼 수 있다.

2) 응집성(intensity)[29]

(1) 응집성의 개념

응집성의 문제는 정책네트워크 내의 정책행위자들이 내부적으로 통합성을 유지하고, 외부적으로 배타성을 띠고 있는가의 문제이다. 이는 정책행위자들 간의 갈등 정로 이해될 수 있을 것이다. 갈등 혹은 합

를 통해 정책행위자들의 정책결정과 집행에 있어서 간접적인 역할을 수행한다.

29) Rhodes와 Marsh(1992)는 정책네트워크의 응집성의 문제를 상호작용 빈도(Frequency of interaction), 계속성(Continuity) 그리고 합의(Consensus)라는 측면에서 접근하고 있다. 정책공동체와 이슈네트워크에서 이들 통합성의 문제가 다른 특징을 보이고 있음을 지적하고 있다. 정책공동체의 경우 정책문제와 관련한 모든 문제에 대해 이들 정책행위자들이 모두 참여하게 됨으로써 상호작용 빈도가 높고, 이는 동질성, 가치 그리고 정책 산출이 일관된 흐름을 보이고 있고, 참여하는 정책행위자들 간에는 기본적인 가치를 공유하고, 정책 산출에 대한 정당성을 인정하고 있다. 반면, 이슈네트워크에서는 상호작용빈도와 응집성은 유동적이고, 이들 행위자들 간 동질성 가치 그리고 정책산출이 유동적인 모습을 보이고 있는 반면, 합의의 수단은 존재하나 갈등이 항시적이다.

의 정도와 안정성의 문제는 정책네트워크 성격을 규정하는 또 다른 핵심적 요소이다(Richardson, 2000; Marsh and Smith, 2000; 강은숙, 2001). 응집성은 정책네트워크 내의 정책행위자들이 정책문제에 대한 이해를 얼마나 공유하고 있는가의 문제이다. 정책문제의 해결, 즉 정책 산출이 얼마나 이들 네트워크의 정책이익을 보장하고 있는가의 문제이다. 정책문제의 해결과 정책이익과의 관계는 각 정책행위자들 간의 협력과 갈등의 정도를 결정한다. 정책행위자들은 네트워크 참여를 통해 상호 간의 이익을 기대한다(Yishiai, 1992: 104).

정책네트워크에 참여함으로써 정책행위자들은 정책결정으로 인한 손실의 최소화와 이익의 획득을 추구한다(배응환, 2001: 270).[30] 정책행위자들이 정책이익을 공유할수록 응집성은 강화된다. 그러나 각 정책행위자들이 정책네트워크에 참여함으로써 추구하는 정책이익은 그들 집단의 성격에 따라 달리하고 있다. 예를 들어 정부는 정책네트워크를 통해 정책의 정당성과 집행의 순응을 확보하고자 하고, 이익집단은 그들의 이익을 극대화하고자 한다. 정책이익의 공유는 정책행위자들이 정책네트워크의 참여를 통해 확보하고자 한 편익과 부합될 수 있는가의 문제이다.[31] 따라서 정책에 대해서 각 정책행위자

---

30) 배응환(2001: 270)은 정책이익을 세 가지 차원에서 논의하고 있다. 첫째로 정책하위부문이익인 보다 넓은 정책영역에 관련되는 이익, 둘째로 이슈이익인 정책하위부문의 하위범수에 속하는 일반적 실질정책문제에 관련되는 이익, 셋째로 사건이익인 이슈이익의 정책하위부문에 속하는 최종적인 정책의제화되어 있는 사건에 관련되어 있는 이익 등을 나눈다. 그러나 정책영역경계가 애매하듯이 하위부문이익은 이슈이익과 사건이익과 중복된다.

31) 신제도주의에서는 이익 혹은 선호의 문제를 외생적(exogenous)을 파악

들이 자신들이 추구하는 정책이익에 부합할 경우, 응집성은 강화된
다. 그렇지 못할 경우, 응집성의 약화와 정책변화의 요구로 이어질
것이다.

　　정책네트워크에서 응집성의 정도는 정책갈등의 정도에 의해 확인
할 수 있다. 정책이익을 추구하는 정책행위자들은 기존 정책 혹은
새로운 정책결정이 자신들의 정책이익에 반하는 경우 이익표출활동
을 시도한다. 그러나 그들의 이익표출활동은 각 정책행위자들이 처
한 상황에 따라 달리 표출될 수 있다. 정부는 정책의 정당성과 순응
을 확보하기 위해 타 정책행위자들을 대상으로 설득, 유인·보상, 처
벌·강압 등의 방법이 동원될 수 있다. 반면 이익집단 혹은 공익집
단은 자신들의 이익을 확보하기 위해, 정보와 자료의 수집·제공, 성
명서 발표, 서명운동, 시위·파업 등의 다양한 방법이 동원될 수 있
다. 이와 같은 정책행위자들이 동원 가능한 자원들 중 무엇을 선택
할 것인가는 정책산출이 얼마나 자신들의 정책이익과 합치되느냐에
따라 달라질 것이다. 따라서 정책갈등의 발생과 같은 강한 이익표출
활동은 이해상충으로 인한 응집성의 약화를 의미하는 것으로 평가할
수 있다. 반면 그와 같은 활동이 적을 경우, 이해공유에 따른 응집
성의 강화로 판단할 수 있다.

하는 것이 아니라 선택상황적 맥락에서 선호의 문제를 만들어 가는 상
황으로 파악한다. 정책이익은 이미 주어진 것이라기보다는 정책네트워
크 내의 관계를 통해 선호와 이익을 만들어가는 과정에 주목한다. 네트
워크 관계를 통해 그들 이익집단들이 그들의 정책이익이 어떻게 형성
되고, 변화하는가에 관심을 가진다.

(2) 응집성과 정책산출

정책네트워크의 응집성이 강할수록 정책결정에 있어서 합의 가능성은 높아진다. 강한 응집성은 협상 혹은 합의를 통한 정책산출이 이루어지도록 하는 반면, 낮은 응집성은 설득과 강제를 통한 정책문제의 해결을 시도한다.

또한 정책네트워크 내의 강한 응집성은 배타성으로 나타나 타 정책행위자의 진입시도를 제한하는 반면, 낮은 응집성은 정책네트워크의 안정성을 약화시킴으로써 새로운 정책행위자들의 등장과 진입을 촉진할 수 있다. 정책논쟁이 격화되고, 이어서 자신들의 정책이익을 확보하지 못한 사람들은 기존 정책네트워크의 변동을 통해 정책산출의 변경을 추진한다. 잠재적인 정책행위자들에 정책변화의 필요성을 호소하고, 이들을 참여시킴으로써 정책네트워크를 변화시키고자 한다. 만약 이와 같은 시도를 통해 새로운 정책행위자들을 정책네트워크에 참여시킬 수 있다면 정책변화가 발생할 수 있을 것이다(Baumgartner and Jones, 1993). 새로운 정책행위자의 등장과 이들의 진입은 정책네트워크의 구조를 변화시키고, 이는 정책산출의 변화로 이어지게 된다.

일반적으로 정책네트워크의 유형이 정책공동체에 가까울수록 응집성은 강화되고, 이슈네트워크로 갈수록 약화된다. 정책공동체에 참여하는 정책행위자들이 정책이익을 강하게 공유하고 있는 반면, 이슈네트워크에서 정책행위자들은 정책이익을 둘러싼 갈등관계가 존재하게 된다. 그러나 이때 유의할 것은 정책네트워크 내의 응집성이 강하다는 것이 정책변화에 대한 거부를 의미하는 것은 아니라는 것이다. 즉 정책공동체는 정책변화에 대한 요구에 직면하게 될 경우, 정책과정에 대한 기존 이익을 보존하기 위하여 몇 가지 제한적인 변화를 통해 이의 해결을 시도한다. 전면적인 정책변화로 이어지는 것이 아니라, 제한적인 정책변동을 통해 이를 해결하고자 한다(Daugbjerg, 1998: 47-49).

제3절 정책네트워크의 변화와 변화요인

1. 정책네트워크의 변화

정책네트워크에서 정책결정은 조직 간 관계망의 제도적 특성에 의해 이루어진다. 정책네트워크의 변화는 정책결정의 변화를 의미한다.

신제도주의에서는 제도의 지속성을 강조한다. 정책네트워크라는 제도적 특성의 지속성과 정책결정의 정형화된 유형과의 관계를 강조한다. 제도라는 독립변수의 지속성은 정책결정이라는 종속변수의 안정성을 보장하고 있다. 그러나 제도의 경로의존성과 정책결정의 정형성의 강조는 다른 한편으로는 정책변화에 대한 유도, 설명에 일정한 한계를 발생시킨다.

이와 같은 제도변화에 대한 연구는 다양하게 논의되고 있으나, 본 연구에서는 Krazner(1984)와 Thelen과 Steinmo(1992)의 연구성과를 중심으로 논의를 전개하고자 한다.[32] 우선 Krazner(1984, Thelen and Steinmo, 1992: 15 참조)는 제도적 변화의 문제를 '단절적 균형상태(punctuated equilibrium)'로 설명하고자 한다. 제도, 즉 정책네트워크는 안정 상태에서 오랫동안 형성되고 지속된다. 이와 같은 제도적 배열 속에서 정책산출은 정형화된 정책결과를 산출하게 된다. 그러나 강한 외부적 충격이 가해지면 기존 정책네트워크의 급격한 붕괴와 새로운 제도의 생성을 유발하게 된다. 새로운 제도적 배열로서 정책네트워크의 균형상태가 다시 시작된다. 그의 이러한 설명방식은 Kuhn의 과학발전에 대한 '패러다임의 변화'로서 설명하는 방식을 원용한 것으로 보인다. 그러나 이 같은 설명방식은 제도에 대한 결정론적 설명에 빠질 수 있다는 한계를 가진다(Thelen and Steinmo, 1992: 15).[33]

---

32) 하연섭(2003)은 제도변화와 관련하여 연구경향을 세 가지로 구분하고 있다. 첫째, 역사적 제도주의에서는 제도변화를 외부적 충격에 의한 위기상황의 발생으로 인해 제도변화가 발생한다고 본다. 둘째, 합리적 선택 제도주의에서는 제도변화의 주체를 개인으로 보고 개인 혹은 행위자가 제도변화를 통해 얻는 편익이 제도변화에 수반하는 비용보다 크다고 판단하면 제도변화가 발생한다고 보았다. 셋째, 사회학적 제도주의에서는 제도의 정당성 상실, 즉 탈제도화가 발생하게 됨으로써 제도변화가 발생한다고 본다. 하태수(2001)는 역사적 제도주의 변화를 세 가지, 즉 급진적이고 단절적 변화(Krazner, Gould and Eldredge), 점진적이고 지속적인 변화(North), 점진적이고 단절적인 변화(Skowronek) 등으로 분류하고 있다.
33) 하연섭(2003: 138)은 단절적 균형모형에 의한 제도변화의 한계를 세 가지를 지적하고 있다. 첫째, 특정 시기 제도의 특정한 모습이 그 다음 시기 제도의 모습에 유지되는 현상을 제대로 설명할 수 없다. 둘째, 제

Thelen과 Steinmo(1992: 16)는 Krazner의 '단절적 균형상태'에 의한 설명이 가지는 한계를 극복하고자 '제도적 역동성(institutional change)'의 개념을 도입하였다. 그들은 역동적 진화과정으로서 제도변화를 설명하고자 한다. 이는 단순히 정태적으로 변화하지 않는 제도를 상정하는 것이 아니라 이를 둘러싼 환경과의 역동적 상호작용을 통해 제도변화를 설명하고자 한다. 제도환경과 제도변화의 역동적 과정은 크게 4가지로 설명될 수 있다. 첫째, 사회경제적 혹은 정치적 맥락의 광범위한 변화로 잠재적으로 존재하던 제도(latent institution)적 인자가 갑자기 표출되면서 제도적 변화를 유발한다. 둘째, 사회경제적 혹은 정치권력의 균형변화로 인해 기존 제도가 각기 다른 목표를 지향함으로써 제도적 변화가 발생한다. 정치권력의 균형변화로 인해 기존 제도적 요소들이 각기 다른 목표를 지향함으로써 안정된 제도적 배열의 변화로 인해 제도적 변화가 발생하게 된다. 제도 내의 이질적인 요인들이 상호간의 충돌과 갈등을 일으키면서 제도의 균열을 가져오게 되고, 결국 이것이 제도변화를 이끌게 된다(하연섭, 2003: 159).[34] 셋째, 외부적 변화로 인해 기존 제도가 추구하던 목표 또는 전략의 이동을 가져오게 됨으로써 제도적 배열이 새로이 구축된다. 마지막으로 제도적 변화를

도의 점진적 변화가능성을 무시하고 있다. 셋째, 내재적 요인에 의한 제도변화가능성을 무시한다.

34) 이때 제도 내의 이질적인 요소들은 제도형성과 함께 동시에 존재하는 것이 아니라 서로 다른 시기에 어떤 특정한 목적을 달성하기 위하여 도입되었다. 일단 형성된 제도는 지속되려는 속성을 지니기 때문에 특정 시점에서 보게 되면 각기 다른 시기에 형성된 이질적인 제도들이 공존하게 된다. 이들 이질적이고, 모순적인 요소들이 균열과 갈등에 의해 제도변화가 발생하게 된다(하연섭, 2003: 161).

통해 제도의 파산(breakdown)이 발생하는 외부적 압력에 정치적 행위
자들이 그들 스스로 제도적 변화에 익숙하도록 그들의 전략을 적응시
킴으로써 발생한다고 본다. 집단 또는 개인이 그들의 지위를 방어하고,
향상시키기 위해 맥락적 조건을 변화시키는 전략적 행위자를 상정함으
로써 제도적 변화가 발생하게 된다고 본다.

이들 Kranzer(1984)와 Thelen과 Steinmo(1992)의 제도변화 연구는
신제도주의의 개방체계론적 시각을 계승하고 있다. 제도의 변화는
환경과의 폐쇄적 관계 아닌 제도적 환경에 대한 적응성이라는 측면
에서 이해될 수 있을 것이다. 제도환경의 변화를 정책네트워크라는
제도가 순응함으로써 그들의 정당성을 확보하고자 하는 노력이라 할
수 있다. 특히 정책네트워크의 변화는 국가와 시민사회와의 관계에
놓여 있는 광범위한 정치구조와 과정에 대한 이해를 필요로 한다
(Daugbjerg and Marsh, 1998: 54).

2. 정책네트워크의 변화요인

정책네트워크의 변화를 낳게 하는 제도환경적 요인에 대해서 다양하
게 논의되고 있다. 우선 Rhodes와 Marsh(1992: 193)는 네트워크 환경변
화의 원인을 크게 경세-시장적(economic / market), 이념적(ideological),
지식 / 기술적(economic / technical) 그리고 제도적(institutional) 요인으로
분류하고 있다. 다음으로 배응환(2000: 46)은 정치체제와 정부와 이익집

단의 조직화를 정책네트워크의 변화요인으로 상정하고 있다.

본 연구에서는 정책네트워크의 참여와 배제를 낳게 하는 제도환경으로서 1) 정치체제의 변화, 2) 경제적 환경의 변화, 3) 역사적 사건의 발생 등을 상정하고자 한다.

1) 정치체제의 변화

정책결정에 있어서 정치체제는 국회, 행정부, 대통령실 그리고 사법부 등의 정부기관들 간의 상호관계라 할 수 있다(정정길, 1992: 118). 이들 정부기관들 간의 대립과 갈등 그리고 명령과 복종의 영향력 관계라는 권력관계가 핵심적 사항으로 작용한다. 일반적으로 정치체제에 대한 분석은 정치권력구조의 대두배경, 이로 인한 헌법적 특성 그리고 국가와 사회와의 관계적 특성에 대한 규명을 통해 이루어진다(배응환, 2000, 강은숙, 2001).

정책네트워크는 정책행위자의 참여와 배제라는 제도적 특성을 통해 정책결정에 대한 실체적 접근을 시도한다. 이때 정치체제는 정책네트워크의 참여와 배제라는 제도적 특성을 결정한다(Daugbjerg and Marsh, 1998: 55). 국가의 정책자율성 정도에 따라 정책네트워크의 참여와 배제라는 제도적 특성이 결정된다. 정치체제의 변동과 이로 인한 지배이념의 변화 혹은 정치체제의 사회-민주화로의 이동은 정책네트워크의 변화를 이끄는 핵심적 기폭제로서 역할 수행한다(Rhodes and Marsh, 1992: 194). 정치체제가 개방화될수록 이해관계자의 정책과정에 대한 참여는 활성화되고, 이들 정책행위자들의 의사를 무시

한 정책은 존재의 정당성을 갖지 못하거나 정책실패로 끝나게 되는
경우가 많다(윤석환, 1996: 37). 특히, 정책네트워크 내 정책행위자들
의 관계가 공고할수록 정치체제의 변화는 주요한 요인으로 작용한다
(Knote *et al*, 1996: 8).

정치체제의 유형은 크게 권위주의 정치체제와 민주주의 정치체제
로 구별할 수 있다.35)36) 일반적으로 전자는 국가의 자율성이 높은

---

35) 정치체제에 대한 유형분류는 제 학자에 따라 다르다(김호진, 1999: 91
−98). 예를 들어 Almond는 단속적 원시체제, 피라미드 체제, 분절체제,
세습체제, 봉건체제, 관료제국, 근대적 비동원체제, 근대적 동원체제 근
대적 침투체제 등으로 분류하고, Dahl은 경쟁적 과두체제, 다두체제, 패
쇄적 패권, 포용적 패권체제로 구분한다. 김호진은 지배 권력의 정당성
과 국가자율성이라는 기준을 중심으로 민주적 집권체제, 민주적 분권체
제, 권위주의적 집권체제 그리고 권위주의적 분권체제로 분류한다.

36) 배응환(2000: 28−31)은 이들 권위주의 정치체제와 민주주의 정치체제
간의 특징을 6가지로 구분하고 있다. 우선, 국가의 상대적 자율성이라
는 측면에서 권위주의 정치체제에서는 높은 수준의 상대적 자율성을
누리는 반면, 민주주의 정치체제에서는 상대적 자율성이 낮다. 이는 정
책결정에 있어서의 주도권이 권위주의체제에서는 정부에 있는 반면, 민
주주의체제에서는 사회에 있음을 의미한다. 둘째로 사회의 국가에 대한
자율성이라는 측면에서 권위주의 정치체제에서는 사회의 자율성이 낮
은 반면, 민주주의 체제에서는 높다. 셋째로 이익집단의 형성이라는 측
면에서, 권위주의체제는 국가에 의해서 강제적으로 형성되는 반면, 민
주주의체제에서는 사회적 토양(social soil)으로부터 자발적으로 다양성
을 가지고 분출과 성장이 이루어진다. 넷째로 이익집단 간의 관계에서
권위주의정치체제에서는 수직적 관계가 강조되는 반면, 민주주의정치체
제에서는 수평적 관계가 강조된다. 다섯째로 국가와 사회의 관계에서
권위주의체제에서는 국가의 사회에 대한 종속과 통제가 강조되는 반면,
민주주의정치체제에서는 상호 침투에 의한 수평적 관계가 강조된다. 마
지막으로 정책결정에 대한 영향력이라는 측면에서 권위주의체제에서는
국가정책과정에 대한 영향력 행사와 참여가 제한적인 반면, 민주주의체
제에서는 영향력과 참여가 강하게 나타난다.

것을 특징으로 하고 있는 반면, 후자는 사회의 자율성이 높은 것을 그 특징으로 하고 있다. 권위주의 정치체제에서 국가의 정책결정에 대한 지배력이 강하고, 이에 참여하는 정책행위자들은 상대적으로 소수에 국한한다. 반면, 민주주의 정치체제에는 시민사회의 정책결정에 대한 참여가 활발하고, 상대적으로 정책행위자는 다수라는 특징을 가진다. 정치체제 유형은 정책네트워크에서 새로운 정책행위자의 참여와 배제에 대한 자율성을 결정한다. 새로운 정책행위자의 등장과 진입에 결정적인 요인을 제공함으로써 정책네트워크 내의 정책자원의 변화를 유도할 수 있다. 정책자원의 변화는 정책네트워크 내의 제도적 특성을 변화시킬 수 있다.

새로운 정책행위자의 등장은 크게 두 가지 측면에서 이루어진다. 첫째, 정책영역의 확대를 통해서 이루어진다. 현대 정책문제에 대한 정책영역들 간의 상호 중첩성 증가는 정책행위자의 확대를 가져왔다. 예를 들어 영국에서의 담배산업정책은 기존 담배라는 산업적 차원에서 보건이라는 차원으로의 확대를 통해 정책행위자의 확대를 가져왔다(Read, 1992). 둘째, 새로운 정치세력의 등장을 들 수 있다. 새로운 이념을 가진 정당의 출현과 성장 그리고 시민사회의 등장과 함께 사회 제 세력의 조직화는 정책결정 영역에 있어서 새로운 정책행위자의 등장과 성장 그리고 진입가능성을 크게 증가시켰다. 1980년대 서구를 중심으로 하는 환경적 가치를 중시하는 정당의 출현[37] 그리고 시민사회의 성장에 따른 사회 제 세력의 조직화 움직임으로

---

37) 독일의 녹색당과 우리나라의 민주노동당의 원내진입이 이에 해당한다.

써 시민단체 혹은 공익집단의 등장과 성장은 기존 정책네트워크의 성격을 크게 위협하였다.

이러한 측면에서 보았을 때, 권위주의적 정치체제일수록 정부의 정책결정에 대한 자율성이 강하게 나타나고 이는 정책네트워크에 있어서 폐쇄적 성격을 형성하게 된다. 반면 탈권위주의적 정치체제일수록 정부가 가진 정책의 자율성은 약화된다. 이는 정책네트워크 내 정책행위자들 간의 갈등을 증가시키고, 개방적인 성격을 가진 이슈네트워크(issue networks)로 발전할 가능성을 증가시킨다(Daugbjerg and Marsh, 1998: 65 – 66).[38]

2) 경제적 환경의 변화

정책네트워크의 변화에 있어서 경제적 환경요인은 네트워크의 불안정을 이끄는 핵심적 요인이다. 경기침체, 실업의 증가, 새로운 기술의 개발 그리고 새로운 지식 등과 같은 경제적 환경의 변화와 WTO체제의 출범과 같은 국제경제체제의 변화는 정책이익을 변화시킴으로써 정책네트워크 변화에 대한 기폭제 역할을 한다. Saward(1992)는 영국의

---

38) 강민(1991: 115 – 116))은 국가의 자율성을 결정짓는 요인으로 네 가지를 들고 있다. 첫째로 국가의 단합성으로서 통치엘리트, 내각, 군부의 지도층 및 관료기구 간의 단합, 둘째로 국가권력이라는 측면에서 관료들이 경제적 지배계급에서 직접 충원된 것인가의 여부와 국가의 막강한 폭력을 동원할 수 있는 정도 그리고 구가기능의 확대 및 집권화, 셋째로 지배계급의 응집력이라는 측면에서 토착자본들 상호 간의 응집력과 국내자본과 외국자본 간의 결탁된 응집력의 정도, 그리고 네 번째로 피지배계급의 응집력과 그 활성화의 정도에 따라 결정된다고 보았다.

원자력정책네트워크가 전문가공동체(professionalized community)에서 생산자 네트워크(producer network)로의 변화를 경제적 요인에서 찾고 있다. 그는 이러한 변화가 1970년대 초반 심각한 경제적 위기에 직면하면서 정책네트워크가 상업적 윤리(commercial ethos)를 채택하게 됨으로써 비롯되었다고 분석하고 있다(Rhodes and Marsh, 1992: 193 참조).

경제적 환경요인의 변화는 정책행위자들의 기존 정책이익배분에 대한 불안정성을 유도한다. 정책네트워크를 둘러싼 경제적 환경요인의 변화는 정부와 이익집단의 정책이익확보를 위한 정책변동을 요구한다. 정책네트워크에 참여하고자 하는 정책행위자들은 이를 통해 자신들이 추구하는 정책이익을 확보하고자 한다. 특히 이익집단은 정책네트워크를 통해 자신들이 추구하는 경제적 이익의 확대를 추구한다. 따라서 경제적 환경의 변화로 인하여 자신들의 정책이익이 감소하는 경우, 이들은 기존 정책을 변경시키고자 할 것이다. 이 과정에서 정책네트워크 내 정책행위자의 변동 혹은 응집성의 약화는 정책네트워크의 변화 혹은 정책의 변화를 가져올 수 있다.

3) 역사적 사건

정책결정은 연속성을 띠게 된다. 이러한 정책결정의 연속과정은 무수히 많은 정책결정점(policy decision points)을 만든다. 따라서 커다란 사건은 정책네트워크의 구조를 안정화시키기도 하고 변화시키기도 한다(Knote *et al*, 1996: 20). 특히 신제도주의에서는 경로의존성(path dependence)을 강조한다. 과거의 우연적 사건은 특정 사건에

대한 원인과 결과로 작용한다. 정책결정에 있어서 체계적인 힘이라
는 의도성보다는 우연성에 의한 사건이 이후 정책결정에 영향을 미
친다는 것을 상정한다(David, 1985: 332). 우연한 사건을 통해 형성
된 제도는 자기강화의 과정을 통해 지속되다가 또 다른 우연한 사건
을 통해 중대한 전환점을 경험하게 되고 이를 통해 제도의 모습이
근본적으로 변화하는 과정을 반복하게 된다(하연섭, 2003: 194). 정
책네트워크 밖에 위치하는 제도환경에서 우연적 사건 혹은 역사적
사건의 발생은 정책네트워크의 제도적 특성에 영향을 미치게 됨으로
써 네트워크 변화와 정책결정의 변화를 발생시킨다.

이들 역사적 사건에 대해서는 제 학자들에 의해서 다양하게 지적되
고 있다. 예를 들어, Cobb과 Elder는 시초적 사건(trigger event), Jones
는 변화의 외부적 원천(exogenous source), Sabatier는 외부적 동요
(external perturbation)라고 하고 Ripley와 Franklin은 스캔들(scandals)
혹은 불안한 누출(disturbing revelation) 그리고 네오 맑시스트들은 생
산관계 혹은 양식의 구조적 변화라 하고, Wilson은 강요자(stressor)와
촉진자(enabler)라 한다(Wilson, 2000: 260). 이들 제 학자에 의해서 제
기되고 있는 것은 제도변화에 있어서 역사적 사건들은 기존의 질서에
압력을 가하고, 기존 혹은 지배적인 정책패러다임에서의 예외적 현상
혹은 새로운 정책문제를 가시화한다. 또한 권력의 이동을 촉진하고,
기존 질서에 대한 불평등을 조장한다. 일상적인 깃의 붕괴와 현 상황
의 편안함과 안전성을 무너뜨리는 역할을 수행한다. 잠재적 정책문제
를 일반 국민들에게 널리 인식시켜 국민적 반응을 불러일으키는 역할
을 수행한다. 정책문제가 사회 속에 방치되어 있는 것을 부각시킬 뿐

만 아니라 정책과정의 참여자들 간의 활동에도 영향을 미치게 된다(강은숙, 2001: 61).

예를 들어, 1950년대 초반 흡연이 건강에 영향을 미친다는 연구결과는 기존 담배정책에 대한 변화압력을 형성하였다. 또한 냉전과 이의 종식과 같은 국제적 사건은 미국에 있어서 공산주의와의 전쟁에 대한 민주와 자유를 위한 미국의 소임을 자각시킴으로써 인종차별 철폐와 투표권 인정이라는 정책결과를 낳았다. Rhodes와 Marsh(1992: 194)는 EC(the European Community)의 출현 등과 같은 역사적 사건이 정책네트워크 변화와 정책결과의 변화를 유도할 수 있음을 지적하였다. 역사적 사건의 발생은 정책네트워크의 구성요소들을 자극하게 되고 이러한 자극이 정책네트워크를 변화시키는 주요한 동인으로 작용하게 된다.

이들 제도환경은 독립적으로 정책네트워크 구성요소에 영향을 미치는 것이 아니라 상호 연관적인 특성을 가지고 있다. 예를 들어, 어떤 역사적 사건의 발생은 경제적 변화를 가져오게 되고, 이는 다시 정치체제의 변화를 가져와 새로운 정책행위자의 등장을 유도하게 된다. 또한 정책네트워크의 행위자들은 이들 제도환경이라는 외부적 자극을 선별적으로 채택하고, 이에 적응하게 된다(Rhodes and Marsh, 1992: 195).

3. 정책네트워크의 변화과정

Baumgartner와 Jones(1993)는 미국의 정책결정이 가지는 특징을 장기간의 안정적 정책결정과 급격한 단절적 변화(punctuated by periods of abrupt and episodic change)를 들고 있다. 정책의 장기적 지속과 급격한 변화를 언급할 때 일반적으로 쓰이는 개념이 정책패러다임 (policy paradigms)의 이동이다(Hall, 1993). 1962년 Kuhn의 "과학혁명의 구조" 이후 패러다임이라는 용어는 어느 주어진 기간의 어떤 분야에 대한 공유된 신념과 가치 그리고 기술을 통한 문제해결과정으로 인식되고 있다(Kuhn, 1962; 김명자 역, 1992: 248). 패러다임과 변화는 장기간 표준적인 것으로 인정되어 오던 문제해결과정이 더 이상 그 역할을 수행하지 못하게 됨으로써 새로운 문제해결과정의 모색과 채택이라는 일련의 과정으로 이해되고 있다.

정책네트워크와 정책패러다임은 정책의 지속과 변화에 대한 다른 양상의 설명을 하고 있다. 우선 정책네트워크는 정책변화에 대한 사고가 어떻게 일어나는지에 대한 설명은 부족하지만 어떻게 정책변화 혹은 지속에 대한 압력이 정책네트워크 구성원들에 의해 관리되고 있는가에 대한 설명력을 제공한다. 이에 반해 정책패러다임은 정책변화의 사고에 대한 원인을 제공하는 반면, 이익집단들이 정책패러다임 내에서 어떻게 움직이는지에 대한 설명은 부족하다. 이러한 측면에서 정책네트워크와 정책패러다임의 개념은 상보적 관계에 있다(Hall, 1993; Menahem, 1998: 286 참조). 급격한 정책변화가 어떻게 나타나는지? 그리고 왜 그러한 문제가 발생하는지에 대한 설명력을 강화시킬 수 있다. 제도적 지속성을 가진 정책네트워크로 인한 정책결정이 갑자기 변화하는 문제에 대해서 정책패러다임의 변화라는 개념을 통해 분석될 수 있고, 정책패러다임의 변화의 원인에 대해서 정책네트워크는 그 제도적 특성의 변화의 문제와 결부되어 연결될 수 있다.

본 연구에서는 정책네트워크의 변화를 정책패러다임의 변화라는 측면에서 정책네트워크의 형성, 지속, 위기 그리고 변화의 네 단계로 설정하였다.

1) 정책네트워크의 형성

정책네트워크는 정책에 참여하는 정책행위자들이 서로의 자원을 필요로 하기 때문에 형성된다. 정책행위자로서 정부는 이익집단으로부터 정보와 정책의 정당성 그리고 정책집행의 협조를 필요로 하는 반면, 이익집단은 정부가 가진 정책결정에 대한 영향력을 필요로 한다(Daugbjerg, 1998a: 2). 만약 정부와 이익집단의 관계가 긴밀하고 폐쇄적인 정책네트워크를 형성하고 있다면 정책결정은 그들의 이익을 예측가능하고 안정적으로 보장할 것이다. 정책결정에 있어서의 불확실성의 증가는 정책행위자로서 정부와 이익집단으로 하여금 정책결정에 대한 안정성(stabililty), 중심성(certainty) 그리고 예측가능성(predictability)에 대한 필요성을 증대시켜 정책결정에 대한 조직화하는 원동력으로 작용한다(Daugbjerg, 1998a: 24).

정책네트워크의 형성은 신뢰(trust)와 거래비용(transaction cost)에 의해 형성된다. 우선, 정책네트워크의 형성은 정책네트워크에 참여하는 정책행위자들 간 신뢰관계의 구축에 의해서 형성된다. 신뢰는 미래의 불확실성을 줄이는 기제로 작용한다. 정책네트워크에 참여하는 정책행위자들이 서로를 신뢰하는 것은 네트워크의 존재가 그들에게 이익을 주기 때문이다. 정책네트워크에서 행위자들이 신뢰하는 것은 그들의 관계가 역사적으로, 사회적으로 그리고 개인적으로 지속적인 관계를 배태(embeded)하고 있기 때문이다. 이는 게임이론에서처럼 이들의 관계가 일회적인 관계가 아닌 지속적인 관계를 가질 수밖에 없기 때문에 상대방에 대한 배신을 통한 이익을 취하고자 하는 행동을 하지 못하게 된다. 네트워크 내 행위자들 간의 빈번한 상호작용은 신뢰를 발생시킨다. 또한 특정 정책영역(policy sector) 혹은 하위정책영역(policy sub-sector)에서 존재하는 정책네트워크의 신뢰는 연관된 다른 정책영역 혹은 하위정책영역에서의 신뢰관계에 영향을 미치게 됨으로써 정책행위자들은 한 영역에서의 기만이 다른 곳에서 협력과 신뢰를 깨트릴 수 있다는 것을 알 수 있기 때문이다(Hindmoor, 1998: 40).

이와 함께 거래비용의 문제는 정책네트워크를 형성하는 직접적인 원인이다. 신뢰라는 것이 정책네트워크의 기본적 전제조건이라고 한다면 거래비용은 정책네트워크 형성의 존재이유이다. 정책네트워크의 형성은 거래비용의 감소라는 측면에서 이해할 수 있다. 이때, 거래비용은 협력적 문제해결을 위한 정치석-경제적 교환과정에서 발생하며, 이들 비용은 교환, 권리보호 그리고 합의의 정책화와 강제화에 필요한 가치적 속성을 의미한다(North, 1990; Boom-Hansen, 1997: 679 참조). 제도의 형성은 인간의 상호작용에 대한 안정적이고 예측적인 구조를 설정함으로써 거래비용을 낮춘다. 거래비용을 경제화하고자 하는 측면으로 진화한다(Hindmost, 1998: 25).[39] 정책네트워크화를 통한 정책결정과 집행은 시장(market) 혹은 계층 제(hierarchy)를 통한 거래비용보다 경제적으로 줄일 수 있다는 장점을 가진다(Hindmost, 1998: 30-32). 거래비용을 위협하는 요소로는 네 가지, 즉 복잡성(complexity), 권력의 비대칭성(power asymmetry) 그리고 정보의 비대칭성(information asymmetry), 빈곤선(thinness)을 들 수 있다. 복잡성과 권력의 비대칭성이라는 측면에서 시장의 교환관계에 의한 거래는 시장 내에 존재하는 무수히 많은 상황의존성과 권력의 비대칭성은 거래비용의 증가를 유발하는 요인이다. 이와 함께 정보의 비대칭성과 빈곤성의 문제는 계층제에 의한 거래비용에 있어서 증가를 유발한다. 정책결정과 집행에 있어서 정부의 전문적 지식의 결여와 정책집행에 있어서 일선관료(street level bureaucrats)와 물리적 거리에 의해서 발생하게 된다. 이러한 정보문제는 감시체제를 추가적으로 도입하면 줄어들지만, 이는 새로운 거래비용의 발생을 의미하게 된다. 따라서 정책네트워크의 형성은 정책결정과 집행에 있어서 정책행위자들 간의 안정되고 지속적인 네트워크를 형성하게 함으로써 거래비용의 감소를 촉진시킨다. 정부와 이익집단 간의 정책결정과 집행에 있어서 거래비용(transaction cost)을 줄이기 위해 발

---

39) 거래비용은 크게 시장에서의 거래비용, 계층 제에서의 거래비용 그리고 네트워크에서의 거래비용으로 분류할 수 있다. 시장에서의 거래비용은 계약을 통해서 발생하고, 계층 제에서 거래비용은 권위를 통해서 존재하는 반면 네트워크에서의 거래비용은 행위자들 간의 신뢰에 의해 형성된다(Hindmost, 1998: 25).

생한다. 이익집단은 정책집행의 비용을 증가 혹은 감소시킬 수 있고, 정부는 정책결정 자체의 변화를 가져올 수 있다. 따라서 이익집단과 정부는 상호연계적인 정책네트워크의 형성을 통해, 정부는 정책결정에 대한 이익집단의 순응을 확보하고, 이익집단은 정책결정에 있어서 그들의 이익을 최대한 반영할 수 있게 한다.

정책네트워크의 형성은 특정 정책영역을 둘러싼 정부와 이익집단 등의 정책결정집단이 상호 거래비용을 감소시키기 위하여 형성된다.

2) 정책네트워크의 지속

정책네트워크 분석에 있어서 일반적으로 왜 정책네트워크는 지속되는가의 문제는 거의 다루어지지 않는다. 지속성의 문제는 이의 개념적 정의의 일부이다. 안정적인 환경하에서 정책네트워크라는 제도가 지속성과 안정성을 가진다는 것은 일견 당연하여 보인다. 그러나 불안정한 제도환경에도 불구하고 지속되는 것은 현상에 대한 세밀한 분석을 요구한다.

제도환경의 변화에도 불구하고 정책네트워크의 안정성과 지속성이 유지되는 원인에 대해서는 크게 두 가지로 설명될 수 있다(Blom-Hansen, 1997: 687).[40] 첫째, 제도변화에 따른 거래비용의 문제에서

---

40) Ikenberry(1988; 하연섭, 2003: 137 재인용)는 제도의 지속성을 설명할 수 있는 요인으로 다음의 네 가지를 들고 있다. 첫째, 일단 형성된 제도는 특정 개인이나 집단에게 특권적 지위를 부여하게 되며, 이에 따라 수혜집단은 현 제도를 지속시키려고 한다. 둘째, 조직구성원은 자신이 일하고 있는 조직이 애당초 성립될 수 있도록 만든 상황이 변화했다.

그 원인을 찾을 수 있다. 정책네트워크의 형성은 불확실성에 의한 거래비용의 발생을 낮추고자 하는 데서 찾을 수 있다.41) 제도환경의 변화로 인한 정책네트워크의 변화요구는 새로운 거래비용을 계산을 필요로 하게 된다. 만약, 거래비용이 제도변화를 통한 기대편익보다 높다면 정책네트워크의 변화와 정책결과의 변화는 발생하지 않는다. 둘째, 시간적 측면에서 설명될 수 있다. 정책네트워크에 참여하는 정책행위자들이 미래의 가치에 의미를 부여할수록, 기존 제도에 대한 정책이익의 배분에 대한 질서를 변화시키지 않을 것이다.

정책네트워크 지속성의 문제는 제도가 가진 경로의존성(path depe-ndence)의42) 가치와 제도환경의 충격 강도와 반비례 관계를 설정하게 한

할지라도 자신들의 과업을 유지하기 위해 기존 제도를 유지하려고 노력한다. 셋째, 제도개혁이 현존하는 조직과 제도하에서 진행될 뿐 아니라 변화하는 제도도 그것을 둘러싼 조직환경과 일치될 필요가 있기 때문에 이러한 조직과 구조가 변화를 위한 노력을 제약할 수 있다. 넷째, 새로운 제도가 대부분의 집단이나 개인에게 혜택을 가져다 줄 수 있다 하더라도 변화에 소요되는 비용과 미래에 대한 불확실성이 현 제도의 유지를 가능케 한다.

41) 거래비용의 문제는 정책행위자들 간의 신뢰문제와 직결된다. Hindmoor(1998: 35)는 정책네트워크에서 정책행위자들 간의 상호신뢰가 지속되는 원인을 정책이익에서 찾고 있다. 이들 정책행위자들은 상호신뢰를 통해 그들의 정책이익을 확보하는데 이는 이들의 관계가 역사적, 사회적 그리고 개인적으로 지속적인 관계를 배태(embeded)하고 있기 때문이며, 이는 게임이론에서처럼 이들의 관계가 일회적인 관계가 아닌 지속적인 관계를 가질 수밖에 없기 때문에 상대방에 대한 배신을 통한 이익을 취하고자 하는 행동을 하지 못하기 때문이라고 보고 있다.

42) 하연섭(2003: 179 - 183)은 경로의존성이 발생하는 원인을 다섯 가지를 들고 있다. 첫째로 집합행위의 문제, 둘째 권력불균형의 문제, 셋째 복잡한 현실과 인식의 제약, 넷째 제도의 점착성, 다섯째 제도의 상호의존성을 들고 있다.

다. 경로의존성과 제도변화의 기회비용 간의 충돌에 의해 결정된다. 정책네트워크의 경로의존성에 의한 기회비용이 제도변화에 드는 기회비용보다 높게 나타날 때 정책네트워크의 제도적 특성은 지속된다.

그러나 정책네트워크의 제도적 특성이 지속된다는 것이 정책의 불변성을 의미하는 것은 아니다. 정책네트워크는 정책변화의 요구를 선별적으로 채택함으로써 변화의 요구를 수용한다(Rhodes and Marsh, 1992: 195).43) 기존 정책네트워크의 지속, 즉 '정상 정책(normal policymaking)'에 대한 심각한 도전 없이 적응을 통해 변화하게 된다(Hall, 1991). 이는 정책결정의 부분적 수용, 즉 정책내용의 제한적 변동을 통해 정책문제를 해결하고자 하는 것으로 나타나게 된다. 기존 정책네트워크의 핵심적 요소는 그대로 유지한 채 주변적 요소들을 수정하고 추가함으로써 제도가 유연하게 환경변화에 적응해 간다(Thelen, 2003).

3) 정책네트워크의 위기

정책네트워크의 위기는 정책문제를 형성하고 결정하는 문제해결기제로서 그 기능에 심각한 문제에 직면하였음을 의미한다. 이러한 위기상황은 제도를 둘러싼 외부환경의 급격한 변화로 인하여 정책문제

---

43) Daugbjerg(1998a)은 정책변화를 근본적인 정책변회(fundamental policy change)와 온건한(moderate policy change)로 구분하고 있다. 근본적 정책변화는 정책선택의 기초로서 새로운 정책원칙하에서 정책이 과거와 새로운 정책을 채택하는 것을 의미하며, 온건한 정책변화는 기존 정책원칙이 정책선택의 기초로 작용하며 기존 정책에 대한 일부 변화만을 가져온다.

해결기제로서 정책네트워크가 기능을 상실하게 됨으로써 발생한다. 제도환경의 변화는 기존 질서(arrangement)에 대한 변화의 압력을 행사하게 되고, 기존의 정책패러다임에 의한 정책문제 해결의 예외적 현상을 강조하고 새로운 정책문제를 가시화시킨다(Wilson, 2000: 260).

제도환경의 중대한 변화는 정책네트워크의 제도적 특성의 변화를 압박하게 된다. 외부환경의 변화는 정책네트워크 내의 정책행위자들에게 안정적 정책이익을 보장하지 못하게 됨을 의미한다. 외부환경의 불확실성의 증가로 인해, 기존 정책네트워크의 정책결정이 정책이익의 안정성을 보장하지 못하게 된다. 이는 정책네트워크의 안정적 관계를 붕괴시킨다. 이는 기존 정책문제 해결기제에 대한 신뢰를 상실로 이어지고 새로운 대안을 모색하는 계기로 작용한다(김명자 역, 1992: 121).

결국 정책네트워크의 위기는 제도환경의 변화에 따른 이들 구성요소들이 변화의 위기를 겪게 됨으로써 기존의 정책네트워크에 의한 정책문제 해결에 어려움을 겪게 되는 상황을 의미한다.

4) 정책네트워크의 변화

정책네트워크의 변화, 즉 정책패러다임의 변화는 기존 정책문제 해결기제의 근본적 변화를 의미한다. 이는 정책네트워크의 성격변화를 의미하는 것이다. 기존 정책결정과는 다른 정책결정이 발생하게 되고, 새로운 대안적 정책패러다임에 의해 더욱 설득적으로 설명된다. 대안적 패러다임은 지배적 패러다임과 같은 시간에 존재할 수 있다. 그러나 당시 대안적 패러다임은 관심과 신뢰성을 받지 못한다.

정책패러다임의 이동, 변화는 기존 지배적 패러다임의 불신과 대안적 혹은 적대적 패러다임의 상승에 의해 발생한다(Wilson, 2000: 262). 정책패러다임의 이동은 새로운 기반으로부터 그 분야를 다시 세우는 것으로 기존 정책네트워크의 문제해결기제와 정책에 대한 새로운 전면적인 변화를 의미한다. 따라서 정책네트워크의 변화는 정책문제 해결기제와 정책에 대한 전면적인 변화로 이어진다.

정책패러다임의 변화를 이끄는 것은 제도환경의 변화에 기인한다. 새로운 기술발전에 의한 기업이익의 변화 혹은 정책결정 등으로 인한 의도하지 않은 효과로 인해 정책네트워크를 구성하는 요인들에 영향을 미침으로써 정책변화는 발생하게 된다(Boom-Hansen, 1997: 687). 예를 들어, 담배정책패러다임의 변동을 살펴보면, 20세기 초반까지 담배의 지배적인 패러다임은 담배가 건강에 해롭지 않다는 것이었다. 비록 일부 도덕적인 측면에서 몇몇 반대의 목소리와 절제운동이 있었다. 담배와 건강의 유해성에 대한 논문은 1939년에 처음 발표되었으나 당시에는 대중매체나 공중의 관심을 끌지 못하였다. 또한 연구공동체로부터 지원을 거의 받지 못하였고, 담배산업으로부터 비난과 조소의 대상이 되었다. 그러나 1950년대 초반에 건강과 담배의 관계에 대한 여러 논문이 발표되고, 일부 연구기관에 의해 건강유해성에 대한 논문과 보고서가 발표되었다. 이로 인해 기존 담배패러다임에 대한 신뢰성이 상실하게 되었고, 담배의 유해성을 지적하는 새로운 패러다임이 지지와 정당성을 확보하게 되었다.

정책네트워크의 변화는 정책문제 해결기제의 새로운 변화를 의미하며, 이는 정책 산출의 변화를 의미한다. 따라서 제도적 특성의 변

화는 정책의 변화를 이끄는 핵심이다. 그러나 정책네트워크의 변화
는 새로운 균형점을 지향하게 되고, 이 과정에서 정책의 급격한 변
화를 이끌 수 있다.

제4절 정책네트워크와 정책반응

정책결정은 정책문제의 해결로 이해될 수 있다. 정책네트워크는 정
책문제를 해결하기 위한 정책행위자들 간의 관계이며, 정책결정은 이
들의 상호작용의 산출물이라 할 수 있다. 정책변동의 유형은 다양하
게 논의될 수 있으나,44) 본 연구에서는 기존 정책에 대한 정책변화
의 요구라는 측면에서 정책반응을 네 가지로 구분하였다.

---

44) Hogwood와 Peters(1983; 정정길, 1991: 687-693)는 정책변동을 크게
   정책혁신(policy innovation), 정책유지(policy maintenance), 정책승계
   (policy succession), 정책종결(policy termination)로 구분하고 있다. 정책
   혁신은 정부가 이제까지 관여하지 않고 있던 분야에 개입하기 위해 새
   로운 정책을 결정하는 것을 의미한다. 정책유지는 기존 정책의 기본적
   특성을 그대로 유지시키는 정책을 결정하는 것을 의미한다. 정책승계
   는 현재 정책의 기본적 성격을 바꾸는 것으로서 정책의 근본적인 수정
   을 하는 경우, 정책을 없애고 새로운 완전히 대치하는 경우 등을 포함
   한다. 정책종결은 현재 하는 정책을 완전히 소멸시키는 것으로서 정책
   수단이 되는 사업들, 이들에게 지원되는 예산이 완전히 소멸되고 이들
   을 대체할 다른 정책도 결정하지 않은 경우이다.

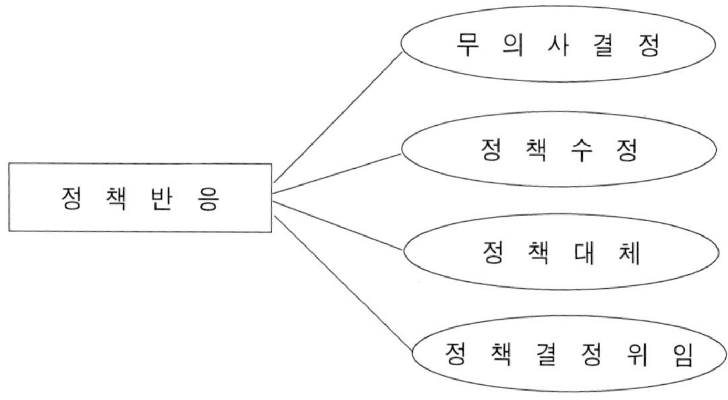

〈그림 2-1〉 정책네트워크와 정책반응

1. 무의사결정

정책변화 요구에 대한 정책네트워크의 정책반응으로 첫 번째 상정할 수 있는 것이 무의사결정을 통한 정책문제 해결이다. 이는 정책행위자들이 정책문제 자체를 정책네트워크 내 정책결정의 장에 도달하지 못하거나 억압함으로써 발생한다. 정책네트워크 내의 정책행위자들이 기존 정책에 대한 강한 이해관계를 공유할 경우에 발생할 수 있는 정책반응이다. 정책변화의 요구에도 불구하고 정책행위자들이 기존 정책을 통한 정책이익에 강하게 집착하는 경우에 발생될 수 있는 정책문제 해결방식이다. 정책네트워크에서 정책결정은 정책행위자들 간의 상호작용을 통해 이루어진다. 따라서 이들 정책행위자들의 정책이익에 반하는 정책결정이 어렵다는 것은 자명한 이치라 할 것이다.

　무의사결정은 정책네트워크 내의 정책변동이 그들의 가치나 이익
에 대한 현재적 혹은 잠재적 도전에 이를 수 있기 때문에 이를 억
압하거나 방해하고자 하는 데서 출발한다. 모든 정책문제가 정책의
제로 발전하지는 않는다. 정책문제에 대한 정책의제화는 정책의 제
한적 혹은 대규모적인 변동에 이르게 할 수 있다. 따라서 정책네트
워크는 자신들의 정책이익에 반하는 정책변동의 요구가 정책의제화
하는 것을 방해하고자 할 것이다. 경우에 따라서는 정책문제에 대한
표방이 억압되기도 하며, 정책문제의 촉발에도 불구하고 정책결정의
장에 도달되지 못하는 상황에 직면하게 된다. 만약 이에 성공하지
못하는 경우에는 정책집행과정에서 이를 파괴 혹은 좌절시키는 수단
을 사용한다(정정길, 1992: 237).[45] 이를 통해 기존 정책에 대한 변
화를 무력화시킨다.

---

45) 무의사결정에 이르게 하는 수단에는 크게 네 가지가 사용된다(정정길,
　　1992: 237-238). 첫째, 폭력을 사용하는 방법이다. 기존 질서의 변화를
　　주장하는 요구가 정치적 이슈가 되지 못하도록 테러행위를 하는 방법
　　이다. 둘째, 폭력보다 온건한 방법으로 변화의 주장자에 대해서 현재
　　부여되고 있는 혜택을 박탈하거나, 새로운 이익으로서 매수하는 것이
　　다. 셋째, 정치체제 내의 지배적 규범이나 절차를 강조하여 변화를 위
　　한 주장을 꺾는 간접적 방법이다. 즉 새로운 주장을 비애국적, 비윤리
　　적 또는 지배적인 정치이념에 위반되거나 확립된 절차나 규칙에 위반
　　되는 것으로 낙인찍는 방법이다. 넷째, 가장 간접적·우회적인 방법으
　　로 정치체제의 규범, 규칙, 절차 자체를 수정·보완하여 정책의 요구를
　　봉쇄하는 방법이다.

2. 정책수정

　정책변화의 요구에 대한 정책네트워크의 정책반응으로 두 번째 상정할 수 있는 것이 정책수정이다. 정책이익을 확보하고자 하는 정책네트워크에 참여하는 정책행위자들은 자신들의 이익이 침해 혹은 예상되는 경우, 정책변동을 통해 이를 만회하고자 한다. 정책수정은 정책네트워크가 정책변동을 요구하는 정책행위자들의 요구를 부분적으로 채택함으로써 정책문제를 해결하고자 하는 정책반응이다.

　이러한 의미에서 정책수정을 통한 정책문제 해결은 무의사결정과 차별화된다. 무의사결정이 정책의제화 혹은 정책집행의 무산 혹은 파괴를 통해 정책문제를 해결하고자 하는 반면에 정책수정은 정책의제화를 수용하고 이를 제한적인 정책변동을 통해 정책문제를 해결하고자 하는 방식이다.

　이와 같은 정책반응의 유형에는 크게 세 가지 형태가 있다(소영진, 1994: 74-76). 첫째는 정책결정의 지연을 통한 정책반응이다. 이는 재규정, 상징, 희생양 그리고 관심의 전환 등을 통해 실질적인 정책의 변화 없이 상징적인 정책의 변동을 통해 반응하는 것이다. 둘째는 정책자원의 수정을 통해 정책반응에 대응하는 것을 들 수 있다. 이는 기존 정책에 새로운 정책을 첨가 혹은 삭제를 통해 정책변화의 요구에 반응하는 것이나, 정책의 일부를 변화시킴으로써 정책네트워크에 참여하는 정책행위자들의 정책이익을 보장하고자 하는 것이다. 정책의 수정을 통한 정책반응은 정책결정이 끊임없는 오차수정의 작업이라는 측면에서 합리화된다. 정책의 부분종결(partial termina-tion), 혹은 분할(splitting) 그리고 통합(consolidation)을 통한 정책반응은 정책수정을 통한 문제해결방식의 대표적인 예라 할 것이다.46) 세 번째는 전략적 대응 혹은 정책의 비일관성을 통한 정책대응을 하는 것이다. 일방의 요구가 부각되는 경우 그 요구를 들어주고, 그로 인해 타방의 반발이 제기되면 다시 그쪽의 요구를 들어주는 식으로 정책반응 하는 것이다. 이의 구체적인 방법으로는 시간적 편차를 두고 정책의 변동이 발생하는 정책의 비일관적 대응과 다른 한편으로는 일방의 요구를 수용하면서도 다른 정책수단을 통해 실질적인 정책변화를 가하지 않는 경우를 들 수 있다.

3. 정책대체

정책네트워크에 의한 정책반응의 세 번째 유형은 정책대체이다. 이는 기존 정책을 근본적으로 변화시킴으로써 정책문제를 해결하고자 하는 것이다. 정책이익을 확보하고자 하는 정책행위자들이 기존 정책의 변경을 요구하고, 이를 정책네트워크가 기존 정책을 대신하는 새로운 성격의 정책으로 대체함으로써 발생하는 정책반응이다.

---

46) 부분종결은 기존 정책에서 일부의 정책은 유지하면서 일부는 완전히 폐지하는 정책의 의미한다. 정책분할은 기존 정책을 두 개 이상의 정책으로 분리하는 것을 의미한다. 정책통합은 정책분할과 정반대로 두 개 이상의 정책이 하나로 통합되어 운영되는 것을 의미한다(정정길, 1992: 692).

이러한 의미에서 정책대체는 정책수정과 차별화된다. 정책수정은 기존 정책의 제한적 변동을 통해 정책문제를 해결하고자 하는 반면, 정책대체는 정책의 성격을 근본적으로 변화시킨다는 의미에서 정책변동의 폭을 달리한다.

이때, 정책대체를 통한 정책반응은 추가적인 정책변동을 수반할 수 있다. 이와 같은 경우는 하나의 정책이 결정된 다음 다시 이를 변경하는 새로운 정책의 결정이 되는 경우와 정책집행과정에서 추가적으로 정책의 일부를 수정하는 경우를 상정할 수 있다(염재호·박국흠, 1994: 161). 정책의 근본적인 변화를 수반하는 정책대체는 정책네트워크 내의 정책행위자들의 정책이익에 대한 불확실성을 증가시킨다. 이는 정책행위자들로 하여금 자신들의 정책이익을 확보하기 위한 추가적인 정책변화를 요구하게 하는 요인이다. 그러나 이러한 정책변화는 정책의 오차수정이라는 의미에서 정당성을 가질 수 있다.

4. 정책결정위임

정책네트워크에 의한 정책반응의 네 번째 유형은 정책결정위임이다. 정책결정위임은 기존 정책문제에 대한 해결이라기보다는 정책네트워크가 정책문제 해결을 회피하고자 하는 것이다. 기존 정책네트워크가 정책문제 해결기제로서 역할의 포기 혹은 한계를 인정하고, 제3의 기제에 정책문제 해결의 책임을 전가하는 것이다. 제3자를 통해 정책네트워크가 처한 문제해결기제의 한계 상황을 탈출하고자 하는 정책반응이라 할 수 있다.

정책결정위임은 정책네트워크의 다른 정책반응들과 그 성격을 달리한다. 무의사결정, 정책수정 그리고 정책대체를 통한 문제해결은 정책네트워크가 이의 핵심적 기제로서 역할을 수행하는 반면, 정책결정위임은 그 역할 수행의 포기 혹은 회피하고자 한다는 의미에서 차원을 달리하는 정책반응이라 할 것이다. 이와 같은 예로는 과거 1993년 한약분쟁과정에서 정부가 아닌 경실련 주도의 정책갈등조정, 노사갈등을 해결하기 위한 노사정위원회의 설치 등은 정책결정위임을 통한 정책문제 해결의 좋은 예라 할 것이다.

제5절 의약분업정책의 의의와 정책결정

1. 의약분업정책의 의의

의약분업정책은 의약품의 지배권을 의사와 약사로 분리를 통해 경제적 이윤동기의 배제와 직능의 전문성을 강화하고자 하는 정책이다. 이를 통해서 의약품의 오·남용을 방지하고 불필요한 의료비를 절감하고자 하는 정책이다. 의약분업은 전문직능에 의한 의료서비스의 향상이라는 당위적 문제로 인하여 과거 40여 년 동안 지속적으로 정책적 과제로 등장하였다. 그러나 의와 약을 분리하지 않던 동양의학적 전통과 양적 공급 위주의 의료서비스 정책으로 인해 의약분업이 실시될 수 없게 하였다.

전통적으로 동양에서는 醫와 藥에 대한 분리적 사고가 아닌 의약 공동 관념이 일반적인 것으로 받아들여졌다(최성모·송병주, 1992: 773). 백여 년 전 서구의 현대의학이 도입되었으면서도 의약품은 의사의 조제와 투약 그리고 약사의 처방전 없는 조제와 판매를 허용하였다.47) 의약일체의 보편화된 관념과 법·제도상의 미비점으로 인해

---

47) 서구에서 약의 공급이 의사로부터 독립되어 제도적으로 국가의 법적 규제를 받게 된 것은 신성로마제국의 프리드리히 2세가 의약법을 공포한 13세기부터라고 한다. 이 포고는 약사를 의사와 명확히 구분하여 서로 직무상의 이해관계를 갖는 것을 금지할 뿐만 아니라 약사에게 학식과 숙련 및 책임을 지닐 것을 요구한 것으로서 오늘날 서구 의약분업제도 근간이 되었다. 이후 유럽에서는 14세기 무렵부터 약사는 의사에 의해 처방된 약품을 조제하기 시작하였으나, 현재와 같이 엄격한 분업이 확립된 것은 아니어서 그 후로도 오랫동안 의사는 종종 약을 조제, 판매하고 약사도 의술에 어느 정도 개입하는 등 경제적 이해를 둘러싼 두 집단 사이의 경쟁관계는 19세기까지도 지속되었다. 그러던 중 19세기 초 영국에서 약제사는 반드시 의사가 제출한 처방전에 의한 조제, 투약을 해야 한다는 내용이 포함된 법안이 입법화되고, 다른 구미 국가에서도 약사와 관련된 법규가 제정되기 시작하였다. 한편 19세기 후반에 들어 괄목할 만큼 발달한 제약 산업도 약사가 의사 처방에 따른 약의 조제전문가로서 자리매김하는 데 있어 결정적 계기가 되었다. 제약기술의 발달로 인해 의사가 약을 다루는 능력이 제약회사의 제제기술에 비해 제한적이라는 사실이 인식되면서 약의 조제 및 관리, 사용에 있어 약사의 역할에 의존하게 되었고, 약사 내부에서도 종래의 약사의 역할 중 약품조제(compounding) 위주의 약제사의 역할은 점차 소멸되고, 약품의 사용법 및 저장, 조제 전반에 걸친 전문가로서의 약

국민들이 의사와 약사의 비전문적 보건의료서비스 공급환경 그리고 안정성이 낮은 의약품의 자유구매에 노출되도록 방치되었다. 의사조제, 약사의 임의조제와 판매 그리고 전문의약품 자유구매는 대다수의 국민이 의약품을 오·남용할 수 있는 구조적 여건을 제공함으로써 의약품의 부적절한 사용에 따른 내성증가, 약화사고 등을 유발할 수 있는 요인이 되어 왔다(정우진 외, 1999: 33).

또한 과거 양적 공급 위주의 의료정책은 의약분업정책을 실시하지 못하게 하는 주요한 원인으로 작용하였다. 이제까지 보건의료정책의 기본방향은 의료보험적용의 확대와 의료인력의 확대양성으로 의료접근기회의 확대와 형평성의 제고에 있었다고 할 수 있다(정용진, 2000: 23). 의약분업이 실시되기 위해서는 의약분업에 대한 법적, 제도적 정비는 물론, 의료환경 자체가 의약분업을 수용할 수 있어야 한다. 질병의 진단과 처방을 담당하는 의사와 조제를 담당하는 의료 인력이 적정 수 및 균형적 분포가 선행하여야 한다. 과거 의료시설의 부족은 의료비의 증가를 가져왔고, 대부분의 국민은 비용부담이 큰 병의원보다는 약국의 이용을 선호하였다. 또한 대도시 중심의 병의원 편중은 접근성이 비교적 용이하고 비용부담이 적은 약국에 대한 이용선호를 가중시켰다(최성모·송병주, 1992: 773).

<표2-5>에서 보듯이 의료인력은 과거 절대적으로 부족함은 물론, 대도시지역에 대한 편중이 심각하였다. 또한 의약분업 시 조제를 담당하여야 할 약국의 형태도 영세한 수준을 벗어나지 못하여, 처방전

사(pharmacist)의 역할이 강조되면서 의사와 약사 간의 관계가 경쟁자에서 동반자로 발전되어 가는 양상이 나타나기 시작하였다(정용진, 2000: 27).

에 대한 수용능력에 한계를 보일 수밖에 없다. 이러한 의사와 약사 인력의 부족현상은 의료서비스에 대한 질적 개념보다는 양적 개념에 충실한 접근이 요구될 수밖에 없는 환경을 조성하였다. '약방' 혹은 '한약방' 등 약업사와 한약업사 그리고 매약상 등에게 약의 소매판 매 허용 등은 의·약사 인력의 부족에 따른 기형적 의료서비스의 한 단면이라 할 것이다.48)

<표 2-5> 지역별 인구 10만 명당 의료인력 현황

(단위: 명, %)

인 력	1980년			1990년			1995년		
	시	군	시/군 비율	시	군	시/군 비율	시	군	시/군 비율
의 사	58.3	9.2	6.3	85.9	19.0	4.5	103.0	38.5	2.7
치과의사	10.4	1.4	7.4	18.6	4.4	4.2	24.7	11.3	2.2
약 사	73.5	13.7	5.4	59.0	19.0	3.1	70.3	31.3	2.2

*자료: 보건복지부. (1996b).

그러나 이와 같은 의료관행과 의료제도의 미비로 인한 의약분업정 책의 미실시를 설명하는 데는 일정한 한계를 가진다. 의약혼재정책 은 의사들과 약사들의 의약품에 대한 직접 지배권을 이용한 이윤창 출구조와 정부의 의료정책이 제도적으로 결합함으로써 정책전환의 일정한 한계를 가질 수밖에 없다(민재환, 1992, 하호수, 2000).

---

48) 민재용·박재성(1982)은 의약분업의 제약요인으로 1) 의료제도의 미비, 2) 의료자원의 불균형 분포, 3) 의료기관의 수용태세미비, 4) 의료전달 체계의 미확립, 5) 의약품유통체계의 문제 등을 지적하고 있다.

결국 서양의학과 동양의학적 사고의 결합 그리고 의료인력과 시설의 부족은 '의약혼재'라는 정책에 대한 당위성을 부여하였고, 의사와 약사의 의약품에 대한 직접 지배권을 통한 이윤창출구조는 이를 지속화할 수 있도록 하였다.

2. 의약분업정책의 필요성

의약분업정책의 필요성은 의와 약을 분리함으로써 전문직능 영역서비스의 제공과 의약품의 경제적 이윤동기 배제에 의한 양질의 의료서비스를 제공하는 데 그 근본적인 목적을 가진다. 이에 대한 보다 구체적인 필요성은 다음과 같다.

1) 약물의 오남용 방지

의약분업은 의사의 진단과 처방 그리고 약사의 조제라는 전문직능별 분화에 약물의 오·남용방지를 그 근본적 목적으로 한다. 의약분업과 약물의 오·남용과의 관계는 크게 두 가지 차원에서 상관관계를 가질 수 있다.

우선 의약품에 대한 비전문가들의 지배권 용인에 의한 오·남용을 들 수 있다. 진단과 처방의 비전문가인 약사의 약에 대한 지배권을 용인하게 되고, 조제의 비전문가인 의사에 의한 지배권 행사를 용인되는 상황을 상정할 수 있다. 약사의 임의조제와 의사에 의한 조제는 비전문성으로 인해 약의 오·남용을 발생시킬 수 있다. 완전의약분업이 실시되고 미국에서도 전체 처방 중 약 5% 가량은 잘못된 처방이며, 이 중 20%는 환자에게 부작용을 일으켜 매년 1,000억$ 이상의 직·간접비용을 지출하는 것으로 추산되고 있다(양봉민, 1998).

또한 경제적 이윤동기는 의약품의 오·남용을 유발하는 원인이다. 의약의 미분업은 약의 판매와 수익의 비례관계를 발생시키게 된다. 의약품의 성격을 의사와 약사의 처방과 조제에 대한 기술료의 성격보다는 판매수수료의 성격을 부각시키게 된다. 이러한 이윤구조는 의사와 약사로 하여금 약물의 과다투약을 부추기게 되고, 환자의 약에 대한 무제한적 접근을 용인시키는 구조를 발생시킨다.

<표2-6>와 <표2-7>는 우리나라의 약물 오·남용에 대한 심각성을 나타내 주는 것이다. <표2-6>은 약물의 오·남용의 근거로 사용하고 있는 항생제(페니실린)의 내성률을 국제적으로 비교한 것이다. <표2-6>에서 보듯이 의약분업 실시국가의 평균 내성률이 12.4%인 반면에 의약분업 미실시 국가의 항생제 평균 내성률은 51.7%로 무려 4배 이상의 차이를 보이고 있다. 특히 우리의 경우에는 내성률이 70~77%로 비교국가 중 가장 높게 나타나고 있다. 이는 의약분업 실시국가의 평균 내성률에 무려 6배에 가까운 차이를 보이는 것이다. 주사제 처방 빈도에 있어서도 WHO의 권장치가 17.2%인 데 비해 56.6%로 3배나 높게 나타나고 있다.

〈표 2-6〉 폐렴구균의 페니실린 내성률의 국제비교

국가	의약분업 실시					의약분업 미실시				
	인도	캐나다	미국	영국	프랑스	홍콩	싱가포르	일본[**]	태국	한국
내성률 (%)	1.8	6~10	10이상	15.0	36.3	29.3	36.9	55	63.1	70~77
평균내성률 (%)	12.4 이상					51.7				

* 자료: 보건복지부. (2000b).
** 일본은 임의분업(분업률 약 35%)
*** 페니실린 내성률(resistance rate): 인체에서 분리된 균주에 일정 농도의 페니실린을 투여할 경우 균이 소멸되지 않는 확률

이와 함께 <표2-7>에서 보듯이 항생제 사용량이 33.2DDD / 1000명 / 일(인구 1000명 중 매일 항생제를 복용하는 사람의 수)로 OECD의 평균 19.0DDD에 비해 두 배 가까운 차이를 보이고 있다. 또한 항생제 처방비율에 있어서도 WHO의 권장치가 22.7%인 데 비해 우리나라의 항생제 처방비율은 58.9%로 이 역시 두 배 이상의 차이를 보이고 있다.

〈표 2-7〉 OECD국가와 비교한 우리나라 항생제 사용량

(단위: DDD / 1000명 / 일)

	독일[**]	덴마크	스웨덴	핀란드	헝가리	아이슬란드	호주	한국
1996년	10.7	11.3	15.9	20.8	20.8	21.8	23.3	33.1
1997년	−	−	−	−	21.5	21.0	−	33.2

* 자료: OECD Health Date, 1997, 이충정, 2000: 45 재인용
** 독일은 1995년 자료임

특히 약물과 경제적 이윤동기와의 관계를 나타내주는 환자의 의료기관 방문 시 처방받는 의약품의 수, 즉 병용 약제 수에 있어서 WHO의 기준치가 1~2종인 반면에 우리나라의 입원환자의 경우에는 6.3종, 외래 4.2종으로 국제적 기준과 현격한 차이를 보이고 있다.

결국, 의약분업은 약물의 오·남용문제를 의약품에 대한 지배권을 제한함으로써 실현하고자 하는 데 있다. 한편으로는 경제적 이윤동기를 배제하여 불필요한 투약을 방지하고, 다른 한편으로는 전문 직능의 강화를 통해 약화사고를 방지하고자 하는 데 있다.

2) 의료서비스의 개선

의약분업은 환자의 알 권리라는 측면과 함께 의료서비스의 질을 개선할 수 있게 한다. 우선 의사의 처방전이 공개됨으로써 환자는 자신에게 처방된 약의 내용을 알 수 있게 된다. 처방전의 공개는 의사로 하여금 자신의 처방이 의학적－경제적 가치를 가지고 있는가에 대한 진지한 검토를 하게 함으로써 환자에 대한 의료서비스를 개선시킬 수 있다.49) 또한 의약분업은 약의 사용권에 있어서 의사의 무제한적 권리를 부여하고 있다. 과거 의약분업 미실시 당시, 병의원 자신이 구비하고 있는 제한된 약품의 사용으로 처방의 제약을 받을 수밖에 없었다. 그러나 의약분업은 어래한지에 대한 의사의 사유로운

---

49) 물론 의약분업 이전에도 의사의 처방전은 의료보험 심사기구에 공개되었으나 이는 보험 심사에 있어서 '부당'청구의 적발을 그 목적으로 한다(김용익, 2000: 88).

처방을 보장함으로써 환자에 대한 의료서비스를 개선시킬 수 있다.

한편 약사에 있어서도 의약분업은 약국의 경영전략에 있어서 중대한 변화를 가져오는 계기로 작용한다. 의약분업실시 이전의 약국에 있어서 경영전략은 임의조제와 이의 약효(?), 즉 소위 '잘 짓는 약국'으로의 명성을 확보하고자 하는 전략에 초점을 두었다. 그러나 의약분업은 약사의 임의조제를 엄격히 제한함으로써 종래의 경영전략과는 다른 전략의 채택을 강요한다. 환자의 접근 편이성, 다양한 의약품의 구비, 정확한 조제 그리고 친절하고 상세한 복약지도와 투약관리와 같은 약사의 전문영역에서의 활동을 보장한다. 특히 복합 질병으로 인해 서로 다른 의료기관에서 각기 다른 처방전을 발급받은 경우에 약사의 처방전에 대한 취합 및 관리로 인해 약물의 중복처방을 방지하고 처방 의약품 간의 배합금기 및 상호작용 등을 체계적으로 관리하게 함으로써 의료서비스를 개선시킨다.

결국, 의약분업의 실시는 의사와 약사의 전문영역에 대한 서비스를 증강시킴으로써 환자에 대한 의료서비스의 효과를 향상시킬 수 있다.

3) 제약 산업의 발전

의약분업은 약물 오·남용의 방지라는 본연의 목적 이외에도 제약 산업의 발전이라는 부수적 효과를 거둘 수 있다. 제약 산업은 그 성장 잠재력이 매우 큰 미래지향적이고 기술집약적인 고부가가치 산업이다. 각국마다 다소의 차이는 있지만 지역적 인구증가와 각국의 복지지향적 정책 그리고 경제수준의 향상으로 인해 노령인구의 증가 및 만성퇴행성 질환 증가 등으로 의약품의 수요가 증가하고 있어 향후 안정적인 성장을 보일 것으로 예측된다(이상이, 2000: 77).

따라서 의약분업의 실시는 제약 산업의 발전을 촉진하게 된다. 의약혼재상태하에서 의사와 약사는 의약품의 판매를 통한 이윤창출구조를 형성한다. 이는 결과적으로 제약 산업으로 하여금 의약품에 대한 기술적 측면보다는 경제적 측면에서의 개발전략에 치중하게 하는 산업구조를 형성할 수밖에 없다. 통상적으로 보험약가는 제조원가보다 턱없이 높게 책정되었다. 이에 따라 보험약가와 실제의 시장가격 사이에는 적지 않은 차액이 존재했고, 이것이 약가마진의 형태로 의료기관을 대상으로 한 마케팅에 사용되었다(조병희, 2003: 70). 이러한 구조는 신약개발을 통한 고위험, 고부가가치 제품의 개발보다는 복제 약품 또는 유사약품을 생산함으로써 안정적인 이윤창출을 추구하도록 한다. 이러한 제약 산업구조는 제약회사들로 하여금 과당경쟁을 불러오게 됨으로써 제약 산업의 발전을 제약하는 요인으로 작용하게 된다.

〈표 2-8〉 종업원 수를 기준으로 본 제약회사의 규모별 분포

(단위: 명, 개소, %)

종업원수 \ 연도	1993년	1995년	1997년
1,000명 이상	14(36)	9(2.5)	9(2.0)
500~999	21(5.4)	23(6.4)	22(4.8)
300~499	18(4.6)	23(6.4)	21(4.6)
100~299	92(23.7)	93(25.7)	95(20.9)
100명 이상 소계	145(37.4)	148(40.1)	147(32.3)
50~99	71(18.3)	57(15.8)	56(12.3)
30~49	53(13.7)	44(12.2)	56(12.3)
10~29	73(18.8)	38(10.5)	111(24.4)
10명 미만	42(10.8)	75(20.7)	85(18.7)
총계	388(100.0)	362(100.0)	455(100.0)

* 자료: 한국제약협회 및 한국약업경영연구소, 『제약 산업 통계집』, 1998: 14, 김용익, 2000: 89 참조.

<표2-8>과 <표2-9> 그리고 <표2-10>은 우리나라 제약 산업의 현 실태를 보여주는 것이다. <표2-8>는 의약분업 이전의 우리나라의 종업원 수에 의한 제약 산업의 분포를 나타내고 있다. 이 표에서 보듯이 우리나라의 제약 산업은 100인 이하의 종업원을 가진 제약회사가 전체 제약회사의 60% 이상을 차지할 정도로 영세성을 면하고 있지 못하다.

또한 <표2-9>와 <표2-10>에서 보듯이 연구비와 연구인력이 극히 열악한 형태를 띠고 있다. 우리나라 제약 산업의 인력구조를 보면 일본과 비교하였을 때, 연구인력은 낮은 반면, 영업관리직의 비중은 높은 모습을 보이고 있다. 1992년 일본 제약 산업의 연구인력이

31.3%를 차지하고 있는 반면, 우리나라는 1992년 3.6%와 1997년 6.3%로 5%내외를 보이고 있다. 이에 반해 영업직은 일본이 1992년에 13.3%를 보이고 있는 반면, 한국은 1992년 32.1%와 1997년 34.4%로 일본에 비해 2~3배의 높은 비중을 차지하고 있음을 알 수 있다. 이는 신약개발보다는 영업력에 의존하는 경영전략을 취하고 있음을 보여주는 것이다. 의약품의 제품력보다는 영업 인력의 판매전략이 그들의 매출과 이익에 큰 비중을 차지하고 있음을 보여주는 것이라 할 것이다. 또한 연구개발비의 매출액 대비를 보여주는 <표2-10>에서 보듯이, 선진 OECD국가들이 일본 12.1%, 미국 18.4%, 독일 16.1% 그리고 스위스는 무려 28.8%를 보이고 있는 반면 우리는 겨우 3.2%를 연구개발비로 투자하고 있다. 영세성을 면치 못하고 있는 우리 제약회사들의 규모 면에서 그 비용이라는 측면에서는 더욱 볼 것이 없다.

<표 2-9> 제약 산업의 인력운용

(단위: %)

구분	영업직	관리직	연구직	생산직	기타
일본(1992)	13.3	13.6	31.3	40.6	1.4
한국(1992)	32.1	21.7	3.6	37.8	4.8
한국(1997)	34.4	21.3	6.3	32.8	5.2

*자료: 안치영, 2000: 154.

〈표 2-10〉 국가별 매출액 대비 연구개발비 지출 비용

(단위: %)

국가	한국	일본	미국	스위스	독일	영국	프랑스
연구개발비 지출비율	3.24	12.11	18.39	28.77	16.13	28.17	14.82

* 자료: 안치영, 2000: 154

따라서 의약분업은 제약 산업을 가격경쟁지향에서 제품경쟁지향적으로 전환을 유도하게 된다. 의약품에 대한 판매이윤창출구조의 제한은 의약품을 기술력 중심의 시장구조로 전환을 유도하게 된다. 우수한 기술력을 보유한 기업이 발전하게 되고, 그렇지 못한 기업은 퇴출되게 됨으로써 제약 산업의 건전한 육성을 도모할 수 있다.

4) 유통구조의 정상화

의약분업은 유통구조를 정상화시키는 효과를 얻을 수 있다. 의약의 미분업은 제약회사로 하여금 의약품의 판매에 있어서 영업력의 위치를 크게 강조하게 되고 할증, 리베이트, 랜딩비 등의 다양한 형태의 제약회사와 의사 혹은 약사와의 부정적 유착관계가 나타나게 된다.50) 이와 같은 유착관계는 정상적인 유통구조를 왜곡시켜 왔다.

---

50) 할증은 일정금액의 약품을 구매하면서 덤으로 약을 더 많이 주는 것이고, 할인은 약품공급가격을 낮추어서 제공하는 행위이다. 리베이트와 랜딩비는 약을 납품해 주는 대가로 일정한 반대급부를 제공하는 것이고, 기타 의국운영비나 학회참석 보조금, 회식보조금 등 다양한 형태의 반대급부가 제약회사에서 의료기관에 제공되었다(조병희, 2003: 7).

그러나 의약분업은 이러한 의사 혹은 약사와 제약회사와의 부정한 관계 고리를 원칙적으로 단절하게 됨으로써 의약품 유통의 투명화 효과를 거둘 수 있게 된다. 제약회사와 의사와의 관계에서 직접적인 이윤거래동기가 발생하지 않게 되고, 약사와의 관계에서도 약사의 약의 이용지배권이 제약됨으로써 의약품 유통의 건전화를 유도할 수 있다.

또한 의약분업은 의사와 약사의 조제와 제약회사의 의약품 판매에 대한 통제가 가능해짐으로써 부당·과당청구 등과 같은 부정한 의료보험 청구를 방지할 수 있다. 처방과 조제가 분리되어 의료보험 청구가 각각 청구됨으로써 의료보험당국에 의한 의약품의 사용과 판매에 대한 통제가 가능해진다. 따라서 의사와 약사 그리고 제약회사의 경영에 있어서 투명성을 어느 정도 보장할 수 있게 한다.

이와 함께 의약분업은 약국으로 하여금 다품종 의약품의 구비, 그리고 신속하고 정확한 조제를 요구하게 된다. 따라서 기존의 의약품에 대한 제약회사와의 직거래관계보다는 지역 의약품 도매상에 대한 의존도를 높이게 된다. 이는 결국 의약품 유통거래를 정상화시키는 데 기여하게 된다.

5) 의료비용의 절감

의약분업정책과 관련한 논쟁 중에서 가장 쟁점이 되는 것이 의료비용의 절감문제이다.51) 다른 쟁점사항과 달리 시행과 함께 가시적

---

51) 민재성과 박재용(1982: 133)은 의약분업의 의료비 상승요인과 감축요인을 다음과 같이 들고 있다. 증가요인으로 ① 처방전료와 조제료의 이중

측정을 이룰 수 있기 때문이다. 그러나 의료비용의 증감과 의약분업과의 상관관계는 정책의 변경에 따른 비용과 의료비용의 측정에 따라 크게 달라질 수 있다.

먼저 의약분업이 의료비용의 증가를 가져올 수 있는 가능성을 살펴보면 두 가지 가능성을 고려할 수 있다. 첫째, 의약분업에 따른 처방전료와 조제료의 신설로 인한 의료비용의 추가적인 발생을 고려할 수 있다. 그러나 이 처방전료와 조제료는 엄밀한 의미에서 신설되었다기보다는 비공식화·미분화된 비용을 의약분업정책실시와 함께 명문화·공식화하였다는 것이 보다 정확한 의미이다(변재환, 1997a). 의약혼재 상태에서는 의사의 의약품 판매를 포함한 전체 의료비에 처방전료와 조제료가 포함되어 있던 것이고, 약사의 임의조제 시 판매이익에 처방전료와 조제료가 포함되어 있다고 보아야 한다. 따라서 의약분업은 미분업 상태에서 처방전료와 조제료가 혼재되어 있던 것을 각 직능영역에 따라 세분화함으로써 공식화한다는 데 의미가

부담, ② 약국매약 이용자의 진료비 부담, ③ 의료기관의 의약품 수입 감소로 인한 검사료 및 진료비의 증대가능성, ④ 지역에 따른 교통비 등의 간접비용 및 기회비용 증대 가능성을 들고 있다. 이에 반해 감소적 측면으로는 ㉠ 의약품 오남용 및 내성증가를 방지해 치료기간 단축에 따른 의료비 지출감소, ㉡ 전문기술의 분업으로 치료효율을 증대해 의료기관 방문횟수 단축, ㉢ 투약률의 감소와 보험약가의 적용으로 약가감소, ㉣ 치료기간 단축에 따른 노동생산성 제고 등을 들고 있다. 이에 반해 김용익(2000: 87)은 의료비 증가요인으로 ㉮ 처방전료와 조제료의 신설, ㉯ 약국 이용자의 병의원으로 이동에 따른 환자 개개인과 의료보험의 진료비 증가 ㉰ 고가 의약품 처방에 따른 의료비증가, ㉱ 의사의 검사 및 처치 행위의 증가에 따른 의료비 증가를 들고 있고, 의료비 감소요인으로 ⓐ 전문의약품 사용의 절제에 따른 의료비 감소, ⓑ 의료시절 접근성의 제한을 통한 환자의 감소 요인을 들고 있다.

있다. 그럼으로 의약혼재 상태에서 내제되어 있던 처방전료와 조제료의 현실화 과정에서 필요 이상으로 의사와 약사의 기술료(처방전료, 조제료)를 증가시키는 경우 의료비용이 증가하게 된다. 둘째, 의약분업에 따른 의사들의 의료행태 변화로 인한 의료비용 상승을 예상할 수 있다. 의약분업은 의사들의 의약품 사용에 있어서 경제적 요인을 배제시키고, 의료효과라는 측면을 강하게 고려하는 행태적 변화를 유도하게 된다. 이 과정에서 의사들이 치료효과를 높이기 위해 소위 의약품 특허를 가진 '오리지널' 제품을 선호할 가능성이 있다. 일반적으로 '오리지널' 제품은 복제품보다는 약효에 있어서는 높게 나타나고 있으나 대신 비용이 높은 것을 특징으로 하고 있다. 따라서 의사들의 오리지널 제품의 선호는 의료비용의 상승을 유발할 수 있다.

다음으로 의약분업에 따른 의료비용의 감소를 가져올 수 있는 요인으로 두 가지를 들 수 있다. 첫째, 의약품의 사용량 감소에 따른 의료비용 절감을 들 수 있다. 의약분업은 의약품의 필요(need)와 사용(utilization)을 일치시킴으로써 과잉투약을 방지하고 불필요한 의약품의 복용을 억제함으로써 장기적으로 약제비의 감소를 가져온다. 의약분업의 실시는 장기적으로 이와 같은 병용 약제의 수를 감소시키게 되고, 이는 의료비의 절감으로 연결된다. 둘째, 의료비용 절감 요인으로 들 수 있는 것이 의료보험료에 대한 부당 혹은 과당 청구 방지에 따른 의료비용의 절감요인을 들 수 있다. 의약분업은 의사의 처방과 약사의 조제로 인하여 의사와 약사의 담합에 의하지 않고는 부당 혹은 과당 의약품의 사용량에 대한 비용청구를 원천적으로 방지한다. 따라서 이는 의료비의 절감으로 나타나게 된다. 이와 함께 약물의 오남용 방지로 인한 약화사고의 감소는 장기적으로 의료비용의 절감으로 나타날 수 있다.

원칙적인 의미에서 의약분업은 의사와 약사의 경제적 이윤동기의 배제, 전문직능의 강화를 통한 치료효과의 극대화라는 측면에서 비용효과를 가진다고 할 수 있다.

3. 의약분업정책의 주요쟁점사항

의약분업의 필요성에 대해서는 크게 두 가지 차원에서 논의된다. 하나는 의사와 약사의 전문직능 영역을 명확히 함으로써 약화사고를 방지하자고 하는 것이고, 다른 하나는 의사와 약사에 대한 약의 지배권을 제한하여 경제적 이윤동기에 의한 의약품의 오·남용을 방지하고자 하는 것이다. 따라서 핵심적 쟁점은 약에 대한 지배권을 어떻게 할 것인가? 또한 제도변경과 이로 인한 이윤구조의 변동을 어떻게 보상할 것인가의 문제, 즉 의사와 약사의 기술료(처방전료, 조제료)를 어떻게 할 것인가의 문제로 쟁점의 초점이 맞추어진다.

의약품의 지배권에 대한 논의는 크게 1) 의약분업의 형태, 2) 의약품의 분류와 판매, 3) 처방전의 발행과 대체조제, 4) 주사제의 의약분업포함여부 , 5) 의료비용의 변동문제 등의 논의로 구분할 수 있다.

1) 의약분업의 형태

　의약분업의 형태에 대한 논의의 핵심은 전반적으로 의사와 약사의 의약품에 대한 지배권을 어떻게 그리고 어느 선까지 인정할 것인가의 문제로 귀결된다. 진단과 처방 그리고 조제에 대한 의사와 약사의 권리와 제한을 어떻게 설정할 것인가의 문제로 귀착된다.

　의약분업의 유형은 크게 2가지의 기준에 의해 분류된다. 우선 법률적 강제성의 유무에 따라서 강제분업과 임의분업, 부분분업, 비분업 등 4가지로 구분된다(약사회, 1984). 강제분업은 의사의 처방과 약사의 조제가 법률적으로 구분되어 있는 것을 의미하며, 임의분업은 법률적으로 명확히 되어 있지 않으나 관행적으로 의약분업이 이루어지는 것을 의미한다. 이에 반해 불완전분업은 법률적으로 의약분업을 규정화하고 있으나 예외규정 등에 의해 실질적으로 의약분업이 이루어지지 않는 상태를 의미하며, 비분업은 법률적 혹은 관습적으로 의와 약이 분리되지 않는 상태를 의미한다.

　두 번째로 행위주체에 따른 분류로 기관분업과 직능분업으로 구분할 수 있다. 이는 의약분업에 대한 접근방법에 대한 차이에 의한 분류이다. 직능분업은 의약분업을 의사와 약사의 전문직능 영역의 충실이라는 관점에서 접근하는 것이고, 기관분업은 의사와 약사의 약에 대한 경제적 이윤동기의 접근금지라는 관점에 의약분업을 접근하는 것이다. 이는 병·의원내의 약사에 의한 조제의 허용여부로 구분된다. 직능분업에서는 병·의원내의 약국과 약사의 설치와 고용 그리고 조제가 허용되고, 처방전에 대한 조제선택권은 환자에 부여된다.52) 이에 반해 기관분업은 외래환자에 대한 병의원내의 조제가 금지되고, 약국을 통해서 조제가 이루어지도록 한다. 처방과 조제의 행위주체를 보다 엄격히 함으로써 의약품의 경제적 이윤동기를 방지하고자 하는 것이다.

이렇게 보았을 때, 법률적 측면에서 강제분업, 행위주체에 있어서 기관분업일수록 보다 엄격한 의약분업시행이라고 할 수 있다. 이들 강제분업과 기관분업일수록 의약품에 대한 전문직능 영역이 명확하게 되고, 경제적 이윤동기로부터 독립성을 보장할 수 있다. 그러나 지나치게 엄격한 의약분업은 환자의 불편을 가중시킬 수 있다. 따라서 의약품의 오·남용금지와 환자의 불편의 최소화라는 두 가지 원칙을 어떻게 접목시킬 것인가의 문제가 의약분업 형태결정에 있어서 결정적 요인으로 작용하게 된다. 의약분업의 엄격성은 환자의 불편을 증가시키게 되고, 환자에 대한 의약품접근의 편리성 강화는 의약분업의 의미를 퇴색시킬 수 있다.

2) 의약품의 분류와 판매

의약품의 분류와 판매문제는 어떤 의약품을 누구의 지배권하에서 둘 것인가의 문제로 귀착된다. 의사의 직접적 통제를 받아야 할 의약품과 자유롭게 판매될 수 있는 의약품을 어떻게 구분할 것인가의 문제에 관한 것이다. 또한 자유롭게 판매될 수 있는 의약품에 대한 약사

---

52) 일반적으로 병·의원내의 약국개설은 접근성의 용의로 인해 외래약국의 경쟁력 악화와 의사에 대한 약사의 수직적 종속관계를 유발할 수 있다.

의 지배권을 어느 선까지 할 것인가의 문제와 직결되는 문제이다.

현재 우리나라에서는 약사법에서 의약품의 분류를 크게 일반의약품과 전문의약품으로 구별하고 있다. 일반의약품은 ① 오·남용의 우려가 적고, 약사 또는 치과의사의 처방에 의하지 아니하고 사용하더라도 안정성 및 유효성을 기대할 수 있는 의약품, ② 질병의 치료를 위하여 의사 또는 치과의사의 전문적 지식을 필요로 하지 아니하는 의약품, ③ 의약품의 제형과 약리작용상 인체에 미치는 부작용이 비교적 적은 의약품 등으로 지정하고 있다. 이에 반해 전문의약품은 일반의약품을 제외한 의약품으로, 제품의 특성상 사용상의 주의가 필요한 의약품, 즉 마약, 각성제, 요지시약품, 독약, 극약 등이나 제형 또는 약리작용 등으로 판단하여 의사, 치과의사가 직접 사용하거나 이들의 지도·감독하에서 사용하지 않으면 의료장애를 초래할 우려가 있는 의약품을 말한다.

그러나 전문의약품과 일반의약품의 구분은 항구적인 것은 아니다. 전문의약품 중에서 의약품이 개발된 후 오랫동안에 걸쳐 사용경험이 축적되고 제품의 효능이나 부작용이 일반화되어, 일반인도 일정부분 학습효과를 거두고 있어 사용설명서에 따른 용법과 용량을 지킨다면 의사 혹은 치과의사의 도움 없이도 스스로 안전하게 사용할 수 있는 제품은 일반의약품으로 전환한다. 특히 오늘날 각종 매스미디어의 발달로 보건의료정보가 널리 보급되고 보긴의료에 대한 소비자의 참여가 활성화되면서 자가 치료(self-care)나 자가 투약(self-mediation)에 대한 요구가 높아지면서 전문의약품에 대한 일반의약품화의 요구가 증가하고 있다.

　　의약품의 분류는 이에 대한 지배권에 직접적인 영향을 미치게 된다. 전문의약품의 비중이 높게 나타나게 되면 이는 의사의 지배권이 강화됨을 의미한다. 이에 반해 일반의약품의 증가는 약사와 환자의 의약품에 대한 지배권이 강화됨을 의미한다. 환자의 자가진단과 처방에 의한 의약품의 사용이 강화될 수 있음을 의미하게 된다. 이는 약국의 판매이익 증대로 이어진다.

　　이와 함께 지적되는 것이 일반의약품의 판매형태에 관한 것이다. 일반의약품은 의사의 처방전 없이도 약사 등에 의해서 자유롭게 판매될 수 있다.53) 따라서 일반의약품에 대한 약사의 판매지배권의 강화는 임의조제에 대한 논란을 불러일으킬 수 있다. 일반의약품의 판매에 있어서 약사가 환자에 대해 문진 등 진찰을 하고 여러 종의 의약품을 혼합 판매 혹은, PTP 및 foil 초장을 낱개로 절단과 분할 판매를 허용할 경우에 약사의 임의조제에 대한 의혹을 불러일으킬 수 있다(박재용, 2000: 191).54)

　　따라서 의약분업정책에 있어서 전문의약품과 일반의약품의 분류를 어떻게 할 것인가? 그리고 일반의약품에 대한 판매에 대한 제한의 범위에 대한 논란은 의약분업정책에 있어서 주요한 논쟁의 요소로

---

53) 현재 의약품의 판매는 약사에게 독점권을 부여하고 있으나, 국가에 따라 일반 소매점 등에서의 판매를 일부 허용하고 있다.
54) 의사회에서는 임의조제를 크게 6가지로 분류하고 있다. ① 처방이 없이 전문 및 일반의약품을 써서 조제하는 것, ② 처방이 없이 일반의약품으로 '소분'하는 것, ③ 처방된 의약품의 일부를 '바꾸는' 것, ④ 처방에 덧붙여 다른 약을 '더 권하는' 것, ⑤ 처방을 임의로 반복 조제하는 것, ⑥ 약사의 판단에 근거한 일반의약품 판매 등으로 구분하고 있다.

작용한다.

3) 처방전의 발행과 대체조제

의약품 처방전의 발행과 대체조제의 허용의 문제는 의사와 약사의 지배권 문제의 핵심적 쟁점사항이다. 처방전의 발행에 있어서 표기방식의 문제 그리고 처방전에 대한 약사의 대체조제 허용과 그 범위에 대한 문제는 약에 대한 지배권의 문제를 누가 더 많이 차지하느냐의 문제와 직결된다.

일반적으로 의약품은 통상 3가지 이름을 가진다. 가장 널리 알려진 것이 상품명(Brand Name)으로 제품을 생산한 제약회사에서 판매의 목적으로 명명한 것이다. 이 밖에 화학명(Chemical Name)으로, 이는 해당 주성분의 화학구조에 대한 명칭으로서 길고 일반인이 이해하기 어려운 면이 있다. 마지막으로 화학명의 사용상 불편을 개선하면서 동시에 특정 제약회사를 지칭하지 않기 위하여 개발된 이름이 바로 일반명(Generic Name)으로 이는 주성분의 이름을 사용하기 용이한 형태로 변형한 것이다. 처방전의 표기방식이 중요한 쟁점사항으로 등장하는 것은 의약품에 대한 명칭이 다양하고, 동일성분, 동일함량을 가진 동일한 종류의 의약품이 여러 제약회사에서 동시에 생산되는 경우가 많기 때문이다.

일반명 혹은 상품명에 대한 논란이 발생하는 것은 우선 동일제형의 의약품이라고 하여도 그 효과에 있어서 차이를 보이고 있어 치료의 효율성이 다를 수 있다는 것에서 출발한다. 동일한 성분의 의약품이라도 제조회사가 다른 경우에는 생산방식 등의 차이에 의해 약효가 다르게 나타날 수 있다. 처방전에 대한 의약품의 표기방식에 있어서 일반명으로 할 것인가 아니면 상품명으로 할 것인가의 문제는 의약품에 대한 약효의 효율성 문제뿐 아니라 의사와 약사의 지배권 영역 차원에서 논의된다. 처방전에 대한 상품명의 표기방식은 의사의 의약품에 대한 지배권을 강화시켜 한편으로는 치료의 효과를 증대시킬 수 있다. 반면 의사와 제약회사의 결탁으로 인한 부정적 경제적 이윤동기가 발생할 수 있다. 또한 상품명 표기방식은 약사의 조제선택권이라는 의약품의 지배권을 약화시켜, 더욱 다양한 의약품의 비치를 요구하게 되어 재고부담을 유발한다.

이에 반해 처방전에 대한 일반명의 표기는 의약품에 대한 의사의 지배권을 현저히 약화시키는 결과를 초래하게 된다. 약에 대한 지배권의 대부분을 실질적으로 약사에 부여하는 결과를 초래하게 된다. 이와 함께 치료의 효율성을 저하시킬 수 있다.

이에 따라 등장하는 문제가 상품명 처방에 대한 대체조제의 허용과 그 범위에 관한 논쟁이다. 이는 의사의 상품명 처방에 의한 약효의 효율성 확보를 보장하면서 다른 한편으로는 의사의 지나친 의약품 지배권 행사에 따른 부작용을 제한하기 위해서 약효의 동등성이 입증된 경우에 한해 다른 의약품으로 대체조제를 허용과 그 범위에 대한 것이다. 의사의 처방전에 대한 약사의 대체조제를 어디까지 인정할 것인가? 약사의 대체조제 허용 의약품을 어떤 방식으로 선정할 것인가의 문제가 논의의 초점이다. 상품명에 대한 대체조제가 까다롭게 되어 있을수록 의사의 의약품에 대한 지배권이 강하다고 볼 수 있고, 그렇지 않을수록 약사의 지배권이 강하다고 볼 수 있다. 또 다른 문제로는 상품명 처방에 대한 대체조제 가능한 의약품을 어떻게 선정할 것인가 등의 문제로 직결된다.55)

4) 주사제의 분업포함 문제

주사제의 의약분업 포함 문제는 이것이 가지는 독특한 특성에 기인한다. 주사제는 전문의약품이라는 측면과 그 투약에 있어서 전문적 의료행위를 수반하는 특성을 동시에 가지고 있다. 의약품이라는 측면에서 분업대상이 되어야 하나, 분업이 되었을 경우 발생할 수 있는 제약요인으로 인해 주요한 논쟁의 대상으로 등장한다.

주사제는 혈관을 통해 약물이 직접 주입된다는 측면에서 부작용이나 독성이 강하여 의약품의 오·남용의 문제를 야기할 수 있다. 특히 우리와 같이 이에 대한 선호가 강한 곳에서는 약물 오·남용의 또 다른 주요 요인으로 지적되고 있다. 이러한 측면에서 주사제에 대한 의약분업실시는 일면 당연한 것으로 받아들일 수 있다. 그러나

---

55) 의약품과 동일한 효과에 대한 검증을 받는 것을 약효동등성시험이라고 하는데, 그 시험에는 크게 비교용출시험과 붕해시험 등 기타시험, 생물학적 동등성시험으로 나누어진다. 비교용출시험은 의약품이 인체 내부와 비슷한 조건의 시험기를 빠져 나오는 시간과 양을 측정해서 효과를 분석하는 시험이고, 붕해시험 등 기타시험은 비교용출시험이 불가능한 경우에 실시하는 시험이다. 이에 반해 생물학적 동등성시험은 인체를 대상으로 서로 다른 두 의약품의 약효가 동등한가를 시험이라는 측면에서 보다 엄격한 시험방법이다. 따라서 생물학적 동등성 시험이 의사의 약에 대한 지배권을 더욱 보장할 수 있는 방법이다.

주사행위가 가지는 의료기술로서의 위험성과 환자의 이중불편을 유발한다는 측면을 가지고 있다. 주사제는 투약에 있어서 전문적 의료행위를 요하기 때문에 외래환자에 대한 주사제 투약은 약사가 아닌 의사에 의해 이루어져야 한다. 그렇기 때문에 주사제를 의약분업 대상으로 할 경우, 처방받은 환자는 '병의원(처방) → 약국(조제) → 병의원(주사)'라는 복잡하고 과정과 불편을 겪을 수밖에 없다. 이로 인해 주사제의 경우, 환자 자신이 직접 주사하거나 무면허 의료인에 의한 주사의 경우에 발생할 수 있는 약화위험이 발생할 수 있다.

무엇보다도 주사제가 의약분업에 있어서 주요한 논의의 대상이 되는 것은 의약품의 지배권 예외에 대한 우려의 반영으로 볼 수 있다. 이것이 가지는 보관, 운반 그리고 투약의 불편함보다는 분업대상 예외 의약품의 지정에 따른 병·의원의 주사제 처방 남발과 이로 인한 의약품에 대한 약사의 지배권 약화와 의사의 지배권 강화에 따른 우려의 반영이다. 주사제의 의약분업 제외는 의사와 제약회사로 하여금 주사제에 대한 개발과 처방에 대한 경제적 이윤동기를 유발함으로써 의약분업의 효과를 반감시킬 수 있다. 따라서 주사제에 대한 환자의 불편함과 약화사고의 방지와 함께 주사제에 대한 통제에 대한 논의는 의약분업에 있어서 주요한 논의의 대상으로 등장한다.

5) 의료비용의 변동문제

의약분업은 기존 의사와 약사의 수익구조의 변동을 발생시킨다. 따라서 제도변경은 이들의 수익구조변경에 따른 보상체계를 새롭게 마련하여 주는 것은 의약분업의 또 다른 주요한 문제이다. 의약분업은 이제까지 의사들의 의약품 판매이익을 제한하고, 약사들에게는 임의조제에 의한 조제이익을 제한한다. 따라서 의약분업의 실시는 이들 이익제한에 대한 새로운 보상체계를 마련하여 주어야 한다. 이 보상체계변동에 대한 이익집단들의 수용여부는 정책결정의 순응과 불응을 결정하게 된다. <그림2-2>은 의약분업에 따른 의사와 약사들의 수익구조변동을 나타낸 것이다.

(가) 의약분업 이전의 의·약사 수입구조

A. 의사의 수입구조	
진료비	의약품 판매료

B. 약사의 수입구조	
임의조제	일반의약품 판매료

(나) 의약분업 이후의 의·약사 수입구조

A'. 의사의 수입구조	
진료비	처방전료

B'. 약사의 수입구조	
조제료	일방의약품 판매료

A-A'=0, 수입불변. A-A'〉0
수입감소
A-A'〈0, 수입증가

B-B'=0, 수입불변. B-B'〉0,
수입감소
B-B'〈0, 수입증가

*의사의 수입구조는 외래환자를 대상으로 한 것이다.

〈그림 2-2〉 의약분업에 따른 의·약사의 수입구조 변화*

의약분업과 이들 의·약사들의 수입변동과의 관계를 분석하여 보면 다음과 같다. 우선 의약분업이 의사의 수입변동에 긍정적 혹은 부정적 영향을 미칠 것인가의 문제는 크게 두 가지 요인에 의해 좌우된다. 첫째는 의사의 조제권을 대신하여 신설되는 처방전료의 수준이 어떻게 결정되느냐에 따라 달라질 수 있다. 과거 의약품 판매이익 이상으로 처방전료가 결정되는 경우에 의사들의 수입은 당연히 증가하게 된다. 이에 반대로 판매이익 이하로 결정되는 경우에는 의사들의 수입은 감소할 가능성이 있다. 둘째, 약사들의 임의조제권 박탈로 인한 병의원 환자들의 신규수요가 과연 얼마나 창출되느냐에 따라 달라질 수 있다. 과거 약국의 임의조제를 통해 의약품을 구매하던 환자들이 과연 얼마만큼 병의원으로 이동하느냐에 따라 수입이 결정된다. 이는 다시 얼마만큼 의약분업 이후 약국의 임의조제가능성을 차단할 수 있느냐에 따라 달라질 수 있다.

다음으로 의약분업이 약사의 수입변동에 긍정적 혹은 부정적 영향을 미칠 것인가의 문제도 역시 크게 두 가지 요인에 의해 좌우된다. 첫째는 임의조제를 대신한 조제료의 비용이 과연 어느 수준에서 결정되느냐의 문제에 따라 달라질 수 있다. 둘째, 의약분업으로 인한 신규 수요의 창출이 얼마나 이루어지느냐에 따라 달라질 수 있다. 의약분업은 병의원 외래환자의 약국을 통한 의약품구입을 강제함으로써 신규수요를 창출하게 된다. 따라서 이들의 수요창출이 과거의 임의조제를 통한 의약품의 판매이익보다 증가할 경우, 약국의 수입은 증가하게 된다. 이는 다시 말하면, 얼마나 의약분업의 예외가 인정되는가? 그리고 의약분업이 과연 병의원에 대한 의약품의 지배권을 제약할 수 있는가에 따라 달라질 수 있다.

결국, 의약분업에 따른 의료비용의 변동의 문제는 수익구조의 변동과정에서 이에 대한 기회비용을 측정하고, 보상할 것인가에 따라 달라질 수 있다. 특히 우리와 같이 전국민의료보험제도하에서의 의료비용의 변동문제는 필연적으로 의료보험수가의 변동문제와 직결하여 발생하게 된다.

4. 의약분업정책의 성격

1) 전문이익집단의 정책갈등

일반적으로 보건의료정책분야의 정책결정은 참여자집단들의 조직화와 제도화가 강하게 나타난다. 또한 정부와의 관계에 있어서도 지적 자원의 독점성이 강하게 나타나고, 이와 같은 자원의 특성이 정책결정에 대한 접근성을 좌우한다(Boase, 1996: 293). 질병에 대한 진단과 처방 그리고 조제로 이어지는 일련의 의료서비스에 대한 의사회와 약사회의 독점성은 정책결정에 대한 영향력을 보장한다. 정책네트워크에서 의사회와 약사회는 정보, 정책결정의 정당성, 정책집행의 순응이라는 정책자원의 독점성을 통해 그들의 위치를 공고히 하고 있다.

그러나 정책네트워크의 핵심적 이익집단인 의사회와 약사회는 정책갈등구조를 기본적으로 내포하지 않을 수 없다. 의사회와 약사회의 정책갈등은 의약품과 관련힌 영역의 중첩에 의해서 발생한다. 의약분업정책을 통한 의약품에 대한 지배권의 조정(영역조정)은 이익보호와 확대를 위한 정책갈등을 수반한다. 따라서 의약분업정책은 기본적으로 '영합게임(zero-sum)'의 성격을 가진다. 의약품에 대한 의사회의 지배권강화는 약사회의 영역축소를 의미하고, 반대로 약사회의 지배권 확대는 의사회의 영역의 약화를 의미한다. 정책결정을 통한 정책변동의 크기는 정책갈등의 강도를 결정한다. 특히 의사회와 약사회가 가진 정책자원의 독점성과 이들의 자원의 동원력은 정책갈등을 격화하는 요인으로 작용한다.

2) 질적 보건의료정책

일반적으로 보건의료정책은 의료서비스의 특성이라는 측면에서 양적 확대정책과 질적 향상정책으로 나누어 볼 수 있다. 전자는 의료서비스에 대한 접근성의 강화라는 측면에 접근하는 정책들을 의미하고, 후자는 의료서비스의 질적 측면의 향상을 강조하는 정책들을 의미한다. 이러한 측면에서 보았을 때, 의약분업정책은 질적 의료서비스 정책의 대표적인 예라 할 것이다.

의약혼재정책이 의약품에 대한 접근성을 강화시키는 것이었다면 의약분업정책은 오히려 이들 의약품에 대한 접근성을 제한함으로써 의료서비스의 질적 향상시키고자 하는 정책이다. 의사와 약사의 의약품에 대한 지배권을 제한하고, 환자의 접근성을 제약함으로써 의약품의 오남용을 방지하고자 하는 정책이라 할 것이다. 한편으로는 의약품에 대한 경제적 이윤획득의 수단으로 보는 측면을 방지하고, 다른 한편으로는 의사와 약사의 전문직능을 강화함으로써 의약품의 오용과 남용을 방지하고자 하는 것을 그 목적으로 하고 있다.

이와 같은 의약분업정책이 이루어지기 위해서는 의료인력의 일정 수준 이상의 확보 그리고 지역 간 보건의료기관의 확보가 선행되어야 한다. 또한 의약분업에 대한 국민적 필요성의 인식 등을 필요로 한다.

3) 규제정책으로서 의약분업정책

규제정책은 개인 혹은 특정 집단에 대한 행동을 제약함으로써 반사적으로 많은 다른 사람들을 보호하려는 정책이다(정정길, 1991: 56).[56] 의약분업정책은 일종의 규제정책이라 할 수 있다. 의약분업정책은 의약품에 대한 지배권을 제약함으로써 국민을 약물의 오·남용으로부터 보호하고, 불필요한 의료비의 지출을 방지하는 것을 목적으로 한다. 이는 다시 말하면 의사에게 조제권을 제한하고, 약사에게는 임의조제를 제한한다. 이를 통해서 경제적 이윤동기에 의한 이들 의사와 약사에 의한 의약품의 과잉투약을 방지함으로써 오남용을 방지한다. 또한 의사와 약사의 직능을 전문화함으로써 의약품의 처방과 조제의 전문성을 강화하는 것을 목적으로 한다.[57]

그러나 규제정책은 수혜자와 피수혜자가 정책결정과 함께 선택된다는 특징을 가지고 있다. 따라서 정책결정과정에서 이들 집단들 간의 정책갈등이 심각하게 발생하게 된다. 수혜자와 피수혜자는 의약

---

56) Lowl는 정책분류를 배분정책, 규제정책, 재배분정책 그리고 구성정책으로 구분하고 있다.

57) 그러나 의약분업정책은 재분배정책적 성격도 역시 가지고 있다. 기존의 의약혼재를 의약분업으로 바꿈으로써 의사와 약사의 의약품에 대한 지배권을 새롭게 한다는 의미에서 재분배적 성격을 강하게 내포하고 있다.

품에 대한 지배영역을 누구에게 더 부여하는가에 따라 결정된다. 의사의 직접조제의 대상과 범위를 얼마만큼 부여할 것인가? 혹은 약사에게 임의조제와 대체조제의 범위를 얼마나 부여할 것인가에 의해 수혜자와 피수혜자가 결정된다.

제6절 선행연구에 대한 비판적 검토

　본 연구는 의약분업정책을 둘러싼 정책결정의 변화를 정책네트워크적 시각을 통해 분석하고자 하는 데 있다. 이를 위해 먼저, 의약분업정책과 정책네트워크에 대한 기존 연구를 살펴보고자 한다. 이를 통해 이들 연구의 성과와 한계를 분석함으로써 본 연구의 필요성과 그 실현가능성을 검토하고자 한다. 선행연구에 대한 검토는 먼저 이론적 접근방법이 될 정책네트워크에 대한 국내외의 선행연구에 대한 검토를 먼저 하고, 다음으로 의약분업정책결정에 대한 기존 연구를 검토하고자 한다.

1. 정책네트워크의 선행연구에 대한 검토

기존의 정책네트워크에 대한 선행연구는 크게 국가 간 비교연구(Döhler, 1991; Boase, 1992; Waarden, 1992; Knoke *et al*, 1996; Daugbjerg, 1998a), 정책부문 간 비교연구(Schneider, 1992; 윤석환, 1996; 김정렬, 1996) 그리고 정책네트워크 변화(Read, 1992; Raad, 1992; Yishiai, 1992; Pemberton, 2000; 이종수, 1996; 이장재, 1998; 정용남, 1998; 이순호, 1999; 배응환, 2000; 강은숙, 2001)로 분류할 수 있다.

우선 국가 간 정책네트워크에 대한 비교연구로, Döhler(1991)는 1980년대의 영국, 미국, 독일의 보건의료정책분야에 있어서 신보수적 정책전략(neo-conservative reform strategy)의 성공과 실패와의 관계를 정책네트워크의 특성, 즉 구조(structure), 행위자들의 배열(constellation of actors), 거버넌스(governance), 상호작용 유형(patterns of interaction)의 차이에서 찾고 있다. Boase(1992)는 캐나다와 미국의 보건정책의 차이가 미국의 다원주의적 정책네트워크와 캐나다의 코포라티즘적 정책네트워크의 차이에 의해 발생한다고 본다. Knote 등(1996)은 미국과 독일 그리고 일본의 노동정책 차이를 이들 나라들이 가진 정책네트워크적 성격에서 찾고 있다. 미국의 다원주의적 정치체제, 독일의 코포라티즘적 정치체제, 그리고 일본의 강성국가에 의한 사회통제체제라는 정책네트워크적 성격이 그들의 정책반응을 달리하고 있다고 분석하고 있다. Daugbjerg(1998a)는 스웨덴과 덴마크, 그리고 스웨덴과 EC의 농업정책의 차이를 정책네트워크의 폐쇄성을 중심으로 분석하였다. 1980년 후반 이후 이들 국가의 과도한 농업보조금에 대한 농업개혁요구와 농약, 비료로 인한 환경오염문제에 대해 정책 반응의 차이를 이들 국가 내의 농업정책네트워크의 차이를 중심으로 분석하고 있다. 덴마크와 EC는 농민단체와 정부의 견고한 정책네트 워크를 형성하고 있는 반면, 스웨덴은 느슨한 정책네트워크를 형성 하고 있었다. 이와 같은 정책네트워크 구조의 차이가 스웨덴 농민들 로 하여금 보다 많은 비용을 지불하는 정책을 추진하도록 하였다.

정책부문 간 정책네트워크의 비교연구로, Schneider(1992)는 독일 의 화학산업과 통신산업에 있어서 정책네트워크 구조의 차이와 이에 따른 정책결정 유형의 차이를 분석하였다. 화학산업은 코포라티즘적 성격으로 폐쇄적 성격을 보이며 정부와 매개집단에 의한 정책결정이 이루어지고, 통신산업은 다원주의적-고객주의적 성격으로 개방적 정 책네트워크를 이루고 있어 매개집단의 역할이 거의 없고, 개별기업 이 정책결정에 중요한 역할을 수행한다고 본다. 윤석환(1996)은 통신 산업정책과 관련하여 이동전화사업자 선정과 한국통신의 민영화정책 을 정책네트워크의 특성, 즉 행위자, 상호작용, 구조, 안정성이라는 측면에서 분석하고자 하였다. 이장재(1998)는 생명공학과 자동차 부 문의 기술개발정책에서 이들 기술적 특성이 정책네트워크 형태를 결 정짓는다고 분석하고 있다.

정책네트워크의 성격과 변화와 관련한 연구로, Read(1992)는 영국 의 담배와 관련한 금연정책이 견고한 생산자 네트워크를 중심으로 정책결정이 이루어지고 있으며, 점차 금연관련 집단들이 네트워크의 진입이 시도되고 있음을 분석하고 있다. Read(1992)는 영국의 교육

정책이 정책공동체에 의해서 정책결정이 이루어지고 있음을 분석한다. Yishiai(1992)는 이스라엘의 보건정책의 전문의자격제도의 변천을 정책네트워크의 개방성과 의존성을 중심으로 분석하였다. 정용남(1998)은 사법개혁과정을 중심으로 정책네트워크의 변화와 정책결정의 변화의 관계를 분석하고자 하였다. 이순호(1999)는 고용보험제도와 관련한 노동복지 정책네트워크의 변화를 환경요인과 정책네트워크 구조와의 관계하에서 분석을 시도한다. 즉 IMF위기라는 대외적 환경변화가 정책행위자의 수와 유형, 정책행위자의 연계구조, 정책행위자의 상호작용, 정책행위자 관계의 제도화라는 정책네트워크 구조에 영향을 미쳐 고용보험정책의 확대를 가져왔음을 분석하고 있다. 배응환(2000)은 산업정책에 있어서 정치체제의 변화에 따른 정책네트워크의 변화를 분석하고 있다. 박정희-전두환 정권의 권위주의 체제하에서 국가통제적 정책네트워크에서 노태우-김영삼 정권의 민주주의체제로 전환하면서 이익침투적 정책네트워크로 변형되었음을 분석하고 있다. 다원주의모형으로 변형되었음을 분석하고 있다. 강은숙(2001)은 그린벨트정책변동을 정책맥락의 변화에 따른 정책네트워크의 변화라는 측면에서 분석하고 있다. 그린벨트 정책변동을 크게 세 시기로 구분하고, 각 시기별 정책맥락이 정책네트워크 내의 옹호연합 간의 상호작용에 영향을 미쳐 정책변동의 변동을 가져왔다고 분석하고 있다.

이제까지 살펴본 정책네트워크에 대한 연구는 그 성과에도 불구하고 정책의 지속성과 변화라는 측면에서 일정한 한계를 지니고 있다. 기본적으로 정책네트워크 분석은 이의 성격이 정책에 영향을 미친다고 본다. 따라서 정책네트워크 성격의 지속은 정책의 지속성으로 이어진다고 본다. 이러한 측면에서 국가 간 혹은 정책부문 간 비교연구는 정책네트워크와 정책 간의 관계를 분석하는 데 유용성을 가지고 있음에도 불구하고, 정책의 변화에 대한 연구에 있어서는 한계를 드러내고 있다. 다음으로 정책네트워크의 변화연구는 이에 따른 정책의 변화가능성을 분석하는 데 성과를 가지고 있으나 정책네트워크의 제도적 특성과 정책의 지속성에 대한 분석은 취약하다. 이에 이들 연구의 한계를 극복하고 성과를 통합하고자 하는 작업을 필요로 한다. 정책네트워크의 지속성과 변화가능성과 정책의 연속성과 변화에 대한 종합적인 분석이 필요하다. 이를 통해 정책네트워크와 정책결정과의 관계를 보다 명확히 하는 작업이 필요로 한다. 이는 제도로서 정책네트워크의 이론적 설명력을 강화시킬 수 있다.

2. 의약정책결정의 선행연구에 대한 검토

의약분업정책에 대한 연구는 크게 갈등관리(최성두, 2000; 조영재, 2000), 정책결정의 특성과 참여자(이상이, 2000; 안병철, 2000) 그리고 정책실패(안병철, 2002)라는 차원에서 논의되고 있다.

우선 갈등관리적 연구에 대한 논의를 살펴보면, 최성두(2000)는 갈등관리적 차원에서 의약분업정책을 분석하고 있다. 분석결과 의약분업정책갈등의 원인은 이해당사자인 의·약·정 삼자 간의 경제적 이해관계와 의약분업안의 내용적 합리성에 대한 전문적 의견 차이에 의한 발생으로 분석하고, 정부의 갈등관리방식에 있어서 정책결정과정에 있어서 사회적 합의과정의 미흡을 지적하고 있다. 이에 따라 향후 의약분업정책의 성공적 정착을 위해서는 국민적 지지확보, 국민 의료관행의 궁극적 변화, 추가재정부담에 대한 국민적 합의, 의약분업안의 문제점에 대한 지속적인 평가와 보완 그리고 의약분업관련 의료제도들에 대한 총체적 개혁을 지적하고 있다. 조영재(2000)는 의약분업정책을 갈등관리전략의 일환으로 보고, 2차원게임이론에 의한 분석을 시도하고 있다. 정부와 의사회를 양 축으로 하여 한편으로는 협상상대를 대상으로 한 협상을 진행시켜야 하고(협상게임), 다른 한편으로는 협상결과를 자파 집단 내에서 동의를 얻어야 하는 상황(비준게임)을 상정하고 의약분업 정책갈등관리 전략을 분석하고 있다. 분석결과, 정부쪽은 시민단체 등의 참여로 인해 민주적인 집단의 협상대표로 구성되어 있던 반면, 의사회는 협상대표가 권위주의적 집단을 대표하고 있어 초기의 의약분업정책결정에 있어서 정부쪽 협상대표의 입장이 많이 반영되었다. 이후 의사회가 권위주의적 집단에서 민주주의적 집단으로 변화하는 과정에서 의사들의 장기적 파업과 재협상을 불러왔다. 결국 양 집단이 민주주의적 집단하에서 협상대표를 구성하고, 이들 집단이 타협을 통해 합의를 도출하였다고 분석하고 있다.

다음으로 의약분업정책결정의 특성과 참여자에 대한 연구를 검토하여 보면, 이상이(2000)는 국민의 정부시기에 있었던 의약분업정책결정과정의 특징으로 이익집단의 강력한 영향력, 이해관계의 복잡성,

그리고 보건복지부의 능력부족 등은 이전의 정책결정과정과 동일한 특징을 보이고 있으나, 시민단체 등과 같은 다양한 사회집단의 참여와 그들의 비중의 증대 등을 특색으로 하고 있다. 또한 과거 의약분업정책결정 모형이 점증주의 성격을 강하게 가지고 있다면 현재의 의약분업정책결정 모형은 합리모형에 더 적합한 성격을 가지고 있는데, 이는 시민운동의 급격한 성장이 이익집단의 활동에 의한 정책결정의 왜곡을 방지하였다고 분석하고 있다. 한편, 안병철(2000)은 정책결정현상을 정치적 이해관계조정의 산물로 보는 정치적 합리성의 논리에 의해 결정된다고 보았다. 이러한 측면에서 의약분업정책결정의 특징으로는 참여자의 다양성과 유동성 그리고 이슈에 따른 연합형성과 정부역할의 상대적 축소와 이익집단과 시민단체의 역할강화, 이와 함께 이들 참여자들 상호 간의 조정을 통한 결정된다고 보았다. 안병철(2002)은 의약분업정책을 '정책어그러짐'의 개념을 통해, 정책집행과정에서 정책행위자들 간의 상호작용에 의해서 정책변동이 발생하여 의약품의 오남용 방지와 의료비의 절감이라는 당초의 정책효과를 발생시키지 못하고 있다고 분석하였다.

결국 이들 의약분업정책결정에 대한 현재의 연구는 주로 참여자의 갈등과 조정 혹은 정책변동을 통한 정책실패에 대한 횡단면적 연구에 치중하고 있다. 이에 반해 과거 일련의 정책문제화에도 불구하고 의약분업으로의 정책전환 발생하지 않은 원인에 대한 분석은 미흡하였다. 따라서 종단면적 연구는 보다 체계적인 의약분업정책결정에 대한 분석을 가능케 할 것이다. 이는 정책의 지속과 변화라는 정책결정이 가지는 특성을 밝혀 줄 것이다.

제7절 분석틀

본 연구는 의약분업이라는 의약정책을 중심으로 정책네트워크와 정책반응과의 관계를 분석하는 것을 목적으로 한다. 정책네트워크라는 제도적 특성은 정책산출을 결정하고, 제도환경은 네트워크의 제도적 특성에 영향을 미친다. 이러한 측면에서 정책네트워크의 참여와 배제라는 제도적 특성에 영향을 미치는 제도환경은 본 연구의 선행변수이다. 제도환경은 거시수준에서 정책네트워크의 제도적 특성에 직접적인 영향을 미친다(Daugbjerg and Marsh, 1998).

제도환경을 통해 형성된 정책네트워크 내에서 정책행위자들 간의 상호작용을 통해 정책을 산출한다. 이때 이들 정책행위자들의 상호작용은 그들 간 응집성의 차이에 의해 영향을 받을 것이고, 이러한 상호작용의 차이에 따라 정책반응을 달리할 것이다. 따라서 정책네트워크의 성격은 본 연구의 독립변수가 되고, 이를 통해 도출된 정책반응은 종속변수로 설정하였다.

1. 선행변수의 설정: 제도환경

본 연구에서는 정책네트워크의 제도적 특성에 직접적인 영향을 미치는 제도환경으로 크게 1) 정치체제의 성격, 2) 경제적 환경, 3) 역사적 사건으로 선정하였다. 정치체제의 성격은 정책행위자의 참여와 배제를 결정한다. 정책네트워크가 정책행위자들 간의 관계적 특성이라고 하였을 때, 이에 직접적인 영향을 미치는 것이 정치체제의 성격이라 할 수 있다. 일반적으로 권위주의 정치체제에서는 국가의 자율성이 강화되어 이익집단 등 정부 이외의 정책행위자의 정책네트워크에 대한 참여는 제한적으로 이루어진다. 또한 시민사회의 조직화가 제약됨으로써 새로운 정치적 행위자의 등장이 제한된다. 이에 반해 민주주의 정치체제에서는 시민사회의 자율성이 강화되어 이익집단 등의 정책결정에 대한 참여가 활발하고, 새로운 정치적 행위자의 등장도 용이하게 발생한다. 따라서 권위주의 정치체제에서는 정책행위자가 제한되는 정책공동체의 출현이 용이하고, 민주주의 정치체제에서는 다양한 시민사회의 정책세력들이 정책결정에 참여하고자 함으로써 이슈네트워크의 출현이 용이하게 된다.

한편 경제적 환경이라는 측면에서 보건의료환경은 정책네트워크의 제도적 특성을 결정하는 또 다른 요인이다. 보건의료환경, 즉 보건의료시장과 보건의료정책은 정책행위자들의 정책이익을 변동시켜 정책네트워크 내의 정책문제와 정책변동을 유발하는 핵심적 요인이다. 예를 들어 보건의료시장의 악화는 의약정책의 핵심 정책집단인 의사회와 약사회의 정책이익을 감소시켜 이들로 하여금 정책변동의 요구를 발생시킬 것이다. 경우에 따라서는 정책네트워크의 변화를 통한 정책변화를 촉진한다. 보건의료환경 내에서 정책이익을 둘러싼 경쟁의 심화와 악화는 정책변화를 이끄는 핵심적 요인이라 할 것이다.

이에 반해 역사적 사건은 정책네트워크의 경로의존성과 정책산출의 정형성을 깨뜨리는 또 다른 요인이다. 정책네트워크를 둘러싼 외부적인 사건의 발생은 정책네트워크 내의 기존 질서를 파괴하는 핵심적 요인이다. 즉 역사적 사건은 일상적인 것의 붕괴와 기존 질서가 가지는 편안함과 안정성을 무너뜨리는 역할을 통해 정책네트워크의 제도적 특성에 영향을 미친다.

2. 독립변수의 설정: 정책네트워크의 성격

정책네트워크의 제도적 특성을 결정하는 핵심은 참여와 배제이다. 정책네트워크의 성격이 개방성을 띠고 있느냐 혹은 폐쇄성을 띠고 있느냐의 문제가 핵심적 요소이다. 정책결정을 실질적으로 주도하는 핵심 정책네트워크에 누가 참여하고 있으며, 이들의 관계적 특성이 어떠한가에 대한 것이 핵심을 이루고 있다. 따라서 정책네트워크의 성격은 얼마나 많은 사람이 참여하고 있으며, 이들 간의 상호 응집성은 어떠한가의 문제가 핵심을 이룬다.

정책행위자들이 소수일수록 정책네트워크는 폐쇄성을 띠게 되는 반면, 그 수가 많을수록 개방성을 띠게 된다. 정책네트워크 내의 정책행위자들이 소수일수록 정책문제 해결은 협력과 합의를 통해 이루어지는 반면, 다수의 정책행위자들에 의한 정책네트워크의 정책문제 해결은 설득과 강제를 통해서 이루어지게 된다.

한편, 정책네트워크의 응집성은 그 성격을 결정하는 또 다른 요인이다. 정책행위자들 간의 정책문제에 대한 이해관계의 정도는 정책네트워크의 참여와 배제를 결정한다. 정책문제에 대한 정책행위자들 간 이해의 공유는 이들 내의 통합성을 결정한다. 이해의 공유, 즉 정책네트워크의 참여가 정책행위자들로 하여금 정책이익을 보장할 수 있는가의 문제는 응집성을 결정한다. 예를 들어 특정 정책문제가 한 정책행위자의 정책이익을 심각하게 위협할 경우, 그 정책행위자의 정책네트워크에 대한 응집성은 약화된다. 반면, 정책문제가 정책행위자의 편익과 부합할 경우 응집성은 강화된다. 이는 정책네트워크 전체로서 응집성의 약화를 초래한다. 정책네트워크 내의 응집성의 강화는 배타성을 강화시키는 반면, 약화는 개방성을 강화시킴으로써 새로운 정책행위자들의 정책네트워크 내의 진입할 기회를 제공할 수 있다.

일반적으로 정책행위자가 소수이고 응집성이 강할수록 정책네트워크는 정책공동체적 성격을 강화하는 반면, 정책행위자가 다수이고 응집성이 약할수록 이슈네트워크적 성격을 강화한다. 정책네트워크에서 정책공동체는 정책행위자들의 배타성이 강조되는 반면, 이슈네트워크는 정책행위자들의 참여, 즉 개방성이 강조된다. 따라서 정책공동체는 협력적 혹은 합의적 정책문제 해결이 주도하고, 이슈네트워크에서는 설득적 혹은 강제적 정책문제 해결이 주도한다. 정책공동체가 비교적 단출한 정책이익을 중심으로 이해관계를 공유하고 있는 반면, 이슈네트워크는 다양한 정책행위자들과 정책이익으로 구성되어 이해관계의 공유가 쉽지 않다는 특성은 이와 같은 정책문제 해결의 상이한 특징을 보일 수밖에 없다.

3. 종속변수의 설정: 정책반응의 유형

정책네트워크에 의한 정책반응이라는 측면에서 4가지를 상정할 수 있다. 첫째는 정책변동 자체가 무산되는 '무의사결정'의 형태인 정책반응을 상정할 수 있다. 이는 정책네트워크가 정책변동의 요구를 무시 혹은 억압하는 형태의 정책반응이라 할 수 있다. 둘째는 정책의 일부가 변경되는 '정책수정'을 상정할 수 있다. 이는 정책네트워크가 정책의 변화에 대한 내외적 압력에 대해 제한적인 수용을 통해 그들의 정책문제를 해결하고자 하는 것이다. 셋째는 정책변화에 대한 압력을 대폭적으로 수용함으로써 정책내용을 근본적으로 변화시키는 '정책대체'의 정책반응을 상정할 수 있다. 이는 기존 정책의 근본적인 변화를 통해 정책문제 해결을 시도하는 것이다. 넷째, '정책결정 위임'에 의한 정책문제 해결을 상정할 수 있다. 이는 기존 정책네트워크가 정책문제 해결에 실패하고 제3자에 정책문제 해결의 책임을 전가함으로써 발생한다. 정책변화의 요구에 대한 정책네트워크의 수용에 대한 한계로 인하여 정책문제 해결기제로서 작용하지 못하는 경우에 발생한다.

4. 분석틀의 구성

이제까지의 논의를 통해 정책네트워크의 기본적인 분석모형과 정책반응과의 관계를 도표화하였다. <그림2-4>는 이제까지의 논의를 중심으로 한 본 연구를 위한 분석모형이다.

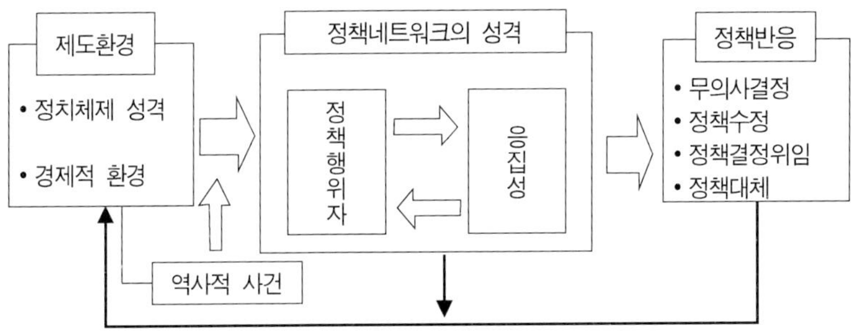

제3장

의약정책의 정책네트워크 변화과정별 분석

본 연구에서는 정책네트워크의 변화를 정책패러다임의 이동이라는 측면에서 분석하고자 하였다. 이러한 측면에서 정책네트워크의 변화 과정을 형성, 지속, 위기 그리고 변화의 네 단계로 구분하였고, 이를 중심으로 의약분업의 정책사례를 분류하고자 하였다. 보다 구체적으로는 1977년의 의약분업논쟁을 중심으로 그 이전을 형성기(1963~1977), 1980년 초반 목포의 '의약분업시범사업'을 중심으로 지속기Ⅰ(1978~1985), 1989년의 의약분업논쟁을 중심으로 지속기Ⅱ(1986~1989) 그리고 1998년 의약분업추진위원회의 활동을 중심으로 위기기(1990~1999.2), 마지막으로 시민대책위원회 이후의 의약분업논쟁을 변화기(1999.3~2000)로 구분하였다.58)

---

58) 각 시기의 시작과 종료는 각 사례에 있어서 정책문제의 해결을 해당 시기의 종료시점으로 하고, 그 다음부터를 다음 시기의 시작점으로 구분하였다. 이와 함께 정책네트워크의 변화과정 구분은 정책패러다임의 변화라는 측면에서 1999년 3월 시민대책위원회의 결성을 기점으로 그 이전과 이후를 먼저 구분하였다. 그 이전 시기를 각 사례의 특성을 중심으로 형성, 지속(Ⅰ, Ⅱ) 그리고 위기로 구분하였다. 패러다임의 변화 이후를 변화기로 구분하였다.

제1절 의약정책네트워크의 형성(1963~1977)
- 63년 약사법 개정과 77년 의료보험사업의 도입 -

1. 정책문제의 제기

의약분업문제가 처음으로 제기된 것은 1963년 개정 약사법 제21조3항에 '의사의 처방에 의한 약사의 조제'가 삽입되면서부터이다. 1953년 약사법이 제정될 당시에는 의약정책은 의사와 약사의 의약품에 대한 지배권을 동시에 인정하는 '의약혼재' 정책에 근거하고 있었다. 약사법 본문을 통해 약사의 조제에 대한 배타적 권리를 부여하면서도, 부칙을 통해 의사의 '직접 조제'를 인정하고 있다. 또한 약사법 시행규칙을 통해서 약사가 의사의 처방전에 의하지 않고 대한약전과 같은 공정서에 의거한 임의조제를 인정하는 정책을 취하였다.

이와 같은 의약혼재 상황은 이들 이익집단 간의 경쟁관계를 심화, 이익추구에 따른 의약품의 오·남용문제를 발생시켰다. 약사법 개정을 통해 처음으로 의약분업이라는 정책문제가 새로이 대두되면서 이를 위한 정책의 변경을 요구하는 일련의 논의가 제기되었다. 의약정책에 있어서 '의약혼재'를 기본으로 하면서 '의약분업'이라는 새로운 정책문제가 새롭게 대두된 것이다. 그러나 강한 국가자율성은 정책결정에 대한 논의를 제한하였고, 열악한 보건의료인력 및 시설은 현실적으로 이의 실현을 어렵게 하였다.

한편, 1977년 의료보험제도의 도입은 의약분업문제를 새롭게 제기하게 하였다. 의료보험제도의 도입은 의료보험적용 의료시설 이용자에 대한 의료비의 보조금을 지급함으로써 의료서비스의 접근권을 강화시키려는 양적 보건의료확대 정책이다. 그러나 의약혼재 상태에서 의료보험의 적용은 의료기관의 경쟁력을 강화시키는 반면, 약국의 경쟁력 약화 가능성을 제기하였다. 이와 같은 상황은 의사회와 약사회의 정책이익의 변동가능성을 제기함으로써 기존 의약정책에 대한 변동요구를 발생시켰다.

2. 제도환경

1) 정치체제의 성격

1963년부터 1977년 이 기간 동안은 5·16군사쿠데타 이후 박정희 정권의 대부분을 차지하고 있다. 5·16군사쿠데타를 통해 집권한 박정희 정권은 집권과 동시에 계엄령을 선포하여 사회세력 전반에 대한 막강한 통제력을 확보하였다. 군사쿠데타라는 비정상적인 권력확보는 정권의 정당성에 대한 위기의식을 불러왔다. 이러한 정통성의 빈곤을 보완하기 위해 조국근대화와 경제건설을 국가목표로 상정하고 산업화 정책을 적극적으로 추진하였다(김호진, 1999: 289). 경제정책과 안보라는 과업지향적인 목표를 국가관료제를 구축하여 자원동원 및 배분에 깊숙이 관여함은 물론 민주화를 요구하는 사회세력의 점증하는 도전에 대하여 국가가 지닌 막강한 사회통제력을 행사하였다(최병선, 1991: 250).

특히 1972년 유신체제의 출현은 제3공화국 정치체제적 성격의 연속선상에서 그들의 권위주의적 정치체제 성격을 강화하였다. 유신체제는 박정희 정권의 구조적 특성과 모순을 더욱 심화시키는 결과를 초래하였다. 박정희 정권은 헌법개정을 통해 대통령임기의 연장(6년), 중임제한의 폐지 그리고 대통령선거의 간선제와 대통령에 대한 긴급조치권 부여와 국회의원 1/3의 지명권 부여하였다. 권력구조의 변화는 행정부의 확실한 우위를 보장, 3권 분리에 의한 견제와 균형의 동의기제를 약화시키고, 준사법적·준군사적 억압기제의 강화 그리고 국가관료제의 정치권력에 대한 종속화와 사회부문에 대한 통제기제의 강화를 특징으로 하는 권위주의체제의 성격을 대폭 강화한 것으로 볼 수 있다(김호진, 1999: 104).

박정희 정권은 이익집단과 시민사회의 자율성을 억압하였고, 이들 집단에 대한 종속적이거나 복종을 강요를 통해 이들 집단의 존재의미를 부여받게 하였다(김웅락, 2002: 47). 이는 정책결정과정에서 국가가 주도권을 행사하는 반면, 이익집단 등 민간부문의 정치적 참여와 영향력 행사는 크게 제약받고 있음을 의미하는 것이다.

2) 보건의료환경

(1) 보건의료시장 환경

해방 이후 우리나라 보건의료정책의 기본은 자유방임적 의료정책을 통한 민간에 의한 의료공급의 확대정책을 들 수 있다. 기본적인 전염병 예방사업과 산아제한과 같은 보건의료적인 부분을 제외한 대부분의 의료서비스의 주요한 공급자는 민간의료기관과 약국이 전담하여 왔다.

의약정책네트워크 형성기의 보건의료환경은 열악성과 양적인 비약적 증가를 그 특징으로 들 수 있다. <표3-1>은 '무의면 지역 현황'이다. 1974년을 기준으로 보면, 전체 1,459개 읍·면 중 536개 읍·면 지역에 한의사를 포함한 전문의료인력이 파견되어 있지 못하고 있음을 알 수 있다. 전체 인구의 14.3%, 즉 4,954천 명이 의사의 진료혜택으로부터 상당히 소외되어 있음을 알 수 있다. 이는 보건의료환경의 열악성을 단적으로 보여주는 지표라 할 것이다.

〈표 3-1〉 전국 무의면 현황[59]

(단위: 개, 천 명, %)

	읍·면 인구			무의사			무한의사		순무의면			
	읍·면수	읍·면인구	비율	면수	면인구	비율	면수	인구	면수	인구	읍,면인구대비%	전체인구대비%
1960년	1,484	17,995	72	722	7,362	29	976	10,762	470	4,633	26	19
1964년	1,466	19,107	68	528	5,665	20	781	9,456	235	2,525	16	9
1968년	1,466	19,356	63	645	6,858	22	956	11,018	508	5,303	34	17
1972년	1,473	18,321	55	549	5,239	15	1,064	11,612	503	4,736	34	14
1974년	1,459	18,262	53	602	5,625	·16	1,115	12,105	536	4,954	36	14

*자료: 보건복지부, 『보건통계연보』. 각 연도

---

59) 이러한 무의사면 상황은 1983년까지 이어지고 있다.

　이와 같은 보건의료환경의 열악성을 보여주는 또 다른 지표가 <표3-2>의 의료기관 및 약국의 분포현황이다. 1963년에 우리나라는 종합병원이 28, 병원 145, 의원 5,300 그리고 약국이 4,382개소를 차지하고, 보건소는 불과 189개소에 불과하였다. 읍, 면 지역에 대한 국가적 차원의 보건의료기관이 설치되기 시작한 것은 1967년에 보건지소가 처음으로 1,347개소 신설되면서부터이다.

　그러나 이들 의료기관 및 약국은 점차 크게 증가하였다. 1977년에 종합병원이 52개, 병원이 187개 그리고 의원이 6,008개와 약국이 10,741개로 증가하였다. 이 기간 동안의 증가를 수치로 확인하여 보면, 종합병원이 88.9%, 병원이 30.4% 그리고 의원이 15.3%와 약국이 무려 202.6% 증가하였음을 알 수 있다.

<표 3-2> 의료기관 및 약국의 연도별 현황

	1963년	1965년	1967년	1969년	1971년	1973년	1975년	1977년
총　계	14,245	15,897	18,225	19,417	21,254	22,156	22,933	23,486
종합병원	28	24	15	12	14	17	37	52
병　원	145	182	207	214	259	185	133	187
의　원	5,300	5,002	5,059	5,163	5,700	5,993	6,087	6,008
보건소	189	189	189	192	192	193	198	200
보건지소			1,347	1,354	1,354	1,342	1,338	1,336
보건진료소								
기　타[1]	4,201	4,337	4,414	4,545	4,804	5,046	1,040	4,962
약　국	4,382	6,163	6,994	7,937	8,931	9,380	10,197	10,741

*자료: 보건사회부. 『보건사회통계연보』. 각 연도
**1) 특수병원, 치과병의원, 한방병의원, 부설의원(의무실), 조산소 포함

이 시기 보건의료환경의 열악성과 함께 지적되어야 할 것이 이들 분야의 급격한 성장이 경제성장과 함께 이루어지고 있다는 것이다. <표3-3>은 1970년대 국민의료비의 지출을 보여주는 것으로, 의료시장 자체가 크게 증가하고 있음을 알 수 있다. 이 지표에서 확인할 수 있는 것은 크게 두 가지를 들 수 있다. 첫째, 민간의 비중이 절대적이라는 것이다. 의료비지출에서 보았을 때, 1970년 총 의료비는 71,428백만 원으로 이 중 민간부문이 60,785백만 원이고 공공부문은 10,643백만 원을 차지하고 있다. 이를 지출구조로 보면, 총 의료비를 100으로 보았을 때, 민간부문이 83.4, 공공부문이 14.9로 절대적으로 민간부문에 대한 의존도가 높음을 알 수 있다. 이와 같은 지출구조는 1974년 민간부문이 90.5를 정점으로 점차 낮아지고 있으나 1977년 민간부문이 83.4로 여전히 절대적임을 알 수 있다. 이는 정책결정에 있어서 의사회와 약사회를 중심으로 한 보건의료전문 이익집단의 협조가 절대적으로 필요함을 반증하는 지표라 할 것이다. 두 번째로 지적할 것이 의료비의 증가세가 절대적이라는 것을 볼 수 있다. 1970년 대비 1977년의 총 의료비 증가는 단순 수치 비교로 약 700%의 증가를 보이고 있다. 이는 매 년 100% 증가하고 있음을 알 수 있다. 이를 <표3-2>의 의료기관 및 약국의 증가와 비교하였을 때, 1971년부터 1977년까지 총 의료기관이 불과 105%의 증가에 그친 것에 비하면 두드러진 증가세라 할 것이다. 의료시장 자체의 비약적인 증가로 의료기관 및 약국의 경제적 이익이 크게 확대하고 있음을 추정할 수 있다. 이는 의사와 약사 역시 경제적으로 안정적인 이익을 추구하고 있음을 짐작할 수 있다.

〈표 3-3〉 70년대 국민보건진료비지출현황

(단위: 백만 원)

구 분	1970년	1971년	1972년	1973년	1974년	1975년	1976년	1977년
공공부문	10,643	14,705	16,420	18,044	22,510	32,830	52,240	95,106
민간부문	60,785	76,293	107,846	137,407	214,892	273,696	343,072	476,128
총 의료비	71,428	90,998	124,266	155,451	237,402	306,526	395,312	571,234
총의료비 대비율(%)	2.7	2.8	3.1	3.1	3.3	3.2	3	3.4
정부예산대 보건비지출(%)	0	0.25	0	0	0	0.4	0	1.09
1인당 의료비(원)	2,272	2,859	3,840	3,840	7,095	8,838	11,186	15,861

*자료: 보건사회부. 1984a: 12.

한편, <표3-4>는 정책네트워크 형성기의 의료기관별 월간 이용현황을 보여주고 있다. 1973년 보건의료시설의 이용현황은 인구 천 명당 외래가 68.4명, 입원이 17.6명 보건소 1.1명, 약국이 136.2명, 왕진이 24.2명 그리고 치과가 0.9명, 한방이 25.2명으로 나타나고 있다. 이는 보건의료시설의 인력에 대한 의존도가 한의사와 치과의사를 포함한 의사와 약사의 비중이 5대5로 균형을 이루고 있음을 알 수 있다. 이와 같은 수치는 의료시장을 의사와 약사가 양분하고 있음을 확인할 수 있게 한다.

〈표 3-4〉 1973년 보건의료시설 월간이용 현황

(단위: 인구 1,000명당)

	외 래	입 원	보건소	약 국	왕 진	치 과	한 방
전 국	68.4	17.6	1.1	136.2	24.2	0.9	25.2
도 시	47.1	15.2	0.8	71.8	0	0	9.8
농 촌	47.2	5.1	5.7	52.3	7	0.6	17.6

* 자료: 보건사회부. 1981a: 104

결국, 이 기간 동안 보건의료환경은 심각한 의료서비스의 공급부족 속에서 경제성장과 함께 의료기관과 의료비 등 의료시장 자체가 크게 확대하고 있음을 확인할 수 있다. 이는 의사회와 약사회의 정책이익이라는 측면에서 안정적이고 지속적인 성장이 이루어지고 있음을 확인할 수 있다.

(2) 보건의료정책환경

우리나라의 보건의료체계는 해방 이후 미군정에 의한 미국과 일제의 식민지적 보건의료체계가 혼재되어 갈등하며 해결할 수밖에 없었다. 미군정은 중앙집권적 행정체계를 수립하고, 보건의료부문에 있어서 보건부를 신설하여 보건의료부문의 모든 업무를 전담하게 하였다. 보건부는 15국47과의 편재로 미군정하에서 가장 큰 부서로 성장하였다. 정부 수립 이후 약간의 조직변동에도 불구하고[60] 민간이 보건행정을 담당하고, 업무범위를 확대하고 전문화한다는 원칙은 유지되었다. 건국 이후에도 보건행정에 있어서 미군정에 의한 미국식 보건의료체계의 기본 골격은 그대로 유지되었다. 미국의 보건행정체계의 기본 원리 하나는 공공부문과 민간부문의 기능분담에 있다. 공공부문은 공중보건사업과 빈민에 대하여 의료서비스를 제공하는 역할을 맡고, 민간부문은 일반 국민들에게 일상적인 의료서비스를 제공하는 것으로 보건의료행정을 이원화하는 것이다(조병희, 1994: 112-

---

60) 정부수립 이후 1955년 보건부는 사회부와 통합하여 보건사회부로 개편되었다.

113). 이와 같은 정책적 기조는 보건의료부문의 상당부문을 개업의와 약사 등을 중심으로 한 민간의료종사자들이 책임을 맡는 민간주도의 시장원리체계가 정착되었다.

1960년대 이후 경제개발계획이 강력히 추진되면서, 국가 주도의 보건의료행정은 보건소와 시·도립병원을 중심으로 이루어졌다. 보건의료 공급체계의 중앙조직으로서 보건사회부와 지방조직으로서 시·도립병원 및 시·군 보건소를 두었다. 즉 보건소→시도립병원→국립의료원 또는 특수병원을 두어 의료망을 형성하였고, 이를 체계 있게 상호 연결하고자 하였다. 그러나 정부의 빈약한 예산투자와 인력 및 장비의 부족으로 인하여 효과적인 의료망의 체계화를 이루지 못하였다. 의료의 대부분이 민간의료기관에서 담당하게 하였고, 정부는 전염병관리에 치중하였다(보건사회부. 1981: 78). 이와 함께 높은 인구증가율이 경제성장률을 잠식한다는 인식으로 인하여 인구통제가 주요한 보건정책적 과제로 시행되었다.61)

결국, 미국식 보건의료체계와 만성적인 의료인력의 부족 그리고 정부의 재정력 부족은 민간주도의 시장원리에 의한 보건의료정책을 추구하게 하였다. 대신에 정부는 전염병 예방, 가족계획의 시행 등과 같은 공중보건에 치중하는 보건의료체계를 구축하였다.

---

61) 가족계획사업은 경제정책의 일환으로 추진되었다. 높은 인구증가율이 경제성장률을 잠식하기 때문에 인구통제는 중요한 정책과제로 인식되었다(조병희, 1994: 116).

3) 역사적 사건: 의료보험제도의 도입

1977년 의료보험제도의 도입은 의약정책의 중대한 전기를 마련하였
다. 의료보험제도는 傷病이라고 하는 생활상의 사고와 분만 또는 사
망이라고 하는 가계지출상의 기복으로 인하여 통상적 가계지출 외에
일시에 많은 가계지출을 하게 됨에 따라 가계가 곤란을 겪게 되는 것
을 방지하기 위하여 보험이라는 조직기술을 통하여 가계지출의 위험
을 분산함으로써 국민생활의 안정을 도모하기 위한 제도이다(보건복
지부, 1990: 198).[62) 의료보험제도는 법률이 정하는 의료보험료를 소
득수준에 따라 매월 납부하고, 질병, 분만 등과 같은 의료비용의 지
출요인이 발생할 경우, 그 의료비용의 일정액을 지급받는 제도이다.

우리나라에 본격적으로 의료보험제도가 도입된 것은 1976년 12월
22일의 의료보험법 전문개정이 이루어지고, 1977년 7월 1일부터 500
인 이상의 사업장노동자를 강제적용대상으로 하는 강제의료보험의

---

62) 의료보험은 사회보험으로서 보험의 방식은 보험의 원리를 따르고 있으
    나 사보험과는 일정한 차이를 가진다.

〈표 3-5〉 사보험과 사회보험의 차이

구 분	사 보 험	사회보험
가입방식	·임의가입	·강제가입
보험료	·위험의 정도, 급여수준에 따른 부과	·소득수준에 따른 차등부과
보험급여	·보험료 수준에 다른 차등급여	·필요에 따른 균등급여
보험료 징수	·사보험계약에 의한 징수	·법률에 의한 강제징수

*자료: 보건사회부. 1990a.

시행으로 시작되었다(김순양, 1994: 199).[63] 1976년 제4차 경제개발계획의 일환으로 의료보험사업을 계획하고, 동년 12월 22일 의료보험법이 개정됨으로써 본격적인 의료보험제도가 시행되었다. 우선 1977년 1월 생활보호대상자와 일정수준 이하의 저소득층을 대상으로 그들이 자력으로 의료문제를 해결할 수 없는 경우에 국가재정으로 의료혜택을 주는 의료보호사업을 실시하였다. 다음으로 의료보험부담 능력이 있는 임금소득 계층부터 점진적으로 의료보험의 적용을 확대를 계획하여, 1977년 7월부터는 500인 이상 사업장 근로자에 대한 의료보험제도가 강제규정에 의해 시행되게 되었다.[64] 그러나 이 과정에서 병의원 등 의료기관은 의료보험의 대상기관인 '요양취급기관'으로 지정받은 반면, 약국은 이에 제외됨으로써 의료보험 참여가 배제되었다. 이로써 새로운 정책으로 인한 의료서비스 접근권의 강화와 그에 따른 의료시장의 확대라는 수혜에서 이들 약사회가 소외되는 결과를 가져왔다.

의료보험의 도입은 의약정책에 있어서 크게 두 가지 차원에서 그 중요성을 띠고 있다. 첫째, 의료서비스에 대한 접근성을 강화하였다. 의료보호와 의료보험의 도입은 보험가입자의 의료서비스 이용에 대한 일종의 보조금을 지급함으로써 의료서비스에 대한 접근권을 강화

---

63) 우리나라에서 공공 사회보험으로서의 의료보험이 시작된 것은 1963년 12월 16일 의료보험법제정 이후부터이다. 이 당시는 임의가입방식을 채택함으로써 소기의 성과를 거두지 못했다. 이후 1970년 8월 7일 의료보험법개성을 단행하여 강제가입방식으로 전환하였으나, 시행령의 미비와 현실성 결여로 시행되지 못하였다(김순양, 1994).
64) 당시 의료보험제도가 실시될 수 있었던 것은 박정희 대통령의 강력한 의지와 신현확 보사부장관의 추진력이 크게 작용하였으며, 실무업무는 보사부의 사회보험국이 주도하였다(김순양, 1994: 214).

하였다. 이는 궁극적으로 의료서비스 이용자를 크게 증가시킴으로써
피보험기관의 수익을 증가시킬 수 있다. 둘째, 의약정책의 대상 집단
인 의사와 약사 간 이익구조의 변화가능성을 야기하였다. 병의원을
수입기반으로 하는 의사와 약국을 기반으로 하는 약사에 있어서, 의
료보험제도의 도입은 의사의 경제적 이익확대와 약사의 이익축소를
가져올 수 있게 한다. 의약혼재 상황에서 의료기관 이용자에 대한
의료보조금의 지급은 이들 기관에 대한 접근성을 크게 강화하는 반
면, 그렇지 못한 기관에 대해서는 상대적 접근성의 약화를 초래한다.
이로 인해 의료보험의 도입은 의료기관의 경쟁력 강화와 약국의 수
익악화 가능성을 발생시켰다.

결국 의료보험제도의 도입은 의약정책의 대상집단인 의사회와 약
사회의 정책이익 배분구조를 변경시키게 됨으로써 불이익을 당한 정
책집단으로부터 정책내용의 변경을 요구하는 계기를 마련하였다. 이
로서 의료보험의 도입은 의약정책에 대한 새로운 정책문제의 제기가
발생하는 계기로 작용하였다.

3. 정책과정 분석

1) 약사법의 제정과 의약혼재

1953년 약사법이 제정되면서 의약품에 대한 지배권은 이원화된
모습을 보이고 있다. 약사법 제21조에 "약사가 아니면 의약품을 조

제할 수 없다"라고 규정함으로써 의약품에 대한 배타적 권리를 약사에게 원칙적으로 부여하고 있다. 그러나 부칙 제3조에는 경과조치로서 "의사, 치과의사, 한의사 또는 수의사는 자신이 치료용으로 사용하는 의약품에 한하여 자신이 직접 조제할 경우에는 제21조(조제)의 규정에 불구하고 이를 조제할 수 있다"라고 규정함으로써 의사의 직접조제권을 인정하고 있다. 또한 시행규칙 제7조에 "약사는 의약품을 조제할 때에는 의사 등의 처방전이나 대한약전 또는 보사부장관이 지정하는 공정서 및 의약품집에 의해서 조제"할 수 있도록 규정하고 있다(이상이 2000: 40). 이는 약사들의 의사의 처방전에 근거하지 않고도 조제할 수 있도록 함으로써 임의조제를 정당화시키고 있는 것이다.

이와 같은 규정은 의약혼재, 즉 의사와 약사의 의약품에 대한 지배권 공존을 인정하는 다소 모순적 관계를 형성하고 있다. 약사는 약사법 본문을 통해 의약품의 조제에 대한 배타적 권리를 부여받고 있으면서 시행규칙을 통해 대한약전, 공정서 등에 의한 임의조제권을 부여받음으로써 임의조제에 대한 정당성을 부여받고 있다. 의사 역시 약사법 부칙의 경과조치를 통해 자신들의 환자에 대한 직접조제권을 확보함으로써 의약품 판매에 따른 이익을 확보할 수 있는 장치를 마련하였다.

결국 약사법 제정에 있어서 의약정책은 의약혼재를 기본으로 하고 있음을 알 수 있다. 이는 당시의 열악한 보건의료환경하에서 의료서비스에 대한 접근성을 강화하고자 하는 정책의 일환이라 할 것이다. 그러나 의약혼재정책은 의사와 약사의 의약품을 둘러싼 경쟁관계를 조성하는 한편, 의약품의 판매이익과 이들 집단의 수익에 대한 직접적인 연결고리를 형성함으로써 의약품에 대한 오·남용 문제를 발생시킬 수 있는 원인을 제공하였다.

2) 1963년 약사법 개정과 의약분업

의약분업문제가 처음 거론된 것은 5·16군사쿠데타 이후 각종 법률개정작업 과정으로 1963년 약사법이 개정되면서 처음 제기되었다. 동법 개정과정에서 양 이익집단은 상반된 입장에서 의약분업문제를 제기하였다. 먼저 약사회는 내부적으로 분업조사위원회를 설치하고, 정부에 의약분업을 건의하는 등 적극적인 관심을 표명하였다. 한편, 의사회 역시 약사법 개정과정에서 '의약품의 오남용이 극심한 항생제의 자유판매 금지'를 정부에 건의하였다. 이와 같은 양 이익집단의 의약분업에 대한 정책적 요구는 1963년 개정 약사법 제21조3항에 '의사의 처방전에 의한 약사의 조제'라는 규정이 신설되는 계기로 작용하였다. 이로 인해 의약정책에 있어서 의약혼재가 아닌 '의약분업'이 새로운 의약정책으로 처음 제기되는 계기를 마련하였다.

그러나 이와 같은 조항은 약사회의 강력한 반발에 직면하였다. 약사회는 개정 약사법이 약사의 임의조제를 규제하면서도, 부칙 3조(경과조치)를 개정하지 않음으로써 의사의 직접조제를 가능케 하여 자신들만이 일방적으로 규제당할 수 있음을 들어 반발하였다. 이로 인해 1965년 약사법 개정을 통해 제21조3항은 다시 삭제되었다.

이후 1965년 제6대 국회 보건사회위원회에서는 의약분업에 대한 필요성이 약사법 개정과정에서 다시 논의되었다. 당시 일부 보사위원들은 의약품의 오·남용에 의한 국민보건상의 위해를 들어 의약분업문제를 강력히 제기하였다. 이로 인해 의약분업을 규정하는 방향으로 상당히 유력하게 논의되었으나 당시의 여러 여건상 분업규정조항의 마련이 곤란하다는 결론이 도출되었다. 그러면서도 국회는 정부에 대해 의약분업추진연구위원회를 설치, 의약분업제도 실시에 필요한 제반계획과 조사연구를 진행케 하며 가급적 빠른 시기에 분업을 시행토록 권고 결의하였다(유인황, 1985: 32). 이에 따라 1966년 보사부 내에 의사회대표 5인, 약사회대표 5인 등으로 구성되는 의약분업연구추진위원회가 구성되었으나, 위원회의 기능이 제대로 발휘되지 못하면서 자연스럽게 소멸하였다.

이와 같은 정부의 의약분업에 대한 움직임은 양 이익집단의 의약분업에 대한 내부적 활동을 강화하는 계기로 작용하였다. 먼저 약사회는 1966년 1월 '의약분업연구회'를 구성키로 하고, 1968년에 연구위원을 위촉 구성하였다. 반면 의사회는 1968년 8월에 '의약분업전문연구위원회'를 구성하여 의약분업연구를 시작하였다.

이후 1969년 12월 국회 보사위의 보사부에 대한 국정감사에서 의약분업문제가 또다시 제기되었다. 이에 따라 1970년 1월 홍종관 보사부차관을 위원장으로 하고 의약분야전문가 15명을 위원으로 하는 의약분업추진연구위원회가 설치되었다. 이와 별도로 사회보장심의위원회에 '의약분업추진조사위원회(위원: 허정, 김석찬, 최천송)'이 설치되어 의약분업 조사분석 및 평가 등에 대해 동년 4월부터 10월까지 7개월간 1단계 조사작업이 이루어졌다.65)

　　이를 토대로 정부는 제제별부분의약분업안을 제시하였고, 의사회는 도시와 농촌의 경제적 여건을 고려하여 의료보험제도에 따른 단계별 실시를 주장하였다.66) 반면 약사회는 지역별 부분분업안을 제시하고 정부와 의사회의 제안을 반대하였다. 이와 같은 정부, 의사회 그리고 약사회의 의약분업안에 대한 상반된 견해로 인해 기본적인 정책방향에 대한 합의를 도출하지 못하고, 위원회는 산회되었다.

　　이후 1976년 의사회가 '항생제, 생물학적 재제, 습관성 의약품, 스테로이드의 자유판매 금지'에 대한 연이은 건의를 통해 부분분업을 촉구하였다.67) 이에 대해 정부는 의약분업이 항차적 과제라는 측면에서 "항생제, 생물학적 제제, 습관성의약품, 스테로이드" 등에 국한한 부분분업의 실시를 제안하였다. 그러나 약사회는 부분분업에 반대하여 전면분업을 주장하였고,68) 당초 이들 의약품에 대한 자유판

---

65) 조사범위는 ① 외국의 의약분업제도 현황조사, ② 의약분업과 국민의 이해, ③ 의약분업과 의료보자제도, ④ 의약사의 배출현황과 적정배출, ⑤ 병의원과 약국의 실태조사, ⑥ 처방조제를 위한 약국의 시설기준, ⑦ 의약분업제도의 단계적 추진방향 등으로 설정하였다(유인황, 1985: 32).

66) 첫째, 인구 50만 명 이상의 도시부터 분업을 실시하되, 국민보건에 위해를 줄 수 있는 의약품을 의약단체의 학술적 의견을 토대로 그 순위를 구체적으로 분류작업이 이루어진 이후에 의약분업을 1단계로 실시한다. 둘째, 의약분업에 대한 확대시행하기 위해서는 조제권 및 광고 등에 관한 엄격한 규제의 제정시행이 전제되어야 하고, 세 번째로 산재보상보험, 의료보험제도 등이 법에 의거 전 국민에게 적용 실시될 때, 의약분업의 전면적 실시를 내용으로 하고 있다(유인황, 1985: 32).

67) 당초 정부는 의사회의 건의에 대한 회신에서 '현재와 같이 의약분업이 제도화되어 있지 않기 때문에 항생제와 스테로이드제제 등만을 대상으로 한 의사의 처방에 의한 판매를 규제할 수 없음'을 통보하였다.

68) 약사회는 이에 앞서 1975년에 일본에 분업실태 조사단을 파견하였다. 이를 통해 약사회는 일본과 같은 분업이 되어서는 안 된다는 방침을

매금지를 주장하던 의사회마저 의약분업이 시기상조라는 입장을 표명함으로써 의약분업에 대해 반대하였다.

한편 언론은 의약분업이 시기상조라는 입장을 취하였다. 의약분업이 자칫 높은 병의원의 진료비로 인해 의료서비스의 접근권을 오히려 제한할 것이라는 입장을 취하였다(조선일보, 1976. 6. 17.).

3) 의료보험제도의 도입과 양 이익집단의 의약분업 합의

1977년 7월 의료보험제도의 도입은 의약정책에 있어서 의약분업에 대한 논의를 새롭게 하는 전기를 마련하였다. 의료보험제도의 도입은 일종의 의료이용자에 대한 보조금을 지급하는 제도이다. 이는 의료보험제도에 참여하는 집단과 그렇지 못한 집단 간에 경쟁력의 차이를 발생시킬 수 있음을 의미하는 것이다.

이와 같은 상황에서 1977년 1월 의사회장인 한격부는 의약품공업협회 총회에 참석하여 축사를 통해 의료보험 등 의료보장사업이 소기의 성과를 거두기 위해서는 의약인의 역할이 중요함을 지적하고, 이를 해결하기 위한 의약계의 공동협의체를 구성할 것을 제안하였다(유인황, 1985: 34). 이에 따라 동년 5월 11일 의사회장(한격부)과 약사회장(민관식)이 회동하여 의약분업의 점진적 추진과 의약학교육일

확고히 하였다. 이는 일본의 의약분업이 의사의 직접투약 범위를 넓게 규정함으로써 사실상 유명무실한 임의분업체계를 갖추고 있기 때문이다. 따라서 약사회는 분업을 하게 되면 완전분업이 아니면 분업을 하지 않느니만 못하다는 내부원칙을 갖게 되었다(권경희, 2000: 159).

원화 문제 등에 대해 협력할 것을 합의하였다.

동년 8월 18일 양한방의료일원화를 건의하고, 의료보험제도하에서의 점진적 의약분업에 대한 합의서를 마련하였다. 다음은 당시 의약분업에 관한 공동합의서이다.

의약분업에 관한 공동합의서

의약계의 실태는 그 업무 한계가 불명하여 국민 보건에 지장을 빚고 있으며 의약계 상호 이해관계의 대립으로 인하여 정상적인 질서가 문란되고 발전에 기여하지 못하고 있다. 이에 우리는 일반국민과 의료계에 큰 혼란을 주지 않는 가운데 점차적으로 새롭고 합리적인 질서수립에 기여하도록 노력하고자 하며 현실적으로 대두된 의료보험제도하에서 이러한 새 질서 구축을 위한 절호의 기회라 보고 의료보험제도부터 의약분업을 시도해 보기로 대한의학협회와 대한약사회는 공동 합의함

이 양 이익집단 간의 '공동합의서'는 의사회와 약사회 간의 영역의 상호 중첩으로 갈등관계가 조성되어 있고, 의약품의 오·남용 등과 같은 정상적인 보건의료질서가 문란해지고 있음을 지적하고 있다. 따라서 의료보험제도를 중심으로 점진적으로 의약분업을 시행함으로써 영역의 명확화를 시도하고, 이를 통해 정상적인 보건의료를 위한 의·약간 협력적 관계의 구축이 필요함을 명시하고 있다.

이와 같은 합의서의 채택은 몇 가지 의미에서 중요한 의의를 가진다. 첫째, 이익집단들 간의 자율적 합의에 기초하고 있다. 의약정책의 핵심 행위자들 중 의사회와 약사회라는 이익집단이 주도적이고 자율

적으로 합의에 도달하였다. 이들이 자율적으로 합의에 도달함으로써
정책의 정당성과 정책집행의 순응이라는 정책자원을 효과적으로 동원
할 수 있는 가능성을 제공하였다. 둘째, 정책내용에 대한 합의를 이루
고 있다. '의료보험 내 분업'이라는 구체적인 정책내용에 대해 합의를
이루고 있다는 것이다. 형식적이고 추상적인 합의가 아닌 '의료보험의
확대에 따른 단계적 의약분업'이라는 구체적인 의약분업방향에 대한
합의를 이룸으로써 정책적 실현 가능성을 높이고 있다.

4. 정책산출: 정책의제화 실패

양 이익집단의 합의와 건의에도 불구하고, 의약분업은 이후 이렇
다 할 진전을 이루지 못하고 논의 자체가 무산되었다. 양 단체는 원
칙론으로서 의약분업에 대해 이의가 없었으나 반드시 해야만 한다는
당위를 갖고 있지 못하였다. 또한 합의 1년 뒤, 의사회가 합의내용
을 무효화시키는 공식 입장을 발표함으로써 합의 자체가 무산되었다
(권경희, 2000: 159).

핵심 이익집단의 합의에도 불구하고 정책의제화 자체가 무산된 것
은 크게 세 가지 원인을 찾을 수 있다. 첫째, 정부의 정책의제화에 대
한 의지 부재를 들 수 있다. 정부는 당시 의료보험이라는 새로운 보건
의료정책에 관심을 기울였고, 이의 정착에 정책적 관심을 집중하였다.
따라서 정부는 이익집단들에 의한 '의약분업'에 대한 정책화에 관심

을 기울이지 않았다. '보험 내 분업'이라는 양 이익집단의 의약분업안에 대해서, 정부는 의약분업이 피보험자에게 처방과 조제의 분리에서 오는 불편으로 인한 의료보험에 대한 저항으로 이어질 것에 대해 우려하였다. 정부의 중요한 관심사는 별도의 예산 배정 없이 의료보험을 실시하는 것이다. 이로 인해 보사부는 약국의 수용태세가 미비하고, 기존 관행으로 인하여 의약분업에 대한 국민의 이해가 부족함을 들어 이들 이익집단들의 의약분업 합의안에 대해 정책의제화하려 하지 않았다(김종해, 1984, 의료보험조합, 1997). 둘째, 의사회가 기존 입장을 변경하였다. 의사회는 합의 1년 이후, '보험 내 분업'이라는 기존 입장을 번복하고 당초 합의안을 무효화시켰다. 이들의 입장에서 의료보험은 의료수요의 확대와 약국 대비 경쟁력을 강화시키는 장치였다. 궁극적으로 자신들의 경제적 이익이 크게 증가시킬 수 있는 계기를 마련하였다는 것을 의미하는 것이다. 이러한 측면에서 의약분업에 대한 이들의 입장선회는 충분히 예견될 수 있다. 셋째 약사회의 의약분업에 대한 이율배반적 태도를 들 수 있다. 명분적인 입장에서 주장과 달리 의료보험 이전 의약분업에 부정적 입장을 견지하였다. 의약분업은 1차진료원으로서 약국의 위상 약화는 물론 임의조제가 실질적으로 금지됨으로써 그들의 이익에 막대한 타격을 가할 수밖에 없는 정책내용이었기 때문이다. 그러나 의료보험의 도입은 약사회에 있어서 또 다른 위기를 낳을 수 있는 정책이었다. 의료보험의 도입은 병의원의 문턱을 실질적으로 낮춤으로써 1차진료원을 '약국에서 병의원으로' 국민의 의료이용행태를 변화시킬 수 있는 요인이었다. 이는 궁극적으로 약사회의 이익을 크게 위협할 수 있는 정책도입이라 하지 않을 수 없다. 따라서 약사회는 의약분업 자체보다는 의료보험의 참여에 궁극적인 목적을 두고 있고, 의약분업은 그 목표로 가기 위한 수단으로 해석되었다(약사회, 1992: 101).

결국, 1977년의 의사회와 약사회의 의약분업에 대한 최초의 합의에도 불구하고, 기존 핵심 정책행위자들 간의 정책변동에 대한 요구의 부족은 의약분업의 정책의제화를 방해하였다. 정부는 의료보험제도의 도입으로 인해 촉발된 의약분업문제에 대해, 정책의제화 자체에 관심을 기울이지 않았다. 또한 '보험 내 분업'에 대한 합의를 도출한 양 이익집단 또한 정책변동에 대한 요구를 강화하지 않았다. 약사회는 의약분업 자체보다는 의료보험의 참여방안에 그들의 정책적 요구를 집중하였고, 의사회는 의약분업 자체에 대한 부정적 시각을 견지하였다. 이는 기존 의약혼재정책으로 인한 정책네트워크 내의 순편익이 정책의 변동을 약화시키는 요인으로 작용하였다고 할 수 있다.

5. 소결론

정책네트워크 형성기에 있어서 제도환경은 강한 국가자율성 그리고 열악한 보건의료환경과 성장을 그 특징으로 하고 있다. 5·16군사쿠데타 이후 박정희 정권은 권위주의적 정치체제의 성격을 강화하는 한편, 안보와 조국의 근대화라는 경제적 목표를 그들의 국가적 목표로 설정하였다. 이와 같은 강한 국가자율성은 정책결정에 있어서 정부의 절대적 위치를 보장하였다. 그러나 한편으로는 '無醫面'으로 대표되는 보건의료인력의 취약성, 민간주도의 보건의료공급 그리고 경제성장에 따른 국민의료비의 증가는 정책행위자로서 의사회와 약사회라는 보건의료전문 이익집단이 그들의 정책결정에 대한 영향력, 정책자원을 강화할 수 있는 공간을 마련하였다.

이러한 제도환경하에서 1977년 의료보험제도의 도입은 의약분업에 대한 새로운 정책문제를 제기하였다. 의료보험제도는 의료기관 이용자에 대한 의료보조금을 지급함으로써 의료서비스 이용자의 이동을 촉진할 수 있다. 의약혼재 상태에서 의료보험제도의 활성화는 의료기관의 경쟁력 강화와 약국의 약화로 이어질 수 있다. 이로 인해 의료보험을 둘러싼 정책이익의 변동가능성은 정책네트워크 내 정책의 변화를 요구하게 되었다.

1977년 의료보험제도의 도입으로 촉발된 의약분업의 정책문제는 먼저 양 이익집단간의 '보험 내 분업'에 대한 논의에서 출발한다. 1953년의 약사법 제정 그리고 1963년 개정 이후 의약분업 문제는 양 이익집단을 대립시켜 왔다. 약사회의 조제권에 대한 배타적 독점권 그리고 의사회의 항생제 등에 대한 자유판매의 금지 주장은 이들 집단이 의약분업을 주장하는 주된 논리이다. 그러나 당시의 취약한 보건의료환경, 즉 인력과 시설의 부족 등은 의약분업을 위한 현실적 여건을 마련하지 못하였다. 또한 국민들의 낮은 경제적 여건하에서 의약분업은 의료비용의 커다란 증가를 유발시킴으로써 오히려 국민의 의료서비스 접근권을 제약하는 요인을 제공한다는 현실적 제약을 가지고 있었다. 이 같은 상황에서 의료보험의 도입은 이를 이용한 의약분업의 실시에 대한 필요성을 제기하였다. 특히 의사회와 약사회는 '보험 내 분업'이라는 점진적인 의약분업 확대방안에 대한 자율적 합의를 이끌어 냈다.

그러나 의약정책의 핵심 이들 이익집단들의 합의에도 불구하고, '보험 내 분업'이라는 단계적 의약분업안은 정책의제화 자체에 실패하였다. 이는 먼저 의료보험제도의 정착을 보건의료정책의 제1순위로 여기던 정부가 의료보험과 의약분업의 연계에 반대하였고, 양 이익집단이 당초 합의를 번복하였기 때문이다. 의료보험제도의 성공적 정착에 관심을 집중하고 있던 정부는 의약분업정책과의 병행이 자칫 국민의 정책불응을 가져올 것을 염려하여 정책의제화 자체를 우려하였다. 또한 당초 '보험 내 분업'의 논의를 주도하였던 의사회가 합의안을 번복하여 반대 입장으로 선회하였고, 약사회 역시 의약분업보다는 의료보험의 참여를 그들의 정책적 요구에서 우선순위로 설정함으로써 의약정책의 핵심 이익집단의 합의에도 불구하고 정책의제화 자체에 실패하였다.

제2절 의약정책네트워크의 지속 Ⅰ(1978~1985)
- 목포시 지역의료보험사업과 의약분업시범사업 -

1. 정책문제의 제기

의약분업 문제는 1982년 2차 지역의료보험시범사업 지역 중 도시 지역인 목포를 중심으로 다시 대두되었다. 이에 앞서 1977년 의료보험이 도입된 이후, 그 적용대상을 확대하였다. 이 과정에서 지역의료보험의 필요성이 대두되었다. 1차와 2차로 나누어 지역의료보험 시범사업지역의 선정과 시범사업이 추진되었다. 의약분업문제가 시범지역 내의 약사회의 의료보험 참여방안으로 다시 제기되었다. 이로 인해 1차 지역의료보험시범사업 내의 약국이 '관내 약국'으로 지정되어 임의분업 형태의 의약분업이 실시됨으로써 의료보험 참여가 이루어졌다.

그러나 임의분업 형태는 처방전 발행에 대한 강제성이 부족하여 의약분업의 실효성에 대한 의문점을 제시하게 하였다. 특히 1차 지역의료보험 시범지역 내 약국의 심각한 경영 위기는 이의 한계를 확인시켜 주었다. 의료보험에 따른 병의원으로의 의료이용행태 이동과 약국의 경영악화를 우려하는 약사회의 주장을 실제화한 것이다. 이에 따라 2차 지역의료보험시범사업을 앞두고 의약분업 문제가 다시 제기되었다. 특히 목포시를 대상으로 한 의약분업시범사업문제가 심각하게 제기되었다. 목포는 다른 지역과 달리 도시지역으로 이제까지 의약분업의 걸림돌로 작용한 의료기관 및 약국의 부족이라는 여건을 극복하였다는 의미에서 그 의약분업의 실현 가능성을 검증할 수 있는 중요한 대상지역으로 이들 이익집단을 중심으로 관심이 집중되었다.

2. 제도환경

1) 정치체제의 성격

박정희 정권은 안보와 경제성장을 위한 막강한 통제력을 행사하는 한편, 부의 축적기능에 있어서는 괄목한 성과를 실현하였다. 그러나 균등한 분배 또는 경제정의 실현이라는 체제정당성의 도전에 대한 억압적 해결노력은 자본주의 국가의 근본적이고 구조적인 모순과 갈등을 누적·증폭시키는 결과를 초래하였다(최병선, 1991: 256). 이러한 정치체제에 대한 불만은 1979년 10월 26일 집권자에 대한 시해가 발생하였고, 소위 '80년 서울의 봄'으로 일컫는 민주화운동으로 폭발하였다. 그러나 1980년 5·17조치와 5·18광주항쟁을 거쳐 군부에 의한 재집권이 이루어짐으로써 권위주의적 정치체제의 성격이 연장되었다.

1981년 2월 공식적으로 출범한 전두환 정권의 정치적 특징으로 다음과 같은 것을 들 수 있다(김호진, 1999: 315). 첫째, 군부의 쿠데타를 통해 태동시킨 정권이라는 점에서 생래적 정통성과 합법성이 이 결여된 비민주적 정권으로의 특징을 가진다. 둘째, 국가운영을 병영국가화하였다는 것을 들 수 있다. 셋째, 법치주의의 외면과 집권세력의 자의와 편의에 의한 지배로 인한 권력의 사유화가 광범위하게 이루어졌다. 넷째, 국가와 재벌이 지배연합을 형성하고 국가의 공권력을 통해 민중-민주세력을 억압하고 배제한 관료적 권위주의체제를 강화하였다는 것을 들 수 있다. 다섯째, 정경유착과 관료부패 그리고 친인척비리의 만연을 들 수 있다. 여섯째, 각종 이익집단과 민간조직의 자율성이 허용되지 않았으며 언론자유도 인정되지 않았다. 일곱째, 민간 기업에 대한 강력한 통제가 이루어짐으로써 경제정책에 대한 과도한 개입이 있었다. 여덟째, 국가의 자율성이 높은 상대적 자율성이 강한 반면 이에 대한 저항에 대한 적응력과 내성이 빈약한 것을 들 수 있다. 아홉째, 지역적으로 편향된 정권이었다. 열번째, 역사적 반동성을 가진 정권으로서 성격을 가진다.

결국 전두환 정권은 권위주의 정치체제적 성격은 국가자율성의 강화와 민간자율성의 제약을 가져왔다. 이로 인해 정책결정에 있어서 정부주도적 성격이 지속되고 있는 반면, 민간영역의 정책참여는 제한되었다.

2) 보건의료환경

(1) 보건의료시장

이 기간 보건의료 시장의 특징으로는 경제성장과 의료보험 적용인구의 확대 등으로 인한 의료기관 및 약국의 지속적 성장과 의료시장의 확대를 들 수 있다.

<표3-6>은 1978년부터 1985년까지의 의료기관 및 약국의 변동현황을 나타내고 있다. 이 기간 동안 의료기관은 종합병원이 61개에서 183개로, 병원이 218개에서 317개로 그리고 의원이 6,044개에서 8,069개로 증가하였다. 약국 역시, 11,056개에서 16,097개로 크게 증가하였다. 이와 더불어 1981년부터는 보건진료소가 새로이 설치되기 시작하여 1985년에는 1,640개소가 설치되었다. 이와 같은 수치들은 양적인 측면에서 의료수요에 대한 공급이 크게 증가하였음을 보여주는 것이다. 특히 경제성장과 더불어 종합병원과 병원은 매우 바르게 성장하였다(조병희, 1994: 152). 이는 질적으로 높은 의료서비스 수요가 크게 증가하였음을 보여주는 사례라 할 것이다.

〈표 3-6〉 의료기관 및 약국의 연도별 현황

	1978년	1979년	1980년	1981년	1982년	1983년	1984년	1985년
총　계	23,839	24,473	25,653	27,344	29,039	31,032	32,462	34,419
종합병원	61	70	82	89	111	156	170	183
병　원	218	233	240	256	263	282	310	317
의　원	6,044	6,110	6,344	6,604	6,824	7,252	7,584	8,069
보건소	202	204	214	217	218	220	224	225
보건지소	1,336	1,336	1,321	1,321	1,361	1,385	1,303	1,303
보건진료소	－	－	－	396	752	1,140	1,310	1,640
기　타	4,922	4,907	5,115	5,284	5,609	5,984	6,152	6,585
약　국	11,056	11,613	12,337	13,177	13,901	14,613	15,409	16,097

*자료: 보건사회부, 『보건사회통계연보』, 각 연도
**1) 특수병원, 치과병의원, 한방병의원, 부설의원(의무실), 조산원 포함.

　의료기관 및 약국의 증가는 국민의료비의 증가로 이어지고 있다. <표3-7>은 동 기간 동안의 국민의료비의 증가를 보여주고 있다. 국민의료비는 1978년에 700억 원에서 1985년에 무려 3조5,960억 원으로 경상비 기준으로 무려 5,100%의 증가를 보이고 있다. 이를 실질 국민의료비로 확인하여도, 1978년 2조960억 원에서 1985년에 4조8790억 원이 증가하여 132.8%의 증가를 보이고 있다. 또한 1인당 국민의료비에 있어서도 경상비 차원에서 1978년도에 19,097원에서 1985년에 88,130원으로 증가하여 400% 이상의 증가를 보이고 있고, 실질 1인당 국민의료비에 있어서도 1978년 56,684원에서 1985년 119,563원으로 크게 증가하였음을 알 수 있다.

〈표 3-7〉 1980년대 국민의료비 현황

연도	국민의료비				1인당 국민의료비			
	경상(10억)	증가율(%)	실질(10억)[1]	증가율(%)	경상(원)	증가율(%)	실질(원)[1]	증가율(%)
1978년	70	50.9	2,096	22.3	19,097	48.6	56,684	20.4
1979년	921	30.5	2,100	0.2	24,538	28.5	55,958	-1.2
1980년	1,224	32.9	2,421	15.3	32,101	30.8	63,503	13.5
1981년	1,616	32.1	2,718	12.3	41,740	30	70,198	10.5
1982년	2,106	30.2	3,318	22.1	53,542	28.3	84,371	20.2
1983년	2,624	24.6	3,930	18.4	65,742	22.8	98,461	16.7
1984년	3,058	16.5	4,341	10.5	75,679	15.1	107,438	9.1
1985년	3,596	17.6	4,879	12.4	88,130	16.5	119,563	11.3

* 자료: 보건복지포럼(1997년 11월)
**1) 실질국민의료비=경상국민의료비 / GDP디플레이터*100

그러나 의료보험적용인구의 확대와 함께 종합병원 중심의 병·의원 증가 그리고 의료보험환자의 의료이용행태의 변화는 의약품 시장에서 병·의원의 비중 증가와 약국의 감소로 이어졌다. <표3-8>와 <표3-9>에서 보듯이 약국은 질병 치료원으로서 높은 가치에도 불구하고, 의약품 시장에서는 그 비중이 점차 감소하고 있음을 확인할 수 있다.69) <표3-8>에서 보듯이 질병에 대한 1차 치료원으로서 병·의원과 약국은 전국적으로 각각 23.9와 72.2로 그 비중에 있어서 현격

---

69) 의료보험의 도입 이전 의사나 병원은 국민의 경제적 수준에 걸맞지 않게 값비싼 서비스만을 제공하여 그 수요가 매우 제한되어 질병치료자로서의 역할을 충분히 수행하지 못하였다. 이에 따라 상대적으로 저렴한 약국서비스를 제공한 약사들이 사실상 일차 의료서비스 제공자로서 기능하였다. 그러나 의료보험의 실시로 약국이용 시 필요한 정도의 비용만으로도 의사를 찾을 수 있게 되었기 때문에 의사 이용도는 증가되었고 약국의존도는 상대적으로 하락하게 되었다(조병희, 1994: 213).

한 차이를 보이고 있다. 이와 같은 약국의 높은 비중은 1차진료원으로서 지리적 접근성과 경제적 접근성 그리고 기초 질병의 치료원에 대한 인식에 기초하고 있다.[70] 그럼에도 불구하고 <표3-9>에서 보듯이 약국이 차지하는 의약품 판매비중은 1979년 85.39에서 1983년 63.81로 점차 낮아지고 있는 모습을 보이고 있는 반면, 병·의원은 1979년 14.61에서 1983년 34.19로 크게 증가하고 있다.

〈표 3-8〉 1차진료장소(1982)

구 분	합 계	약 국	병 원	한의원	보건소	기 타
전 국	100.0	72.2	23.9	1.7	1.7	0.5
시 도	100.0	72.9	25.4	1.0	0.4	0.3
군 부	100.0	71.1	21.4	2.7	3.8	0.9

*자료: 권경곤. 1989: 60.

---

70) <표3-10>은 환자들이 약국을 찾는 이유를 밝히고 있다. 이에서 보면, 1차진료원으로서 약국에 대한 인식이 50.1%, 약국과 병원의 접근성 차이에서 오는 원인을 각각 13.7%와 25.3%로 대답하고 있고, 의료보험이 없다는 응답이 10.9%로 나타나고 있다.

〈표 3-10〉 약국을 찾는 이유

문항	도수(명)	비율(%)
의료보험이 없기 때문에 치료비가 비싸서	59	10.9
병원의 절차가 복잡하고 기다리기 싫어서	139	25.3
약국이 가깝고 값이 싸서	74	13.7
일차적으로 약국에 갔다가 증상이 심하면 병원에 가려고	271	50.1
무응답자	2	–
전체	543	100.0

* 권경곤. 1989.

〈표 3-9〉 제약회사 및 의약품도매상의 거래처별 거래비중의 차이

기관별＼연도별	1979년	1980년	1981년	1982년	1983년
의료보험적용률(%)	20.7	23.9	29.5	34.4	39.0
약국도소매업자	85.39	84.78	81.91	75.17	65.81
병의원(군관납포함)	14.61	15.22	18.09	24.83	34.19

*자료: 권경곤. 1985: 26.

결국, 경제성장과 의료보험적용인구의 확대는 의료시장의 대폭적 확대를 가져왔다. 특히 의료기관 및 약국의 증가율을 추월하는 높은 국민의료비의 증가는 의료시장이 큰 폭으로 증가하고 있음을 보여주는 것이라 할 것이다. 의사회와 약사회는 이에 힘입어 안정적으로 그들의 이익을 확대할 수 있었다. 그러나 이 과정에서 병·의원의 비중확대는 상대적으로 약국의 소외와 위기감을 불러일으키는 결과를 초래하였다.

(2) 보건의료정책

1980년대에 있어서 보건의료정책의 핵심은 보건의료 이용권을 강화하는 것이라 할 수 있다. 1977년 의료보험제도의 도입과 이의 확대는 보건의료서비스의 접근권 강화를 위한 대표적 정책이었다. 특히 제5공화국 헌법은 제34조에 국민건강권 조항을 명시하고, 복지사회건설을 국정의 지표로 삼았다.

제5공화국은 복지사회건설을 국정지표로 삼고 헌법 제34조에 국

민건강권을 명시하였다. ⅰ) 전국민 의료보장 기반조성, ⅱ) 농어촌 지역의 의료기반 확충, ⅲ) 합리적 의료관리체계 정립71) 등은 전두환 정권이 보건의료정책의 핵심적 내용으로, 이들 정책은 보건의료 서비스의 확대를 통한 국민의 의료접근성을 강화하고자 하는 정책이었다(보건사회부, 1987a).

특히, 농어촌 지역의 의료기반 확충이 전두환 정권 보건의료정책의 핵심으로 등장하였다. 1980년대 초반, 도시와 농어촌 지역 간 의료기관의 불균형이 심각하였다. 1984년 현재 전체 의료기관의 85%가 도시에 집중 분포하고 있으며, 병상수를 기준으로는 무려 91%가 도시지역에 편중하는 등의 심각한 도·농 간 의료서비스의 불균형을 초래하였다. 더욱이 의료인력의 핵심을 이루고 있는 의사들의 분포가 1983년 기준으로 전체 의사신고 수 17,571명 중 불과 7.8%만이 농어촌지역에 분포하는 심각한 불균형 현상을 초래하였다. 이로 인해 무의면이 존재하는 등 보건의료서비스의 불균형이 심각하였다. 정부는 이들 도시와 농어촌 간 접근성의 제약에 의한 불균형을 해소하고자 ① 보건소 등의 공중보건기관의 시설확충,72) ② 공공보건의

---

71) 이들 정책으로는 보사부 차관이 위원장으로 한 의료관리위원회의 운영을 통해 ⅰ) 의료제도 개선에 관한 사항, ⅱ) 의료인력 수급계획 및 양성에 관한 사항, ⅲ) 전문의 수련 교과과정에 관한 사항, ⅳ) 의사국가 시험제도 및 시행에 관한 사항, ⅴ) 기타 의학발전 및 주요의료정책 사항으로서 위원장이 필요하다고 인정하여 부의한 사항 등을 토의하는 등 전반적인 의료정책에 대한 심의기구를 운영하였다(보건사회부, 1987a: 71).
72) 보건소는 다음과 같은 기능을 가지고 있다(보건사회부, 1981a: 84-85). ⅰ) 보건사상계몽 및 보건통계, ⅱ) 보건에 관한 실험과 검사 ⅲ) 결핵, 성병, 나병 등 전염병과 기타 질병의 예방과 진료업무, ⅳ) 특수지방병

료인력의 배치 확대73) ③ 보건진료원 제도의 정착74)과 이들 공공보

의 연구, ⅴ) 모자보건과 실족계획사업, ⅵ) 영양개선에 관한 사항, ⅶ) 환경위생과 산업보건에 관한 사항, ⅷ) 학교보건과 구강보건사업, ⅸ) 의료사업의 향상과 증진업무, ⅹ) 의료지도에 관한 업무, ⅺ) 기타 국민보건의 향상과 증진에 관한 사항 등을 가지며, 기타 지역행정기관의 조례에 따라 부수적인 업무를 관장하고 있다.

73) 공공보건의료인력 확대정책으로는 공중보건의, 장학의 등 농어촌을 중심으로 한 무의사 지역을 위해 다양한 제도를 마련하였다. <표3-11>는 공공보건의료인력 확대정책이다. 이들 정책은 의대생들을 대상으로 병역 혹은 장학금의 혜택을 통해 이들로 하여금 일정한 기간 동안 의사인력이 없거나 부족한 지역에 근무하게 하는 정책이다. 이와 같은 공중보건의들의 보건지소 등에 대한 파견으로 무의촌 지역이 1983년에 완전 해소되었다.

〈표 3-11〉 무의지역을 위한 의사확보제도

	법령상 근거	역 할	실시연도	근무기간
공중보건의사	농어촌보건의료를 위한특별조치법(법률제3335호 '80. 12.31.)	의사, 치과의사 중 실역복무를 마치지 아니하고 예비역장교에 편입된 자중 보건사회부장관이 지정하는 지역에 근무한 후 병역의무를 면제받는 자	1979년	3년
공중보건 장학의사	공중보건장학을위한특례법(법률제2911호 76.12.22.)	재학 중 정부에서 의대생에게 지급하는 장학금을 수령하고 졸업 후 지급연수에 따라 공중보건업무에 종사하는 자	1977년	2~5년
특정의무 지정의사	• 의료법 제11조 • 의사의 조건부면허에 관한 규칙(보사부령 제519호 76.4.24.)	규정의사 국가고시 불합격자로서 2년간 특정지역에 근무할 것을 조건으로 시험을 치른 후 공중보건업무에 종사하는 자	1976년	2년
위촉의(일반의 또는 한지의)	의사법 제57조	보건소에 전담의사가 없는 경우에 개업의사에게 의료위촉	1962년	제한없음

자료: 보건사회부. 1983a: 153.

74) 보건진료소와 보건진료원 제도는 1981년부터 농어촌 보건진료를 위한

건의료시설 간의 의료전달체계의 확립을 통해 보건의서비스를 확대하고자 하는 정책을 추진하였다(보건사회부, 1987a).

3) 역사적 사건: 지역의료보험시범사업의 실시

1977년 500인 이상 사업장에 대한 의료보험제도가 실시된 이후 그 적용대상에 있어서 지속적인 확대가 이루어졌다. 1979년 1월부터는 공무원 및 교직원 의료보험제도가 실시되었고, 1979년 7월부터는 300인 이상의 사업장으로 그 적용범위가 확대되었다. 이때 병·의원은 의료보험법상에 지정계약에 의해 의료보험에 참여한 반면, 약국은 임의규정에 의한 요양취급기관이 됨으로써 실질적으로 의료보험의 적용대상에서 지속적으로 제외되었다.

<표3-13>는 1977년 의료보험제도의 도입 이후 의료보험 수혜자의 변화 추이를 나타낸 것이다. 의료비용에 대한 보조금을 받는 인구가 전체인구 중에서 1977년도에 14.5%에서 1984년에는 50.0%로 약 4배에 가까운 증가를 보이고 있다. 특히 의료보험인구는 1977년 당시 불과 320만 명에서 시작한 수혜자가 6배 증가한 1,705만 명으로 증가하여, 전체인구 중에서 의료보험인구가 차지하는 비중이

특별조치법에 근거하여 전면적으로 실시되었다. 1981년 이후 의사배치 가능성이 희박한 농어촌 벽·오지 주민의 건강향상을 위하여 2,000여 개의 보건진료소를 설치하고, 간호사 자격을 가진 자로서 24주간의 직무교육을 이수한 자를 보건진료원으로 위촉, 배치하여 제한된 진료행위를 포함한 보건예방 및 교육, 영양개선 등 포괄적인 보건사업을 실시하게 함으로써 농어촌 오벽지 주민의 1차 보건의료 이용가능성 제고 및 국민기초보건향상에 기여하고자 하였다(보건복지부, 1987a: 70).

8.8%에서 42.0%로 증가하는 괄목할 만한 성장을 거듭하였다.

〈표 3-13〉 의료보장 수혜자 변화추이 현황(단위: 천 명)

구 분	1977년	1978년	1979년	1980년	1981년	1982년	1983년	1984년
전체인구	36,436	37,019	37,605	38,124	38,723	39,331	39,951	40,578
계	5,298	5,978	9,925	11,255	15,134	17,241	19,298	20,305
(수혜율)	(14.5%)	(16.1%)	(26.4%)	(29.5%)	(39.1%)	(43.8%)	(48.3%)	(50.0%)
의료보험	3,203	3,883	7,791	9,113	11,406	13,513	15,570	17,049
	(8.8%)	(10.5%)	(20.7%)	(23.9%)	(29.5%)	(34.4%)	(39.0%)	(42.0%)
의료보호	2,095	2,095	2,134	2,142	3,728	3,728	3,728	2,616
	(5.7%)	(5.7%)	(5.7%)	(5.9%)	(9.6%)	(9.5%)	(9.3%)	(8.0%)

*자료: 보건복지부. 『보건복지통계연보』. 각 연도

그러나 이와 같은 의료보험인구의 적용확대는 또 다른 형평성 논란을 불러 일으켰다. 정부는 당초 의료보험재정의 안정성을 위해 대기업과 공무원 중심으로 적용인구를 점차 확대하였다. 이로 인해 의료비용의 절감혜택을 필요로 하는 저소득층이 그 혜택에서 소외되게 됨으로써 계층 간 위화감을 조성하였다. 이에 따라 농어촌 그리고 저소득층에 대한 의료보험참여를 위한 지역의료보험실시 필요성이 대두되었다. 이에 정부는 1981년에 3개 지역을 우선 지역의료보험(2종의료보험)의 시범사업대상으로 선정·시행하였다. 이후 1982년부터는 3개 지역을 추가 대상으로 지정하는 한편, 1985년부터 단계적으로 확대 1991년 전국농어촌의료보험 확대라는 일정표를 제시하였다(의료보험연합회, 1997).

1981년 7월에 1차 2종 의료보험사업 시범지역으로 경북 군위, 전북 옥구, 강원 홍천 등의 3개 지역을 선정하여 시행하였다. 1982년에 2차 지역으로 충북 보은, 경기 강화, 그리고 시단위로는 처음으로 전남 목포가 선정되었다. 이와 같은 의료보험 적용대상자인구의 증가는 약사회를 중심으로 약국의 의료보험 참여문제를 제기하게 하였다. 앞의 <표3-10>에서 보듯이 의료보험적용인구의 증가와 함께 의약품 시장에서 약국은 그 비중이 점차 낮아지게 되었다. 의료보험으로 병의원의 이용은 증가한 반면, 약국의 수입은 감소하였다(최성모·송병주, 1992: 776). 이는 의료보험의 도입으로 인한 의료이용행태의 변화를 반영한 것이다. 이에 따라 약사회는 약국의 의료보험 참여방안과 그 대안으로서 의약분업의 실시를 요구하였다.

3. 정책과정 분석

1) 1차 지역의료보험시범사업과 약국의 경영악화

1981년 7월 경북 군위, 전북 옥구 그리고 강원 홍천에 대한 1차 2종 지역의료보험 시범사업이 시행되었다. 이에 앞서 약사회는 시범지역 내에서 약국이 의료보험에 참여할 수 있도록 요청하였다. 이에 정부는 이들 지역에서 약국이 의료보험에 참여할 수 있도록 '관내약국'으로 지정하도록 하는 한편, 병·의원의 처방전 발행을 권장하였다. 이에 따라 홍천 11, 옥구 5 그리고 군위 4개 약국이 관내 약국에 지정됨으로써 임의분업방식에 의한 의약분업이 시작되었다.

그러나 1차 시범지역에의 의약분업은 그 실효성이 미비하여 1981
년 7월부터 1982년 6월까지 1년 동안 처방전 발행실적은 홍천 83건,
군위 121건 그리고 옥구에서는 한 건의 처방전도 발행되지 않는 등
사실상 유명무실화하였다. 더욱이 발행된 처방전 대부분도 고가의약
품이나 병·의원에서 구비하지 못한 의약품 등으로 극히 제한적으로
이루어졌다. 의료보험청구절차에 있어서도 약국의 직접 청구가 아닌
의료기관을 통한 간접 청구방식을 채택함으로써 약국의 독립적인 의
료보험참여가 제한되었다(의료보험연합회, 1992: 396). 특히 이들 시
범지역 내 약국들의 수입이 30~40% 감소하고, 1개 약국은 폐업하는
등 심각한 경영상의 위기가 발생하였다(제113차 국회 보사위 회의
록). 이는 의료보험이 의료이용행태의 변화를 가져와 약국의 생존을
위협할 것이라는 약사회의 우려를 현실화한 것이다.

이에 따라 2차 지역의료보험 시범사업을 앞두고, 이들 지역에 대
해 보다 강제적인 의약분업의 실시에 대한 요구가 약사회에 의해 제
기되었다. 특히 2차 지역의료보험시범지역 중 목포에 대한 의약분업
문제가 크게 대두되었다. 기존 1차 시범지역에 대한 의약분업 문제
는 그 대상 지역이 농어촌을 대상으로 하고 있음으로써 지역 내의
의료기관과 약국 간의 불균형 문제로 인하여 현실적인 난관에 봉착
하였다.

그러나 목포는 도시지역으로서 의약분업을 위한 기본적인 요건을
갖추고 있었다. <표3-13>에서 보듯이 요양취급기관으로 지정될 수
있는 의료기관 및 약국은 총 148개소로, 종합병원 1, 병원 8, 의원

41 그리고 약국이 90개소에 이르고 있다. 의료기관과 약국 부족이라는 걸림돌은 제거된 상태였다. 따라서 목포에 대한 의약분업이 초미의 관심대상으로 등장하였다(대한약사회, 1992: 111).

<표 3-13> 목포 보건의료기관 및 약국 현황

보건의료기관 및 약국	개 소	보건의료기관 및 약국	개 소
종합병원	1	보 건 소	1
병 원	8	조 산 소	11
의 원	41	약 국	90
치과의원	5		
계		149	

*자료: 대한약사회. 1985: 8.

2) 목포의 지역의료보험시범사업과 의약분업지침 결정

1982년 3월 보사부의 의약분업 검토방침이 전해지면서 의사회와 약사회는 의약분업의 부당성과 정당성을 중심으로 대책회의와 대정부 건의 등의 활발한 활동을 전개하였다. 먼저 의사회는 1982년 3월 경남지부 총회에서 목포 의약분업시범사업반대결의를 시초로 하여, 3월 29일 의약분업대책회의와 4월 29일 정기총회를 통해 의약분업에 대한 공식적 반대 입장과 임의분업형태의 의약분업안을 표명하였다. 한편 약사회는 동년 2월 22일 목포분회 이사회를 시발로, 4월 1일자 정부에 대한 건의서 제출을 통해, '완전의약분업, 약국의 1차 요양기관화를 통한 경질환자에 대한 진료기능부여, 약국의 약제비 직접청구' 등을 주장하였다.

이에 대해, 정부는 4월 16일에 발표된 '제2종 의료보험 추가 시범사업 세부지침'에서 직능분업에 의한 강제분업을 주요내용으로 하는 시범지역 내의 의약분업안을 발표하였다. 약사가 없는 병·의원에서의 외래환자에 대한 투약에 있어서 응급환자와 주사제를 제외한 처방전 발행의 의무화, 보건소 등 공공 의료기관의 처방전 발행의무화 그리고 약국의 매약을 제외한 처방전에 의한 조제를 주 내용으로 하고 있다. 이러한 정부의 지침에 대해서 약사회는 자신들의 의견이 반영되었다고 환영을 표시한 반면, 의사회는 강제분업이라며 '임의분업'을 주장하며 반대 입장을 표명하였다. 이들 이익집단의 정책갈등은 4월 27일 열린 보사부 주최의 의사회와 약사회 회장단과의 회의,75) 5월 13일 목포에서의 간담회 그리고 6월 14일 보사부와 보험자단체 그리고 이들 양 이익집단의 회장이 참석한 간담회에서도 재차 확인되었다.

한편, 6월 4일에 보사부는 목포에 한해 처방전 발행을 적극 유도하는 의약분업을 실시하기 위해 별도의 지침을 제정하겠다고 발표하고, 6월 15일에 의·약사단체가 참여하는 실무반회의가 개최되었다. 그러나 양 단체는 기존의 입장 차이를 줄이지는 못하였으나, 차흥봉

---

75) 이날 간담회에 보사부에서는 김영기 사회보험국장과 차흥봉 보험제도과장이 참석하였다. 의사회에서는 문태준 회장과 김재전, 김제권부회장이 참석하였고, 약사회에서는 황원성회장과 김명섭, 한명승, 송창진 부회장이 참석하였다. 이날 간담회 특기사항으로는 '의약분업'이라는 민감한 용어의 사용을 지양하고 '약사의 의료보험참여'라는 측면에서 논의가 이루어졌다(약사회, 1992: 113).

실무반장의 중재로 처방전 발행을 위한 세부사항을 결정하였다(김종해, 1984: 41). 이날 결정된 사항은 첫째, 시범지역에서의 의약분업은 협업이라는 표현을 사용할 것, 둘째 목포와 인근의 모든 약국을 관내 전 의료기관과 연계해 보험약국으로 지정하여 요양취급기관으로 할 것, 셋째 처방전 발행은 주사제를 제외한 모든 의약품에 적용함을 원칙으로 할 것, 넷째 약국에서의 조제·투약은 처방전에 의하며, 다섯째 요양급여기준 등 약국에 관한 독소 조항을 삭제하고, 여섯째 처방전 발행은 1, 2종 보험전체에 시범적으로 적용할 것, 일곱째 조제 및 약제료의 청구는 처방전 발행 의료기관을 통하여 청구하도록 할 것 등이다. 이에 따라 6월 17일 '처방 및 조제에 관한 세부지침'서 작성에 들어가 6월 22일 "약사가 없는 요양취급기관인 의료기관은 약사법에 의거 처방전을 발행하여야 한다"는 임의분업 형태의 의약분업안을 확정하였다. 이 내용은 의사회의 입장을 반영한 것으로, 17일 당초 약사회의 입장을 반영한 '처방전을 발행하여야 한다'라는 강제분업형태를 띠고 있던 것에 비해 크게 변질된 것이다.76) 이와 같은 임의분업안에 대해 의사회는 수용 자세를 취한 반면, 약사회는 강력히 반발하였다.

약사회 목포분회는 6월 23일부터 폐문에 돌입하였다. 이어, 25일에는 광주와 전남으로 그리고 26일은 서울 등에서의 약국철시가 이루어졌다.77) 이와 같은 이들 약사회의 집단행동은 민간의 자율성이

---

76) '약사법에 의거'라는 문구를 삽입함으로써 의사의 직접조제를 허용하고 있는 약사법에 근거하여 의사들은 자신들의 환자에 대한 직접조제가 가능하게 되었다.

크게 제약된 권위주의 정권하에서 이루어졌다는 의미에서 예외적인 현상이었다. 이는 이들이 의약정책에서 정책결정에서 무시할 수 없는 정책자원을 가지고 있음을 반증하는 것이다.

이와 같은 약사회의 반발은 여론의 주목을 이끌어내는 데 성공하였다. 언론은 약국의 폐문사태에 대해 비판적인 시각보다는 동정어린 관점에서 정책갈등을 보도함으로써 약사회에 우호적인 여론을 조성하였다. 언론의 보도에 대해 약사회는 6월 30일 임시총회에서 매스컴의 우호적인 시각과 자신들의 입장을 올바르게 전달해 준 데 대한 감사의 인사를 밝혔다. 이러한 우호적인 여론의 조성은 국민을 일시적으로 불편하게 만들었음에도 지탄 쪽으로 흐르지 않게 하는 원인이 되었다(약사회, 1992: 135). 이어 국회에서 정책쟁점화에 성공하였다. 1982년 7월 7일 제114차 임시국회 보사위에서는 '의료보험시범사업지역에 있어서 의약분업'을 중심으로 한 상임위가 개최되었다. 그러나 이날 보사위 내의 의약분업문제는 각 의원 출신별로 달리하였다. 약사출신 보사위원들이 완전의약분업에 대한 필요성을 제기한 반면, 의사출신 보사위원들은 약국의 수용태세 미비와 국민의 이해 부족을 근거로 시기상조론을 제기하였다(1982년 7월 7일 제113차 국회 보사위 제2차 회의록). 약사회는 비록 국회 다수의 지지를 획득하는 데 실패하였으나, 여론과 국회로 하여금 의약분업 문제

---

77) 당초 26일 전국적으로 약국철시가 예정되어 있었으나 25일 저녁 김정례 보사부장관과의 면담에서 약국철시가 7월 1일로 연기되었다. 그러나 약사회 내 서울지역 분회장들의 회장단 '철시연기'에 대한 반발로 서울 시내 대부분의 약국이 철시하였다(약사회, 1992: 130-131).

에 관심을 이끌어내는 데 성공하였다.

이에 따라 6월 28일 보사부장관과 의사회 대표와 약사회 대표 간의 협의가 진행되었다. 그 결과로 7월 1일부터 시행되는 제2차 시범사업실시 시기의 촉박성을 들어 '선시행, 후보완'이라는 보사부측 입장을 확인하고, 보사부 내에 의약분업에 대한 협의체인 '의약협업추진위원회'를 구성한다는 데 합의하였다.78) 이로서 목포의 지역의료보험시범사업으로 촉발된 의약분업문제는 임의분업 형태로 시행되게 되었다.

3) 의약협업추진위원회와 임의분업

목포에 대한 의약분업 문제는 임의분업 형태의 의약분업과 이를 추진하기 위한 의약협업추진위원회(이하 의협추)가 결성되면서 일차적으로 정책문제가 해결되었다. 1982년 7월 10일 약사회 목포분회는 임시총회를 통해 시범사업에 참여를 결정, 7월 24일 요양기관 지정 신청서를 접수하고, 8월 8일부터 처방전이 발행됨으로써 임의분업이 시작되었다. 이어 보사부 기획관리실장을 위원장으로 하고 정부 대표 5, 의사회 3 그리고 약사회 3 기타 5인 등 총 18명으로 의협추 위원이 선정되었다.

---

78) 이어 6월 30일 약사회 임시총회에서 김정례 보사부장관이 참석하여 "6개월 동안 문제점을 가려내 개선해 나가겠으니 보사부를 믿고 기다려 달라"는 요지의 당부와 의약협업추진위에서의 문제해결이라는 기존 입장을 듣고, 약국철시계획은 무기연기되었다. 이와 더불어 이날 약사회는 회장의 사표를 만장일치로 통과시켰다(약사회, 1992: 135).

<표3-14>은 위원회 위원이며, 실질적인 문제를 논의하기 위해 8인의 소위원회를 구성하였다. 9월과 12월 1차와 2차 의협추 회의와 소위원회의 운영이 있었으나 의약협업문제 해결에는 이르지 못하였다.

<표 3-14> 의약협업추진위원회 위원

구 분	성 명	비 고	구 분	성 명	비 고
위원장	이두호*	보사부 기획관리실장	부위원장	김영기*	사회보험국장
위 원	김재전* 김효규 이문호 권경곤* 정원근 김재완 엄기섭	의사회부회장 의사회고문 서울의대 교수 약사회 의보위원장 서울대 약대교수 덕성여대 약대교수 의료보험관리공단 상무	위원	최병철* 강용식 김기주 김교창 최광율 김영모* 이창기* 이성우*	의료보험연합회 상무 KBS 보도본부장 문화방송 보도이사 변호사 변호사 중앙대 교수 약무식품국장 의정국장
간 사	차홍봉	보험제도과장			

*는 소위원회 위원

한편, 임의분업 형태의 의약분업 성과에 있어서 당초 예상했던 바와 같이 병·의원의 환자는 증가하였으나 약국 이용자는 줄어들었다(의료보험연합회, 1997: 398). 이에 따라 정부의 '6개월 선시행, 후보완'의 약속시한이 다가오고, 처방전 발행이 <표3-15>에서 보듯이 미미하자 12월 17일 약사회 목포분회와 중앙회는 각각 완전의약분업을 촉구하는 결의문을 채택하였다. 이들은 건의문을 통해 원진의약분입의 실시와 약국의 1차 투약권 인정 그리고 시범사업지역 내의 약국의 의료보험 참여 확대 그리고 이를 위한 정부의 정책적 지원을 요구하였다. 만약 이들 요구가 관철되지 않을 경우에는 다시 약국철시 등의 집단행동을 단행할 것이라고 주장하였다. 이에 따라 12월 24일 약사회 회장단이 김정례 보사부장관을 방문하여 결의문과 함께 문제 해결방안을 협의하였다. 이에 대해 장관은 1983년 1월 7일 목포 현지방문에서 여론을 수렴하겠다고 답변하였다(약사회, 1992: 140).

<표 3-15> 목포시 약국에서의 처방전 처리건수

(기간: 1882년 8월~1884년 7월)

연·월별	처리건수	연·월별	처리건수	연·월별	처리건수
1982년 8월	796	1983년 4월	3,205	1983년 12월	1,628
9월	674	5월	2,302	1984년 1월	1,575
10월	422	6월	1,926	2월	1,248
11월	347	7월	1,542	3월	1,216
12월	358	8월	1,551	4월	1,244
1983년 1월	7,895	9월	1,949	5월	35,738
2월	7,105	10월	1,562	6월	32,786
3월	5,397	11월	1,519	7월	37,076

*자료: 대한약사회, 1985: 12.

1983년 1월 7일 목포를 방문한 김정례 장관은 의사회의 목포분회, 약사회의 목포분회 그리고 목포 조합관계자들과의 간담회를 가졌다. 이날 간담회에서 의사회는 '의사의 자율적인 처방전 발행과 보험수가 및 처방전료 인상'을 주장한 반면, 약사회는 '약사의 조제와 투약권 보장'을 주장하였다. 이에 대해 김 장관은 '이해당사자인 의·약인간의 협조가 절실히 필요하며, 처방전 발행실적이 계속 저조할 경우 한층 강화된 의약분업을 위한 제도적 장치를 강구할 수밖에 없다'고 경고하였다. 이와 같은 정부의 경고에 대해 의사회 목포분회는 11일 임시총회를 통해 처방전 발행을 확대키로 하였다. 이에 따라 다음날인 12일부터 일일 5~600건에 이르는 처방전이 약국에 접수되었다. 이는 과거 약국의 월별 총 접수건에 해당하는 것이었다. 이와 같은 의사회의 소위 '소나기 처방'은 이를 통해 약국의 수용태세 미비와 주민의 불만을 강조하기 위한 의도된 행태라 할 수 있다. 그러나 이 소나기 처방은 약 일주일 정도 지속되었고, 이후 일 300건 정도로 서서히 감소하기 시작하여 4월 이후에는 다시 월 1,500건으로 감소하였다.

한편, 정부는 1983년 10월부터 처방전 발행을 유도하기 위해 진료수가기준을 변경하여 원외처방전료를 원내처방전료의 2배로 인상 조치하였다. 그러나 이와 같은 원내·외 차등수가제는 원외처방전 발행에 있어서 이렇다 할 효과를 거두지 못하였다.(의료보험연합회. 1992: 399). 이는 현실적으로 임의분업 형태의 의약분업이 그 실효성을 거두기 힘들다는 것을 입증하는 것이라 할 것이다.79) 이에 따라 목포시를 대상으로 한 새로운 방식의 의약분업을 모색하게 되었다.

4) 목포의 계약방식에 의한 강제분업

1984년 1월 12일 김정례 보사부장관은 연두기자회견에서 의약분

---

79) 처성모·송병구(1992: 788)는 임의분업의 실패를 다음과 같이 지적하고 있어야 한다. 첫째, 법적 일관성과 명확성을 유지하지 못했다. 둘째, 처방전 발행에 관한 법적의무조항을 마련치 않았고 또한 처벌규정도 마련치 않았다. 셋째, 의약분업을 위한 세부지침내용이 집행을 위하여 충분히 구체화되지 못했다.

업의 형태와 보험재정의 안정을 기할 수 있는 본질적인 개선책이 마련되고 있다고 강조하였다. 이어 1월 16일에는 보사부차관이 목포를 방문하여 '보사부의 조사반을 파견하여 실태조사작업을 전개해서 의료보험정책의 개선안을 제시하겠다'는 언급과 함께 '의약분업 문제와 관련하여 임의분업의 한계를 인식하고 강제적 제도적 장치를 모색'하는 등을 통해 제도적 차원에서 의약분업 장치마련의 필요성을 피력하였다. 이에 따라 보험급여과장을 반장으로 하고 보사부와 의료연합회 7인으로 구성된 조사반이 목포를 방문하였다. 그리고 1월 25일 조사반의 활동에 의해 목포 의사회, 약사회 그리고 치과의사회와 의료보험조합과 의료보험연합회 그리고 공·교 공단이 참여하는 당사자 계약방식에 의한 '의약분업합의서'를 채택하였다.

합의서의 핵심적 내용은 병원용 계약서 제5조의 '경구용 및 외용제 의약품의 약제료를 피보험자에게 청구할 수 없다'는 것이다. 이는 의료기관의 외래환자에 대한 의약품 조제투약에 대해 의료보험혜택을 제외시킨 반면, 약국의 조제투약에 대해서만 의료보험혜택을 부여함으로써 실질적인 완전의약분업에 이르도록 하였다. 이 외에도 담합금지, 임의 대체조제 금지 등의 내용을 담고 있다. 이는 의료보험 도입과 함께 논의되었던 '보험 내 분업'을 통한 의약분업안을 당사자 계약방식을 통해 구체화한 것이다.

그러나 의사회는 1월 25일 실행이사회에서 이번 합의가 비합리적이고 위협적인 분위기에서 이루어졌으며, 시민의 불편과 불이익 등의 이유를 들어 무효를 선언하고 반대를 결의하였다. 이어 시도지부장 회의를 통해 이를 확인하였다.[80) 이에 대해 보사부는 2월 28일 1

년 넘게 유명무실화한 의협추 제3차 회의를 소집하여 이의 해결을
시도하였다. 이날 회의에서 보사부는 목포 현지 합의안에 대한 수정
안을 제시하였다. 이 안은 '응급환자와 암시적 치료를 요하는 환자
그리고 단기간 내에 수회 투약을 하여야 할 환자'에 대해서 의사의
직접 조제에 대해서 의료보험혜택을 부여하는 것을 그 내용으로 하
고 있다.81) 그러나 약사회는 응급환자에 대한 직접조제는 용인할 수
있으나, 암시적 치료와 단기간 내 수회 투약환자에 대한 직접조제는
규정상의 모호성으로 인해 사실상 임의분업화할 수 있음을 들어 반
대하였다. 이에 반해 의사회는 이들에 대한 직접조제가 의료행위로
서 의사의 고유권한이며, 의약분업에 앞서 약국의 항생제, 호르몬제,
습관성 의약품의 자유판매를 금지가 선행되어야 함을 주장하였다.

정부와 양 이익집단 간의 정책갈등이 지속되는 가운데, 의사회 목
포분회가 수정안을 제시함으로써 급진전을 이루었다. 의사회의 목포
분회는 '응급환자, 암시적 치료, 단기간 내의 수회 투약' 등 처방전
예외 인정 대상 환자를 '월간 외래환자에게 교부한 처방전의 투약일

---

80) 1월 28일 열린 의사회 시도지부장 회의에서는 목포분회의 합의가 무효
   임을 재확인하고 1월 30일 의약분업대책위원회에서 목포합의의 부당함
   을 결의하고 완전의약분업의 실시를 건의했는데 그 선행조건으로 ①
   매약과 의료용 약품의 분류, ② 약국의 처방전 수용태세 확립, ③ 의료
   용 의약품의 자유판매 완전규제방안 수립, ④ 목포 2종 피보험자의
   100% 참여여건 조성을 제시했다(유인항, 1985: 36).
81) 이날 정부의 수정안은 이외에도 계약방식에 의한 의약분업을 실시하는
   동안 항생제·스테로이드제제·습관성의약품 등 국민의 약화피해가 우
   려되는 의약품의 약국자유판매와 동의약품의 의료기관 취급제량을 규
   제하는 것과 서구식 완전의약분업의 실시를 준비하는 것 등을 제시하
   였다(약사회, 1992: 148).

수 누계와 직접급여를 한 투약일수를 합산한 일수의 5% 초과 금지'를 수정안으로 제시하였고, 이를 약사회가 수용하였다. 이에 따라 4월 10일 보사부의 보험급여과장이 목포현지에 내려가 요양취급기관과 개별지정계약 체결을 독려하였다.

한편 의사회는 4월 23일 의약분업대책위원회와 28일의 정기총회에서 치료제의 자유판매 규제와 기간연장 또는 타 지역에의 확대실시를 반대 등을 결의하는 조건부 참여를 결정하였다. 이로서 목포를 대상으로 한 의사회와 약사회 그리고 의료보험단체의 계약방식에 의한 의약분업을 5월 1일부터 동년 12월 31일까지 실시하였다.

4. 정책산출: 시범사업의 종료

1984년 5월 1일 당사자 계약방식에 의한 '보험 내 분업'이 시작되면서 처방전 발행은 급격히 증가하였다. 계약분업 첫날인 5월 1일 약국에 접수된 1,154건으로 이는 임의분업 기간 일일 평균 4~50건에 비해 크게 증가한 수치이다(약사회, 1992: 158). <표3-16>에서 보듯이 처방전 발행규모는 계약기간이전 월 1,500여 건을 밑돌던 것이 월 3만 6000여 건에서 2만 6000여 건으로 크게 증가한 모습을 보이고 있다.

〈표 3-16〉 처방전 발행과 처리현황

구 분			1984년 1월	2월	3월	4월	5월	6월	7월
처방전	발행	건수	2,234	1,719	1,544	1,427	40,080	37,444	39,539
	처리	건수	1,575	1,249	1,216	1,244	35,738	32,786	37,076
		사장률	29.5	27.3	21.2	12.8	10.8	12.4	6.2

구 분			8	9	10	11	12	85.1	2
처방전	발행	건수	38,982	35,219	31,446	29230	29,137	25,849	23,636
	처리	건수	36,702	31,816	28,581	26,862	27,202	23,566	20,877
		사장률	5.8	9.7	9.1	8.1	6.6	8.8	11.7

*자료: 대한약사회, 1985: 15.

한편, 계약분업의 전제조건으로 제시된 전문의약품의 자유판매규제와 완전의약분업 실시준비에 관한 합의사항을 다루기 위한 일련의 의협추 소위원회가 개최되었다. 그러나 이 소위원회는 모든 치료용 의약품을 제형에 관계없이 의사가 처방전을 발행하고 약국에서는 치료용 의약품에 대해서는 처방전에 의해서 조제하는 서구식 완전의약분업을 지향한다는 의약분업에 대한 기본 원칙에 대한 합의에도 불구하고 구체적인 분업안에 대해서는 이해를 달리하였다. 정부가 약사법과 의료법 등 관계법령 등의 개정을 통해 지역의 점진적 확대를 통한 의약분업 확대실시를 제시한 반면, 의사회는 항생제, 스테로이드제재 등 의약품의 지정확대를 통한 의약분업 확대를 주장하였다. 반면 약사회는 의료보험 확대를 통한 의약분업 방식을 주장하였다. 이와 같은 각 정책행위자들 간의 이해관계로 인하여 소위원회를 통해 의약분업안의 합의도출에 실패하였다.

　정부와 양 이익집단 간의 정책갈등으로 인하여 의약분업은 목포에 대한 당초의 계약분업기간이 만료됨에도 불구하고 이렇다 할 후속 합의에 도달하지 못하였다. 계약기간 종료로 인하여 의사회의 처방전 발행이 점차 감소하여 1985년 하반기에는 임의분업단계 수준으로 크게 감소하였다. 이에 대해 약사회는 동년 8월 29일 목포 의약분업 시범사업 참여거부를 선언하고, 9월 1일에는 약사회 목포분회가 이를 확인하고 처방전의 접수를 거부하였다. 이어 10월 10일 정부가 목포에 대한 의약분업 시범사업의 중단을 발표함으로써 3년 3개월의 의약분업 시범사업은 종료되었다.

　목포에 대한 의약분업 시범사업이 이렇다 할 성과 없이 종료된 것은 의약분업 실시에 대한 정책적 합의가 부재하기 때문이다. 먼저 정부의 의약분업에 대한 관심부재를 들 수 있다. 이들에 있어서 목포의 의약분업시범사업은 지역의료보험사업의 기반을 조성하고 확대하기 위한 정책의 일부에 지나지 않았다. 지역의료보험사업의 단계적 확대를 통한 전국민의료보험 실시라는 궁극적인 정책목표달성이라는 측면에서 보았을 때, 의약분업 문제는 일종의 '걸림돌'에 지나지 않는 정책이었다.82) 따라서 약사회와 의사회 양 이익집단이 첨예하게 대립하는 가운데 의약분업에 정책적 역량을 기울이는 것은 관심 밖이라 하지 않을 수 없다. 다음으로 의사회의 의약분업에 대한 소극적 입장을 지적할 수 있다. 이들은 의료보험의 확대에 있어서

---

82) 이와 같은 목포의약분업시범사업을 둘러싼 의사회와 약사회의 정책갈등은 당초 지역의료보험사업지역의 단계적 확대를 통한 전국민의료보험의 실시라는 정부계획을 중단시키는 중요한 원인으로 작용하였다.

최대의 수혜자라 하지 않을 수 없다. 국민의 경제적 수준이 향상되고, 의료보험이 적용되면서 병의원 문턱이 낮아지면서 이들 의료기관에 대한 의료수요가 폭발적으로 증가함으로써 커다란 이익을 확보할 수 있다. 의사회에 있어서 의약분업은 명분적 필요성에도 불구하고 실질적인 이익이라는 측면에서는 자신들에 반하는 정책이었다. 이들은 의약분업에 의한 조제권 제한문제와 약국의 항생제 남용 등의 문제를 제기함으로써 의약분업에 대한 부정적 입장을 실질적으로 견지하였다. 마지막으로 약사회의 적극적 의지결여를 들 수 있다. 이들은 의료보험확대가 미칠 약국의 경영위기 가능성에 대해 민감하게 반응하였고, 이의 대안으로서 의약분업을 요구하였다. 목포에 대한 의약분업시범사업에 대한 강한 요구는 의료보험 소외에 대한 이들의 우려를 반영한 것이다. 약사회는 목포의약분업시범사업을 통해 일정한 정책이익을 확보하였다. 의료보험참여로서 의약분업의 제한적 참여는 이제까지의 소외에 비해 진전된 내용일 뿐 아니라 향후 전국민의료보험도입에 있어서 자신들의 존재를 확인시키는 효과를 가져왔다. 또한 추가적인 지역의료보험확대가 이루어지지 않았다는 의미에서 지속적인 의약분업요구는 자칫 임의조제 제한이라는 자신들의 이익에 반할 수 있는 주장이었다. 목표의 의약분업시범사업은 지엽적 이익에 불과하였다.

결국 정부와 이익집단 간의 의약분업으로 정책변화에 대한 합의부재는 시범사업이라는 한시적 정책의 변경을 통해서 이들 각 정책행위자들의 정책요구를 탐색하는 수준에서 이루어졌다. 이에 따라 목포에 대한 계약분업 시범사업기간의 계약만료와 함께 사실상 종료되었다.

5. 소결론

정책네트워크 지속기(Ⅰ)에 있어서 제도환경은 강한 국가자율성 그리고 보건의료환경의 성장으로 설명할 수 있다. 1979년 10·26사건 이후 소위 '서울의 봄'으로 지칭되는 민주화운동은 5·18광주민주화운동에 대한 군부의 무력진압과 전두환 정권의 출범으로 다시 권위주의 정치체제의 성격을 강화하였다. 또한 보건의료환경에 있어서는 경제성장과 함께 의료기관 및 약국이 크게 증가하였고, 국민의료비의 비약적 증가를 가져왔다. 특히 의료보험 적용인구의 확대는 의료기관에 대한 국민의 접근권을 강화하였다. 그러나 의료보험의 확대에 따른 의료기관의 접근권 강화는 약국의 소외를 가속화하였고, 이들의 의약품 시장에서 차지하는 비중을 감소시켰다. 이 과정에서 지역의료보험의 시범사업은 이들 약사회를 중심으로 한 의료보험의 참여와 이를 위한 방안으로서 의약분업문제를 새롭게 제기하는 계기를 마련하였다.

특히 1981년 농어촌지역을 대상으로 한 1차 지역의료보험시범사업에서 약국의 경영악화는 의료보험과 의료이용행태의 변화, 즉 의료보험에 따른 약국의 소외를 확인할 수 있게 하였다. 이에 따라 1982년 2차 지역의료보험시범사업에 있어서 의약분업이 의약정책의 중요한 관심사로 등장하였다. 더욱이 목포는 다른 시범지역과 달리 도시지역으로 이제까지 고질적인 의약분업 시행을 위한 문제로 지적되어 온 의료기관 및 약국의 불균형 문제를 해결하고 있다는 측면에서 의약분업 시범사업문제가 제기되었다.

이에 따라, 1982년 7월 2차 지역의료보험 시범사업을 앞두고 양이익집단을 중심으로 의약분업문제가 정책쟁점화되었다. 의사회가 완전의약분업 반대와 임의분업 형태의 의약분업을 제기한 반면 약사회는 완전의약분업과 경질환자에 대한 1차진료기능부여를 통한 임의조제의 제한적 합법화를 요구하였다. 이와 같은 양 이익집단의 정책갈등에 대해서 정부는 결과적으로 의사회의 요구를 수용한 임의분업 형태의 의약분업 시범사업을 발표하였다.

그러나 이와 같은 분업안에 대해 약사회가 6월 23일 목포분회가 철시를 필두로 26일 서울시 약사회가 사실상 철시하는 정책갈등을 표출하였다. 이와 같은 의약정책네트워크 내의 갈등은 언론과 국회의 관심을 불러일으켰고, 이들의 정책개입을 초래하였다.

이러한 정책네트워크의 응집력 약화는 정책의 변동을 불러일으키는 중요한 원인이 되었다. 1982년 7월부터 임의분업형태의 의약분업이 실시되었고, 특히 1984년 5월 1일부터 1984년 12월까지의 약 8개월 동안 당사자 계약방식에 의해 처방전 발행의 실질적 의무화를 주요한 내용으로 하는 의약분업시범사업이 실시되었다. 그러나 계약분업방식은 계약기간 종료와 함께 의사회와 정부가 계약분업에 대한 부정적 혹은 소극적 입장으로 인하여, 약사회가 시범사업에 탈퇴함으로써 의약분업시범사업은 종료되었다.

<표3-17>은 목포시를 포함한 지역의료보험시범사업에 대한 의약분업 시범사업에 대한 내용을 정리한 것이다. 이때 의약분업과 관련한 것은 법적 측면에서 강제성에 관한 것이다. 약사회가 처방전의

의무화를 강력히 주장한 반면, 의사회는 처방전의 임의분업화를 요구하였다. 이와 같은 논란은 8개월간의 당사자 간 계약에 의한 부분분업이 이루어지는 계기로 작용하였다. 이에 반해 행위주체라는 측면에서 의약분업형태는 의사와 약사의 직능에 따른 직능분업 형태를 취함으로써 약사를 고용한 의료기관의 조제권은 인정되었다. 처방전 발행에 있어서 일반 매약 의약품과 처방전 의약품과의 구분은 하지 않고 있다. 이와 함께 대체조제에 있어서는 처방전 발행자의 동의하에 약사의 대체조제를 허용하고 있다. 주사제에 대한 의약분업논의는 그 자체가 미비하여 그 대상 의약품에서 제외하고 있다. 이 외에도 각 시범사업 형태별로 약간의 의약분업에 대한 정책내용을 조금씩 달리하고 있다.

〈표 3-17〉 지역의료보험시범과 의약분업시범사업

		1차 지역의료보험 시범사업	2차지역의료보험시범사업		
			임의분업	계약분업	임의분업
기간		1981년 7월~ 1982년 6월	1982년 7월~ 1984년 4월	1984년 5월~ 1984년 12월	1985년 1월~ 1985년 10월
분업 형태	법적	임의분업	임의분업	당사자 계약에 의한 부분분업	임의분업
	행위 주체	직능분업	직능분업	직능분업	직능분업
의약품분류		−	−	−	−
처방전 발행		일반명(상품명 표기 시 사유표기)	상품명	−	−
대체조제		처방발행자 동의에 의 한 대체조제	좌동	좌동	좌동

	1차 지역의료보험 시범사업	2차지역의료보험시범사업		
		임의분업	계약분업	임의분업
주사제 포함여부	제외	제외	제외	제외
기타	−약제를 처방전 발행한 의료기관에 청구하고 조제 및 약제비 수급 −약국의 임의조제금지 조항 없음	−처방전 발행한 의료기관에 청구하고, 진료심사기관에서 처방전료와 조제 및 약제비를 각각 지급 −약국의 임의조제 금지 조항 없음	−좌동 −담합금지 −약국의 임의조제 금지조항 없음	−좌동

* 자료: 약사회. 1992: 104−147
** 보사부의 1981년, 1982년 그리고 1984년 '처방 및 조제에 관한 세부지침' 을 중심으로 재구성.

이들 시범사업에 특기할 것은 약사의 임의조제에 대해 금지하지 않고 있다는 것이다. 분업 자체에 있어서 의사의 처방전 발행에 대해서는 임의 혹은 의무조항을 두고 있는 반면, 항생제 등에 대한 약사의 자유판매에 대해서는 제재를 가하지 않고 있다.

결국 지역의료보험시범사업과 시작된 의약분업논쟁은 목포를 대상으로 일련의 의약분업시범사업 이후 종료되었다. 임의분업 → 계약분업 → 임의분업으로 이어지는 시범사업내용의 변동은 의약정책을 둘러싼 정부와 이익집단들의 요구를 순차적으로 반영한 것이다. 의사회 → 약사회 → 보사부로 이어지는 정책적 요구를 반영하였다. 임의분업을 통해 의사회의 분업안을 수용하고, 계약분업을 통해 약사회의 강제분업안을 시범사업을 통해 구현하였고, 다시 임의분업을 통해 정부는 지역의료보험시범사업이라는 본래의 정책의 추진과 정책불응을 최소화하였다. 목포의 의약분업시범사업은 상반된 평가에도 불구하고, 다양한 방식의 의약분업 형태를 실제 적용하여 보았다는 데 그 의의를 찾을 수 있다.[83]

---

83) 목포에 대한 의약분업 시범사업에 대해서 각 정책행위자들은 각기 다른 평가를 내리고 있다. 먼저 정부의 평가는 이중적이다. 우선 사업 자체에 대해서는 첫째 의료관행과 환자의식변화의 필요, 둘째 의약분업을 위한 제도적 장치가 없는 상태하에서는 계약분업 또는 강제분업의 어려움, 셋째 의약분업을 위한 의료기관과 약국의 균형 잡힌 분포의 필요, 넷째 치료약과 매약분류작업의 선행, 다섯째 의약사 간의 이해관계 대립심화, 여섯째, 의료비의 상승 등의 문제점이 나타났다고 부정적 평가를 내리고 있으나 의약분업의 필요성에 대해서는 인정하고 이에 대한 계속적인 연구가 필요하다는 다소 양면적 평가를 내리고 있다(보건사회부, 1985a). 의사회는 계약분업에 대해 부정적 평가를 내리고 있다(안창수, 1985). 첫째 환자의 불편과 불만의 가중, 둘째 처방내용과 조제내용의 확인방법의 부재 그리고 처방과 조제내용 면의 당위성에서 발생하는 의사의 신뢰성 상실과 의료사고 시 책임소재의 불명, 셋째 처방전료와 조제료의 신설에 따른 의료비 증가, 넷째 처방전의 일부 약국으로의 집중현상 등 문제점이 발생하였다고 부정적으로 평가하였다. 이에 반해 약사회는 긍정적인 평가를 내리고 있다. 첫째, 약국의 수용태세 및 수용능력을 정비강화하였다. 둘째 처방과 조제의 분리에 따른 약간의 국민 불편에도 불구하고, 양질의 투약, 친절한 약국의 복약지도 그리고 조제를 위한 대기시간의 절약 등 편익이 증가하였다. 셋째 의약분업 이전에 비하여 투약일수가 상당히 줄어들었다. 넷째, 처방전료의 인상, 조제수가의 가산에도 불구하고 건당 진료비가 감소하였다. 다섯째, 조제 투약업무를 약국에 이관시킴으로써 의료기관의 업무량 감소로 인한 비중 약제비의 비율을 선진국형으로 낮게 하지 못한 이유는 분업 실시 기간에 짧아 이의 실시에 따른 충분한 결과의 측정이 어려웠고, 또한 분업대상에서 제외한 주사제의 과용을 통제하지 못한 데 연유한다고 보았다는 부정적 평가를 내리고 있다.

제3절 의약정책네트워크의 지속Ⅱ(1986~1989)
- 전국민의료보험확대와 약국의료보험의 도입 -

1. 정책문제의 제기

1977년 의료보험이 도입된 이후 그 적용인구는 날로 증가하였다. 급기야 1985년에는 전체 인구의 50% 이상 의료보험 적용대상자가 되었다. 이와 같은 비약적인 의료보험 적용인구의 증가는 다른 한편으로는 비의료보험 대상자에 대한 형평성의 논란을 제기시켰다. 안정적인 생활기반을 가진 사람들은 의료보험 대상자로 편입된 반면, 의료비 혜택을 필요로 하는 사람들은 의료보험 대상에서 제외됨으로써 이들에 대한 의료보험 참여방안이 모색되게 되었다. 이에 따라 1988년 농어촌지역의료보험과 1989년 7월 도시지역의료보험의 적용에 따른 전국민의료보험제도가 실시하게 되었다.

그러나 이와 같은 전국민의료보험제도의 도입은 또다시 의약분업을 정책문제화시키는 계기로 작용하였다(약사회, 1992, 의사회, 1993). 의료보험도입 이후, 약사회가 지속적으로 의료보험 참여에 소외됨으로써 이들의 이익이 크게 위협되었다. 의료보험 적용대상인구의 확대는 의료기관에 대한 접근권의 강화를 통해 의료이용행태의 변화를 수반하게 되고, 이는 약국의 상대적 수익 감소를 유발할 수 있게 한다. 따라서 약사회는 전국민의료보험을 앞두고, 약국의 의료보험 참여방안으로서 의약분업 문제를 강력히 제기하였다. 이에 따라 약국의 의료보험 참여와 그 방안으로 의약분업문제가 다시 정책의제화하였다.

2. 제도환경

1) 정치체제의 성격

전두환 정권의 권위주의 정치체제는 그 후반기로 들어서면서 심각한 도전에 직면하게 된다. 1987년 6월의 민주화 항쟁은 소위 '6·29 선언'과 대통령 직선제 개헌으로 이어지는 정치체제에 대한 심각한 위기과정을 통해 제6공화국이 출범하였다. 직선제를 통해 출범한 노태우정권은 정치체제의 형식면에 있어서 과거와는 다른 성격을 보이고 있다. 대통령의 직선제 선출, 입법부의 국정감사권 부활, 대통령의 의회해산권과 비상조치권의 삭제, 국회의 내각불신임권과 탄핵소추권의 행사 등의 내용을 담고 있는 등 견제와 균형이라는 민주주의의 기본원칙에 충실하고자 하였다. 또한 지방의회의 출범이라는 불완전한 지방자치제의 실시와 언론의 자율성 신장 그리고 노동운동의 활성화 등으로 인하여 외형적으로 권위주의체제를 해체하는 모습을 보이고 있다.

그러나 노태우정권은 이와 같은 형식논리의 민주화에도 불구하고,

권위주의적 모습을 벗어나는 데 일정한 한계를 가질 수밖에 없었다. 비록 두 야당(민주·공화)을 흡수 통합하여 지배연합을 구축함으로써 문민성을 다소 가미하고 지지기반을 확충하긴 하였으나 다음과 같은 점에서 생래적인 모순과 한계를 가지고 있었다(김호진, 1999: 320). 첫째, 5공화국세력이 또다시 정권장악에 성공함으로써 인맥과 엘리트 충원 면에서 전 정권을 승계하였다는 점을 들 수 있다. 둘째, 36.6%라는 낮은 지지율과 지역적 편중으로 인한 정권의 국민대표성이 취약하다는 점을 들 수 있다. 셋째, 정권의 원초적 기반이 10·26 사건 이후의 군부쿠데타에 토대를 둠으로 해서 정권의 정당성의 결핍을 극복할 수 없다는 것을 들 수 있다.

특히 1990년 초의 3당 합당은 국회 내에서 여소야대에 의한 야당 우위를 일거에 거대여당과 왜소한 야당의 여대야소체제로, 행정부와의 관계에서는 국회의 영향력 감소와 '통법부'로의 전환을 가져왔다. 이는 이제까지 6공화국 출범 이후 지속적인 정치과제였던 지방자치법의 유명무실화, 정당의 지방자치선거 참여 배제 그리고 일련의 법안에 대한 '날치기 통과'를 통해 권위주의 정치체제로의 회귀적 모습을 보였다(김석준, 1991: 499). 거대여당에 의한 독주와 다수의 힘에 의존하는 정치운용이라는 과거 행태로의 정치 환원을 의미하는 것이었다. 정치사상 유례가 없는 여당과 야당의 통합이었던 3당 통합은 6공화국 초기 2년간에 이루어 왔던 정치적 개혁과 정치발전의 상당 부분을 더 이상 진전시키지 못하게 하는 결과를 가져왔다(이정윤, 1997: 219).

결국 이 시기는 1987년 6월 민주화운동으로 권위주의 정치체제가 붕괴하는 과정에 있는 과도기적 민주주의 정치체제라 할 수 있다. 형식적인 측면의 정치체제 붕괴에도 불구하고 그 인적 구성과 운영 등에 있어서는 기존 질서를 상당부분 유지하였다. 시민사회의 저항에 의해 권위주의 정치체제의 붕괴는 이들의 자율성 증가와 정책결정에 대한 참여요구의 증가로 이어졌다. 그러나 시민사회의 자율성에 근거한 노동운동으로 대표되는 이익집단과 사회운동이 태동적 수준을 벗어나지 못하였다.

2) 보건의료환경

(1) 보건의료시장

1986년의 아시안게임과 1988년의 올림픽게임 그리고 1980년대 후반의 소위 3저(금리, 환율, 유가)현상에 힘입어, 비약적인 경제적 성장을 이룩하였다. 이와 같은 경제적 환경과 함께 보건의료 시설 및 인력 또한 괄목할 만한 성장을 보여 왔다.

<표3-18>는 의료기관 및 약국의 연도별 현황이다. 이에 볼 수 있듯이 1980년대 병·의원 및 약국은 큰 폭의 증가를 보이고 있다. 종합병원은 1980년에 82개에서 218개로 무려 165.9%의 증가를 보이고 있고, 병원이 1980년 240개에서 1989년에 322개로 34.2%의 증가를 보이고 있다. 또한 1차진료원으로 가장 큰 경쟁관계에 있는 의원과 약국은 1980년에서 1989년 사이 각각 6,344개와 12,337개에서 12,355개와 19,133개로 60.8%와 54.9%가 증가하였다. 이러한 증가는 경제성

장과 의료보험에 따른 의료접근권의 강화가 이들 의료기관 및 약국에 대한 수요를 크게 증가시키고 있음을 반영한 것이라 할 수 있다.

<표 3-18> 의료기관 및 약국의 연도별 현황

	1980년	1986년	1987년	1988년	1989년
총　계	25,653	36,845	38,862	40,652	42,715
종합병원	82	195	205	213	218
병　원	240	316	305	323	322
의　원	6,344	8,570	9,089	9,595	10,200
보건소	214	225	237	249	249
보건지소	1,321	1,303	1,303	1,315	1,315
보건진료소	0	2,000	2,038	2,038	2,038
기　타[1]	5,115	7,014	7,712	8,330	9,240
약　국	12,337	17,222	17,973	18,589	19,133

* 자료: 보건복지부. 『보건사회통계연보』. 각 연도
**1) 특수병원, 치과병의원, 한방병의원, 부설의원(의무실), 조산소 포함

　병·의원 및 약국의 커다란 증가는 이들 집단의 경제적 이익확대를 반영한다. <표3-19>은 국민의료비의 커다란 증가를 보여주고 있다. 실질 국민의료비는 연평균 10%가 넘는 비약적인 증가를 보여 왔고, 실질 1인당 국민의료비 역시 10%를 상회하는 성장률을 보이고 있다. 이는 의료기관 및 약국의 연평균 증가율을 능가하는 것이다.

<표 3-19> 국민의료비 현황

연도	국민의료비				1인당국민의료비			
	경상 (10억)	증가율 (%)	실질 (10억)[1]	증가율 (%)	경상 (원)	증가율 (%)	실질 (원)[1]	증가율 (%)
1986년	4,072	13.2	5,282	8.3	98,873	12.2	128,257	7.3
1987년	4,903	20.4	6,056	14.6	117,920	19.3	145,652	13.6
1988년	5,806	18.4	6,721	11.0	138,326	17.3	160,119	9.9
1989년	6,938	19.5	7,625	13.5	163,697	18.3	179,926	12.4

*자료: 보건복지포럼(1997. 11.)
** 1) 실질국민의료비＝경상국민의료비 / GDP디플레이터*100

이와 같이 보았을 때, 1980년대 의사회와 약사회는 국민의료비의 커다란 증가와 함께 의료기관과 약국은 안정적으로 수입이 증가하고 있음을 확인할 수 있다.

(2) 보건의료정책

1980년대 이후 정부의 보건정책의 지조는 성장 중시 정책이었다. 의료보험제도, 병원의 신증설, 의료인력 충원 등이 지속적으로 추진되었다(조병희, 1994: 148). 이들 보건정책의 주요과제는 보건의료 이용권의 강화에 그 초점을 두고 있다. 1988년 농어촌지역의료보험의 도입과 1989년 도시지역의료보험의 도입을 통한 전국민의료보험의 도입은 보건의료서비스 접근권을 강화하고자 하는 핵심적 정책과제라 할 것이다.

이와 같은 전국민의료보험의 실시는 의료이용자에 대한 개인부담의 의료비를 절감시킴으로써 의료기관의 이용가능성을 확대하였다.[84] 정부는 이러한 의료환경의 변화에 의료기관의 공급확대와 고질적인 도·농 간 의료기관의 지역격차를 줄이는 방안으로 공공의료기관의 확충과 보건소와 보건지소의 지역별 특성화 사업을 실시하였다.[85]

또 다른 한편으로는 지역별·의료기관별 진료전달체계를 구축함으로써 지역별·의료기관별 선호편중과 불균형 분호를 시정하고자 하였다. 1989년 7월부터 시행된 의료전달체계는 지역별·의료기관별 의료서비스의 이용권을 제한함으로써 의료인력자원의 효율적 활용과 지역 간 균형분포를 모색하는 정책이다.[86] 진료전달체계는 우선 지역적으로 중진료권, 대진료권 그리고 전국 진료권으로 구분하여 설정한다. 중진료권은 시·군을 기본단위로 하고, 인접 시·군과 동일권이거나 의료기반이 취약한 경우에 이를 통합하여 140개 진료권으

---

84) 의료보험의 실시는 병원이용 자체가 절대적인 수준에서 미미했던 대다수 국민들에게 병원이용을 일단 가능하게 만들었기 때문에 대단한 환영을 받게 되었다. 개인이 지불하는 국민의료비 비율도 감소하였다(조병희, 2003: 60).

85) 보건소와 보건지소의 기능과 역할을 지역에 따른 특성화를 추진하였다. 민간의료기관과 인력이 많은 도시지역에서는 저소득층의 진료와 시민의 보건예방, 보건교육 등 주로 보건예방의 업무에 역점을 두었다. 이에 반해 민간의료기관이 부족한 군 단위 지역에서의 보건소와 보건지소에 대해서는 지역의 중추적인 의료기관으로서의 역할을 담당하게 함으로써 의료수요에 대비하고자 하였다. 일부 지역 보건소에 대해서는 20~40병상규모의 병원화 사업을 추진하였다(보건사회부, 1989a).

86) 보건의료전달체계는 당초 1981년 한국인구보건연구원 및 서울대 병원행정연구소의 협조를 통해 3년에 걸친 연구한 전국보건의료망 재편성에 관한 조사연구사업을 1984년 4월 완료하였으며 그 주요내용은 생활권을 중심으로 한 진료권을 설정하되 전국을 13개 대진료권, 122개 중진료권 그리고 읍면단위 소진료권으로 구성하였다(보건사회부, 1885a: 134).

로 설정하였다. 이를 통해 1차진료는 중진료권에서 2차 진료는 대진료권(3차 의료기관 포함)에서 그리고 3차 진료는 전국 진료권에서 의료서비스를 이용할 수 있도록 차등적 체계를 갖추었다. 1차진료 이후 계속하여 2차 진료를 받고자 하는 경우에는 1차진료기관이 발급하는 진료의뢰서를 지참하여 대진료권의 3차 진료기관을 포함한 모든 의료기관을 이용할 수 있다.[87]

3) 역사적 사건: 전국민의료보험 확대

1977년 7월 500인 이상 사업장 근로자를 대상으로 한 의료보험제도는 실질적 내용 면에서 지속적인 확대가 되어왔다.[88] 그러나 내용 면에서 의료보험적용인구의 확대에도 불구하고, 피보험자의 적용확대라는 실질적 적용대상인구의 확대에 있어서는 시범사업 이후 이렇

---

87) 다만 응급환자나 분만 등의 경우에는 진료체계에 관계없이 전국의 모든 의료기관을 이용할 수 있게 하였다.
88) 1984년 12월부터 1986년 11월까지 한방의료보험시범사업이 충북 청주시와 청원군에서 실시되고, 그 결과로 1987년 2월부터 한방의료보험이 전국적으로 시행되었다. 이와 함께 1985년 1월부터는 피보험자의 장인·장모에게도 피부양자의 자격을 인정하여 피부양자인정범위를 확대하는 한편 종전에 同一傷病에 대해서는 평생 6개월로 급여를 제한하던 것을 상병 구분 없이 연간 180일로 급여범위를 확대하였다(보건사회부, 1987a). 1988년 1월부터는 피부양자의 자격인정을 형제·자매 및 직계비속의 배우자까지 확대하여 피보험자에 의하여 실제 부양받고 있는 가족구성원들이 같은 의료보험적용을 받도록 하였다. 그리고 직장근로자가 사용관계가 종료되어 피보험자 자격을 상실한 후에도 일정기간(3개월) 동안에는 의료보험적용을 받을 수 있도록 하는 임의계속피보험자제도를 신설하였다(보건사회부, 1988a).

다 할 확대를 보이지 못하였다. 당초 정부가 계획하였던 1985년까지 지역의료보험적용 대상자의 30% 확대, 1987년 60% 확대, 그리고 1988년도 90% 확대 계획은 2차 지역의료보험시범사업 이후 확대되지 못하였다. 1984년 이들 시범지역에 대한 사업을 2년 연장하는 선에서 지역의료보험사업은 실질적으로 중단되었다.

이와 같은 지역의료보험 중심으로 한 의료보험 피보험자 적용확대가 되지 못한 원인은 크게 3가지를 들 수 있다(의료보험연합회, 1994). 첫째, 시범사업지역의 재정적자 등 전반적인 부진을 들 수 있다. 재정안정을 위한 시범사업 지역 내의 보험료 징수율은 부분적으로 향상되었으나 전반적인 재정적자의 문제가 제기되었다. 둘째, 의료보험운영과 관련한 조합운영방식과 통합일원화 방식에 대한 정책논쟁이 1980년부터 1983년까지 이어지면서 의료보험 확대정책을 제약하였다. 셋째, 의료보험의 확대에 따른 의사회와 약사회를 중심으로 한 의약분업문제에 대한 합의부재로 인한 정책갈등을 들 수 있다. 특히 의사회와 약사회가 모두 지역의료보험 확대에 대한 과민반응을 보이게 된 것은 큰 원인이 되었다.

그러나 <표3-20>에서 보듯이 1985년을 기점으로 일련의 피부양자의 확대정책 등으로 인해 의료보험적용인구가 전체의 50% 이상을 넘게 되었다. 이에 따라 의료보장 적용자와 비의료보장 국민 간의 형평성의 문제가 제기되고, 아울러 의료보험수가와 비이료보험수기 간의 차이가 함께 대두되게 되었다. 1985년 총선과 여당의 전국민의료보험확대에 대한 정책건의, 1987년 제6차 경제사회발전 5개년 계획에서의 사회보장 청사진 제시 필요에 의해 정부는 1986년 1월 전

국민의료보장을 당초 1991년에서 1988년으로 앞당겨 실시할 것을
밝혔다.

<표 3-20> 의료보장 수혜자 변화추이 현황

(단위: 천 명)

구분	1985년	1986년	1987년	1988년	1989년
전체인구	40,806	41,214	41,622	42,031	44,168
계 (수혜율)	21,254 (52.1%)	23,747 (57.6%)	25,643 (61.6%)	33,196 (79.0%)	44,168 (100.0%)
의료보험	17,995 (44.1%)	19,361 (47.0%)	21,257 (51.1%)	28,906 (68.9%)	39,922 (90.4%)
의료보호	3,259 (7.9%)	4,386 (10.5%)	4,386 (10.4%)	4,290 (10.2%)	4,246 (10.0%)

*자료: 보건사회부.『보건사회통계연보』. 각 연도

1988년 1월부터 전국 139개 군 중 이미 시범사업을 실시하고 있는
5개 군을 제외한 134개 군에 대해 농어촌의료보험을 실시하였다. 또
한 1988년 7월에는 5인 이상 사업장에 대한 의료보험을 적용하였다.
이어 1989년 7월에 도시지역 자영민에 대한 지역의료보험을 실시함으
로써 전국민의료보험을 실시하였다(의료보험연합회, 1997: 428).

이와 같은 전국민의료보험 실시과정에서 의약분업 문제는 의료보
험 참여와 방법으로 약사회에 의해 제기되면서 다시 정책문제화 되
었다. 약사회는 전국민의료보험으로 인해 의료시장의 변화에 따른
자신들의 정책이익을 만회하고자 의약분업 문제를 제기하였다.

3. 정책과정 분석

1) 전국민의료보험실행위원회와 3단계 의약분업

1987년 1월 12일 대통령의 국정연설에서 1988년 '농어촌지역의료
보험'의 실시와 1989년의 '도시지역의료보험사업'의 실시를 통한 전
국민의료보험의 도입이라는 정책의지를 표출하였다. 이에 따라 정부
는 전국민의료보험과 의약분업문제를 다루기 위해, 1987년 1월 23일
보사부 '훈령518호'에 의해 장관 자문기구로 '전국민의료보험실행위
원회(이하 전의실)'를 설치·운영하였다. "전국민의료보험 확대실시
에 따른 관련 시책을 심의·조정"하는 자문기구이다. 보사부 차관을
위원장으로 하고, 기획관리실장을 부위원장으로 하며 전체 45인 이
내의 위원으로 구성하고 임기는 2년으로 하였다.89) 의약분업은 '전
의실'의 산하 의약분과위원회에서 다루었다. '의약인의 합리적인 의료
보험 공동참여' 문제해결을 목적으로 하여, 보사부 약정국장을 분과위
원장으로 하고 의사회대표와 약사회 대표 그리고 보사부 대표 등 총
20인으로 구성되었다. <표3-21>은 의약분과위원의 명단에서 보듯이
위원회의 구성은 의약정 3자의 관련 당사자들 중심으로 구성되었다.

---

89) 전의실에는 3개 분과위원회가 설치되어 있는데, 의료전달체계와 의료인
    및 의료시설의 적정 공급 방안을 논의하기 위한 의료분과위원회, 합리
    적인 보험재원 조달 및 보험관리방식 개발 등을 다루기 위한 보험제도
    분과위원회 그리고 의약분업분과위원회로 구성되어 있다. 전의실에서는
    각 분과위원회가 해당 정책문제를 심의하고, 이를 다시 전의실에서 종
    합 심의를 통해 채택되는 방식을 취하였다.

이와 함께 실질적인 의료보험 공동참여방안을 논의하기 위해 별도로
소위원회를 구성하였다. 이때 특기할 것은 소위원회 위원들이 의사
회와 약사회의 현업에 종사하는 이들보다는 주로 학계와 연구소의
인사들로 구성함으로써 의료보험 공동참여를 의약분업이 지나치게
이익집단으로의 업권갈등으로 흐르지 않게 하였다.

<표 3-21> 전의실 의약분과위원회 위원

구분	성명	직위	구분	성명	직위
위원장	진강	약정국장	간사	전도석	약무제도과장
위원	이성우 김종대 정원근* 신영수* 주학중* 임흥달* 이인수 유성희	의정국장 사회보험국장 서울약대 교수 서울의대 교수 KDI 선임위원 한국인구보건연구원 부원장 병협 기획보험이사 의사회 부회장	위원	김제권 윤건호 오안민 송병기 김재백 권경곤 조석준 이금기 권중안	의사회 부회장 의사회 지부장 치협 자재이사 경희한의대 교수 약사회 부회장 약사회 이사 약사회 보험위원장 약공 부회장 한약협 부회장

* 소위원회 위원

　1987년 6월 12일 제1차 의분위 회의에서는 적합한 의약분업 실시
방안을 조기 매듭짓기 위해 의사회와 약사회 등이 먼저 기본방침을
제출한 이후, 이에 대한 협의를 통해 합리적 방안을 도출하는 방식
으로 회의를 진행키로 하였다. 이에 따라 7월 초 의사회, 병협(대한
병원협회), 치협(대한치과의사협회), 한의사회(대한한의사협회) 등 7
개 이익집단들이 의료보험 참여방안에 대한 공식적 의견을 7월 20

일까지 제출토록 하였다. 의사회는 치료제의 약국판매 우선 규제, 환자와 의사의 마찰해소를 위한 국민계몽 추진, 환자의 선택권 존중, 임의분업, 직능분업, 전국민의료보험 실시 후 고려, 주사제 분업대상 제외 등을 의약분업안으로 제시하였다. 반면, 약사회는 1988년 농어촌 의료보험 실시와 함께 강제완전 의약분업을 실시할 것과 약국의 의료보험 요양기관 일괄지정 선행, 처방용으로 분류된 모든 의약품을 분업대상으로 하며, 일반명 처방원칙, 약국수가 보장 등을 주장하였다.

이를 토대로 10월 12일 제2차 소위원회가 개최되었다. 강제완전분업, 강제부분분업 그리고 임의분업으로 의약분업안을 3분류하였다. 이어 3-4차 회의를 거쳐 1987년 12월 제5차 회의에서 최종적으로 완전의약분업을 목표로 3단계 의약분업 시행방안을 마련하고, 이를 정부에 1988년 4월 최종적인 의약분업안으로 제시되었다(약사회, 1992). 3단계 의약분업안의 중요한 내용은 다음과 같다. 제1단계에서는 현행 의료보험제도 내에서 약국을 요양기관으로 지정한 후 주사제를 제외한 의사의 처방전에 의한 약사의 조제투약에 대해서만 의료보험을 인정하도록 하는 보험 내 의약분업을 실시한다. 제2단계에서 주사제를 포함한 모든 전문의약품에 대해 특별한 경우를 제외하고는 의사 처방전 없이 조제투약할 수 없도록 의약품 분류에 의한 부분분업 방식을 제도화한다. 제3단계로 주사제를 포함한 모든 전문의약품을 대상으로 확대하여 완전분업을 실현하는 단계별 의약분업안을 제시하였다.

그러나 이와 같은 3단계 의약분업안에 대해 약사회가 전향적으로 평가한 반면, 의사회는 자유판매 규제선행과 처방전 발행 예외범위

확대를 요구하며 강력히 반발하였다(약사회, 1992: 196-197). 의사회의 반발로 단계별 의약분업안은 전의실안으로 최종적으로 확정되지 못한 상태에서 보사부장관의 교체와 위원회의 해체과정을 통해 무산되었다.

2) 국민의료정책심의위원회와 3단계 의약분업안

1988년 4월 27일 보사부는 '훈령 제544호'로 '국민의료정책심의위원회(이하 의심위)'를 전의실로 대체하여 신설하였다.[90] 새로이 구성된 위원회는 공동위원장 2인 아래 40인 이내로 위원을 두고, 그 활동시한을 1988년 12월 31일까지로 정하여 4대 의료정책문제를 다루기 위한 각 분과위원회를 산하에 두고 있다. 의약분업문제는 이 분과위원회의 하나로 <표3-22>과 같이 간사 위원 2인을 포함하여 위원 13인과 실무위원 3인 등 총 16인으로 구성하고 있다.[91]

---

[90] 이와 같은 위원회의 개편은 의약분업 자체에 문제가 있다기보다는 전국민의료보험실시에 있어서 도시지역에 대한 실시를 1년 연기하기 위한 것으로 표면적으로는 기존의 전국민의료보험실행위원회가 이해관계단체의 대표로만 구성되어 소속단체의 주장만을 고집하는 등 실효가 없어 해체하고 보다 발전적인 위원회를 구성하고자 하는 것을 근거로 내세우고 있다(의료보험연합회, 1997: 501).

[91] 국민의료정책심의위원회 산하 4대 분과 위원회는 「의약분과위원회」 외에 보험관리체계와 재원조달 그리고 보험급여 수준 등을 의료보장제도의 개선에 관한 사항을 다룰 「의료보장분과위원회」, 의료보험전달체제의 확립과 의료인력 및 시설의 수급 등에 관한 사항을 다룰 「의료제도분과위원회」, 한방의학 발전과 한방의료보험에 관한 사항을 다룰 「한방의료분과위원회」가 구성되어 있다.

<표 3-22> 의심위 의약분업 분과위원회

구 분	성 명	직 위	구 분	성 명	직 위
간 사	박종기 차흥봉	인하대 교수 한림대 교수	위 원	정경배 김명섭	인구보건연구원 약사회 회장
위 원	정원근 신영수 김낙두 한달선	서울대 교수 서울대 교수 서울대 교수 한림대 교수		김재전 이종수 강신호 유원하 진 강	의사회 회장 치협 회장 제약협회장 보사부 의정국장 보사부 약정국장
실무 위원	전도석 유성호 김행진		보사부 약무제도과장 보사부 의료제도과장 보사부 보험급여과장		

1988년 5월 29일 의약분과위원회 제1차 회의에서 의약분업 실시 방법 및 시기를 원점에서부터 다시 재검토하기로 결정하였다(약사회, 1993: 198). 그러나 9월 22일 열린 2차 회의에서는 1차 회의에서 논의되었던 기본방침을 다시 변경하여 기존 전의실에서 논의되었던 3단계 의약분업안을 토대로 구체적인 추진방안을 도출하기로 하였다. 이와 같은 3단계 의약분업안은 의사회가 종전의 주장, 즉 치료제에 대한 자유판매규제 선행을 되풀이 주장함으로써 3-4차 회의에도 불구하고 합의에 도출하지 못하였다. 이에 따라 분과위원회는 각 이익집단들의 단계별 의약분업에 대한 의견을 첨부하여 의심위 전체회의에 상정하였다. 의심위의 위원회 종료시한의 2일 앞두고 열린 12월 29일 제3차 전체회의에서도 역시 합의를 도출하지 못하고, 보사부의 '선시행 후보완'을 전제로 한 다음과 같은 기본방향을 내용으로 하

는 절충안을 정부에 건의키로 결정하였다.[92] 이 기본방향은 첫째 1989
년 전국민의료보험실시와 함께 약국을 의료보험요양취급기관으로 지정
하여 약국의 의료보험에 참여시킴으로써 의료보험제도권 내에서 부분
의약분업을 추진한다. 둘째, 분업대상은 의원급 및 보건소의 외래환자
로 한다. 셋째, 원외처방전에 대한 환자부담금을 차등 적용하여 국민
의 불편의식을 불식시킨다. 넷째, 원외처방료를 적정수준으로 책정하
여 의사의 원외처방을 유도하는 한편, 약국의 조제료를 적정수준으
로 유지토록 한다.

3) 보사부의 수정안에 대한 이익집단의 반발

정부는 의약분업에 대한 의심위의 건의안을 양 이익집단에 통보하
고, 만약 의사회와 약사회가 1989년 2월까지 다른 합리적인 방안을
합의할 경우 이를 수용할 수 있음을 표명하였다. 그렇지 못할 경우,
의심위의 기본방향을 중심으로 한 보사부의 수정안을 1989년 7월부
터 강행하겠다고 밝혔다. 보사부의 수정안은 당초 단계별 의약분업
안을 크게 변질시킨 것으로 당초안(전의실안)이 의사의 직접조제와
약사의 임의조제 시 의료보험혜택을 받지 못하게 한 반면, 수정안은
환자부담에 차등을 두어 환자에게 금액상의 혜택(약 500원)을 부여

---

92) 당초 마지막 전체회의에 상정된 의안은 3단계 의약분업 방안 중 1단계
　　안(보험 내 분업)이었으나, 이 안을 둘러싸고 약사회 측은 찬성, 의사회
　　측은 반대로 입장이 엇갈려 정부에서 선 시행, 후 보완을 전제로 한 절
　　충안을 제시하였고, 이 절충안이 결국 건의안으로 채택된 것이다(의료
　　보험연합회, 1997: 731)

하여 처방전 발행을 유도하는 것을 핵심으로 하고 있다. 이에 대해 약사회는 환자부담금 차등을 크게(최소 1000원 이상) 할 것 등의 조건부 찬성을 표시한 반면, 의사회는 반대 입장을 표명하였다.93) 그러나 이들 이익집단의 의약분업에 대한 표면적인 입장보다 본질적인 문제는 전국민의료보험이 가져올 의료이용행태의 변화에 따른 정책이익의 변동에 대한 각자의 평가에 따라 달리하고 있다. 약사회는 전국민의료보험에 의한 의료이용행태 변화로 전체 약국의 30%만이 생존할 것이라는 비관적 평가와 함께 자신들의 생존권이라는 측면에서 정책변화를 요구하였다. 이에 반해 의사회는 국민의 불편, 의료전달체계의 미비, 병의원과 약국의 불균형 분포 등의 이유를 들어 의약분업이 시기상조라며 정책변화에 반대하였다.

이와 같은 양 이익집단의 견해차로 인하여 당초 2개월의 합의시한을 넘기고, 이들 이익집단의 시한연장요청으로 다시 4월 말까지 연장되었다. 그러나 시한연장에도 불구하고, 이들 이익집단은 그들의 주장을 되풀이하였다. 의사회는 보험과 관계없이 항생제, 호르몬제 등 약화사고가 많은 약제부터 완전분업을 실시한 후 점차 분업을 확대실시하자는 것이었고, 약사회는 의료보험제도권 내에서 강제분업을 우선 실시하여 처방전 발행을 의무화하여야 한다고 주장하였다(의료보험연합회, 1997: 732). 이에 따라 이익집단이 합의점에 도달

---

93) 이 위에도 약사회는 처방전이 50% 이상 발행되도록 제도적으로 보장하고 치료제의 자유판매는 계속 허용되어야 한다고 주장하였다. 반면 의사회는 의약품의 오·남용방지를 위해 항생제, 홀몬제, 향정신성의약품 등 3개 전문치료제에 대해서는 약국의 자유판매금지가 선행되어야 한다는 점을 주장하였다(의사회, 1993: 139)

하지 못하였다. 특히 당초 찬성입장이던 약사회는 점차 보사부의 의약분업안이 실패한 일본의 임의분업안을 수용한 것이라고 간주하고, '의료보험 내의 완전의약분업'을 주장하며 반대 입장으로 선회하였다. 정부는 이와 같은 의약분업을 둘러싼 정책갈등에 대하여 1989년 7월 1일 도시지역의료보험의 실시라는 시간적 촉박성을 들어 정부의 수정안을 중심으로 의약분업 실시할 것을 주장하였다.

그러나 이와 같은 정부의 행태는 약사회의 강력한 반발을 촉발하였다. 1989년 4월 23일 약사회 대구시지부를 시작으로 전국적으로 '의료보험 내 완전분업'을 주장하는 분회 및 지부의 집회 및 농성이 이어졌다. 약사회는 이를 통해 의료보험이 도입된 이후 12년 동안 약국이 소외됨으로써 약사의 전문 직능이 무시되어 왔음을 강하게 주장하였고, 이의 해결책으로 완전의약분업 실시를 강력히 주장하였다(약사회, 1993: 217). 이어 5월 27일 약사회 부산시지부 소속 약국들의 폐문이 이루어졌다. 이 같은 집단행동은 또다시 언론이 의약분업 정책문제에 개입하는 계기로 작용하였다.94)

---

94) 동아일보(1989. 5. 30.)는 '의약분업 파동우려', 조선일보(1989. 5. 31.)는 '의약분업 7월 시행진통'이라는 제목으로 약사회의 정부안에 대한 반발과 이의 미관철시 '총휴업'돌입 예정에 대한 보도를 하였다.

4. 정책산출: 약국의료보험의 실시

정부의 수정안에 대한 양 이익집단의 반발, 특히 약사회의 강력한 반발은 5년 31일 의약정 3자회의를 통해 약국의 의료보험참여방안과 의약분업의 조속한 실시에 대한 원칙적인 합의에 도달함으로써 해결되었다. 이날 의약정 3자 회의 합의사항으로 "의약분업에 있어서 가능한 한 빠른 시일 내에 완전분업토록 하고 약국의 의료보험제도 참여에 관하여는 양 단체가 이를 찬동한다"라는 다소 모호한 합의문을 발표하였다. 그러나 이어 발표된 합의사항에 대한 설명에서 보다 구체적인 정책문제 해결안이 제시되었다.(의료보험연합회, 1997: 733). 그 내용을 보면, 첫째 기존의 단계별 의약분업안을 백지화하고 1991년 상반기 중으로 완전의약분업을 실시하기 위한 약사법 개정, 둘째 완전의약분업 시까지 잠정적으로 국민의 관행과 편의를 위하여 일정 범위 내에서 약국을 이용하는 환자에 대해 보험급여를 1989년 10월 1일부터 시행, 셋째 약국의료보험실시방법에 대해서는 보사부와 약사회의 협의를 통해 결정 등으로 하고 있다. 이는 결국 의약분업의 실시를 연기하는 대신 한시적으로 약국의 임의조제에 대해 의료보험을 적용하고, 이의 구체적인 내용은 정부와 약사회 양자 간의 협의를 통해 이룬다는 것에 대해 의사회가 동의한다는 것을 그 내용으로 하고 있다.

이와 같은 약국의료보험의 한시적 실시계획에 대해 약사회는 '국민보건의료에 기여해온 약국의 역할과 기능을 인정하여 약국의 직접

조제권을 제도적으로 인정한 것'이라고 환영의 뜻을 표하였다. 이에 반해 의사회는 약국의료보험의 실시에 대해 합의한 적이 없다고 전면 부인하는 한편, 이 제도가 '불법적인 임의조제를 인정함으로써 의사의 진찰권과 처방권이라는 고유권한이 침해'되었다고 반발하였다.[95] 그러나 정부는 합의를 기정사실화하고, 10월 1일부터 약국의료보험을 시작하였다.

전국민의료보험도입과정에서 촉발된 의약분업논쟁이 결국 약국의료보험이라는 기형적인 형태로 전개된 것은 정부와 의사회 그리고 약사회의 이해를 반영한 것이다. 먼저 정부는 이를 통해 전국민의료보험도입의 걸림돌을 제거할 수 있었다. 정부의 1차적 관심은 전국민의료보험을 도입하는 것이었고, 의약분업문제는 부차적인 문제에 지나지 않았다. 비록 세계유일의 기형적 정책임에도 불구하고 약국의료보험을 도입하여 일정 부분 1차진료원으로서 역할을 수행하던 약국의 의료보험 내 진입을 허용함으로써 이들의 정책순응을 확보하여 안정적으로 전국민의료보험을 도입할 수 있었다. 다음으로 의사회는 비록 약국의료보험의 도입으로 약국의 임의조제가 제도권에서 인정받는 결과를 가져왔으나, 실질적인 측면에서 자신들의 영역확대라는 실익을 챙길 수 있었다. 과거에서 보듯이 전국민의료보험의 도입은 '병의원'에 대한 의료수요를 크게 증가시킴으로써 그들의 경제적 이익의 커다란 증가가 예상되었다. 또한 의약혼재의 지속은 약국 대비 경쟁력 우위와 의약품 판매이익의 지속적 확보를 기할 수 있었

---

95) 그러나 의사회의 반발이 정책불응으로 이어지지는 않았다.

다. 마지막으로 약사회는 새로운 정책을 통해 과거 지속적으로 제기하였던 약국의 의료보험참여를 관철할 수 있었을 뿐 아니라 임의조제에 대한 정당성의 확보라는 정책이익을 획득하였다.

결국, 약국의료보험의 한시적 실시는 정부의 전국민의료보험의 도입과 의사회의 의약혼재정책 지속 그리고 약사회의 의료보험 참여라는 정책적 요구를 반영한 결과라 하지 않을 수 없다. 그러나 세계 유일의 정책이라는 오명에서 알 수 있듯이, 약국의 임의조제에 대한 의료보험적용은 우리의 의약정책의 왜곡된 단면을 보여주는 것이라 하지 않을 수 없다.96)

5. 소결론

정책네트워크 지속기(Ⅱ)에 있어서 제도환경은 권위주의 정치체제의 제한된 완화와 보건의료시장의 성장으로 요약할 수 있다. 1987년

---

96) 김미(1992: 84)는 보건의료체계에서 약국의료보험이 가지는 의의를 다음과 같이 지적하고 있다. 첫째, 약국은 국민의 다수가 질병 발생 시 가장 먼저 방문하는 일차기관이라는 점에서 편리하고 저렴한 비용으로 가벼운 질환을 치료할 수 있는 대증투약경로가 넓게 개방되었다. 둘째, 의료보험 제도 내에서 제외되었던 약국의 의료보험 참여를 보상하여 보건의료 기관의 성생체제를 유도하였고, 약국으로 하여금 경미한 질환에 있어서 독자적인 약물치료영역을 확보하게끔 해주는 계기가 되었다. 셋째, 전 국민 의료보험에 모든 보건의료 서비스 공급자들이 참여하는 계기를 열었다. 넷째, 약국의료보험이 잘 운영되면 보험재정의 절감 효과가 있다.

6월의 민주화 요구와 이에 따른 대통령 직선제로의 개헌은 기존 정치체제의 붕괴와 새로운 민주주의 정치체제로의 이행을 상징하는 사례라 할 것이다. 그러나 정권의 구체제 인물의 승계와 소위 '3당 합당'은 기존 정치체제의 붕괴에도 불구하고, 시민의 자율성에 있어서 일정한 한계를 노정시켰다. 이와 함께 경제성장과 의료보험 적용인구의 확대는 보건의료시장에서 의료기관 및 약국의 성장과 국민의료비의 증가는 이익집단의 이익을 확대하였다.

한편, 1988년 농어촌지역의료보험과 1989년 도시지역의료보험의 도입은 의약분업을 또다시 정책문제화하였다. 1977년 의료보험의 도입과 함께 약국의 소외는 이들의 참여와 그 방안으로 의약분업문제를 다시 정책의제화하는 계기로 작용하였다.

전국민의료보험의 확대적용과 함께 약국의 이의 참여방안으로서 의약분업 문제를 다루기 위한 위원회가 1987년(전국민의료보험실행위원회), 1988년(국민의료정책심의위원회)에 각각 발족하였다. 이들 위원회를 중심으로 '3단계 의약분업'안을 중심으로 논의되었다. <표3-23>에서 보듯이 제1단계에서 목포와 같은 '보험 내 분업'방식을 시작으로 전문의약품에 대한 약사의 임의조제와 의사의 직접조제를 전면적으로 금지하는 3단계로 이어지는 의약분업안이 그 중요한 내용을 이루고 있다.

그러나 이와 같은 의약분업안은 의사회의 항생제 등 전문의약품에 대한 자유판매의 선규제와 환자의 선택권 부여 등을 주장하며 반대함으로써 합의도출에 실패하였다. 이에 따라 당초 3단계분업안 중 제1단계의 분업안을 수정한 보사부의 의약분업안이 제시되었으나 의사회가 기존의 주장을 되풀이하고, 약사회마저 '차등수가제를 통한 보험 내 분업'안에 대해 반대 입장을 표명하였다. 이와 같은 정책행위자들 간의 정책갈등으로 인해 합의실패가 거듭되자, 정부는 양 이익집단 간 합의도출 시 이의 정책반영과 그렇지 못할 경우 정부의 수정안을 강행처리할 것임을 표명하였다. 그러나 이와 같은 정부의 행태는 약사회의 강력한 반발을 불러와 항의농성과 집회 그리고 약사회 부산시지부의 1일 폐문을 불러왔다.

결국 전국민의료보험도입과정에서 촉발된 의약분업문제는 약국의료보험이라는 새로운 형태의 의약정책을 탄생시켰다. 정부의 의료보험의 전 국민 확대정책과 의사회의 의약혼재지속, 약사회의 의료보험 참여라는 이해관계의 산물로서 약사의 임의조제에 대한 의료보험 적용이라는 새로운 정책의 출현을 가져왔다.

〈표 3-23〉 전국민의료보험실행위원회의 3단계 의약분업안과 정부의 수정안

		전국민의료보험실행위원회			정부의 수정안
		1단계	2단계	3단계	
실시시기		1988년	1992년	1995년	1989년 7월
분업 형태	법적	약제비 보험급여 방식에 의한 부분분업	의약품 분류방식에 의한 부분분업 - 전문의약품과 일반의약품 분류	의약품 분류방식에 의한 완전분업	환자의 본인부담금 차등적용에 의한 유인 방식(강제규정 없음)
	행위 주체	직능분업	직능분입	직능분업	직능분업
의약품 분류		의료보험 요양급여기준에 포함된 모든 의약품	전문의약품	전문의약품	모든 의약품

	전국민의료보험실행위원회			정부의 수정안
	1단계	2단계	3단계	
처방전 발행	상품명	일반명 −제한적인 상품 명 인정	일반명(반드시)	−
대체조제	처방발행자와의 협의에 의한 대체 조제	좌동	−	처방발행자와의 협의에 의한 대체 조제
주사제 포함여부	제외	제외	포함	제외
기타	− 약사의 임의조 제 투약 시 보험 급여 인정 제외	− 약사의 임의 조제 금지	− 약사의 임의 조제 금지	− 약사의 임의조제 보험급여 제외

제4절 의약정책네트워크의 위기(1990~1998)
−한약분쟁과 이에 따른 의약분업정책의 실시

1. 정책문제의 제기

　1993년 한약분쟁은 한약을 둘러싼 한의사회와 약사회 간의 의약분업 논쟁이라 할 수 있다. 의약품으로서 한약에 대한 조제권을 주장하는 약사회와 약사에게는 한약을 조제할 권리가 없다는 한의사회

간의 정책갈등이 발생하였다. 그러나 한약분쟁은 단순히 한방분야는 물론 의약분업에 대한 문제를 새롭게 제기하는 계기가 되었다.

특히 주목할 것은 한약분쟁해결과정에서 경제정의실천시민연합(이 하 경실련)이라는 시민단체의 참여는 보건의료정책에 있어서 새로운 정책행위자의 출현가능성을 제기하였다. 기존 정부와 전문이익집단 중심의 정책네트워크 환경에서 새로운 정책행위자의 출현과 참여가 능성을 제기하였다는 데서 그 의의를 달리하고 있다. 더욱이 한약분 쟁의 해결로서 약사법이 개정되는 과정에서 의약분업이 약사법 개정 이후 3년에서 5년 사이로 명시화됨으로써 의약분업은 1999년 7월 이전 실시되어야 할 새로운 정책과제로 등장하게 되었다.

2. 제도환경

1) 정치체제의 성격

1987년 소위 '6월 항쟁'과 직선제 개헌 이후 권위주의체제는 붕괴 하기 시작하였다. 특히 1993년 김영삼 정부의 출범은 제6공화국의 출범으로 시작된 민주주의 정치체제의 형식적·절차적 변화뿐만 아 니라 집권엘리트의 교체를 통해 이를 실질적 민주주의 정치체제로의 변화를 상징하는 것이라 할 것이다(김호진, 1999: 321).[97] 공직자의

---

97) 김호진(1999: 321-322)은 김영삼 정부의 정통성의 근거로 크게 6가지 를 지적한다. i) 국민직선에 의해 대통령에 당선되었다는 점, ii) 군 출

재산공개를 통한 부정부패의 추방, 과거 군부의 사조직에 대한 해체와 이들에 대한 숙군 그리고 안기부의 안기부법 개정을 통해 탈정치화, 금융실명제의 실시, 행정개혁의 단행과 광역 및 기초단체장까지 지방자치의 범위를 확대함으로써 전면적인 지방자치의 실현과 과거 군부출신에 대한 처벌을 통한 과거청산 작업을 실시하였다. 이러한 일련의 과정을 통해 과거와는 다른 인적 구조와 제도적 측면의 민주화를 이룩하였다.

정치체제의 변화는 시민사회의 자율성, 즉 정책결정영역에 있어서 사회 제 세력의 정치세력화와 정책결정영역에 대한 참여요구로 확대되었다. 기존 이익집단의 정책결정영역에 대한 영향력 확대는 물론 NGO로 불리는 공익집단 혹은 시민단체의 등장은 시민사회의 조직화라는 측면에서 그 의의를 달리하고 있다.98) 이들 시민단체는 기존

신이 아닌 민간인 출신이라는 점, iii) 7명의 후보가 난립한 직선제 구도에서 42%의 득표율을 획득함으로써 다수의 지지를 획득하였다는 점, iv) 당내 경선을 통해 민자당의 대통령 후보로 선출되었다는 점, v) 노태우 대통령이 민자당 탈당하고 중립내각이 대선을 관리함으로써 과거 역대선거에 비해 관권의 힘을 거의 빌리지 않고 공명선거를 통해 당선되었다는 점, vi) 그와 혈전을 벌였던 후보자들이 패배를 인정하고 결과에 승복했다는 점 등을 들 수 있다.

98) NGO의 성장요인으로 4대 위기와 2대 발전요인을 들 수 있다(Salamon and Anheier. 1994, 김영래, 2003: 13 재인용). 즉 복지국가의 위기, 발전의 위기. 환경의 위기 사회주의의 위기 등 4대 위기와 경제성장률의 상승, 정보통신기술의 발전 등 2대 발전요인은 비영리단체로서 시민단체를 발전시키는 주요한 요인으로 작용하였다. 4대위기는 첫째, 1950년대와 60년대를 통하여 확대 발전되었던 서구형 복지국가는 70년대의 오일쇼크로 인한 재정위기로 인하여 정부의 위기를 맞게 되었으며, 이에 대한 대안으로 제3섹터의 육성을 통한 민간집단의 역할을 중요시하게 되었다. 둘째, 발전의 위기는 제3세계 개발도상국에 있어 발전의 주

국가권력과 이익집단 중심의 정책결정구조에 의한 정책결정의 독점
성 강화로부터 비조직화된 대중과 정치적 약자를 보호할 조직의 필
요성이 증대되면서 출발하였다. 시민단체는 언론의 지원과 정치인들
의 협조와 같은 자원동원이 쉽고, 강한 외부 압력에 대한 대처능력
과 전문성은 이들이 가진 정책자원이라 할 것이다.

시민단체는 1987년 소위 '6·29선언' 이후 등장하기 시작하여 본
격적인 활동이 시작된 것은 김영삼 정부 출범 이후부터이다(김영래,
1999; 김준기, 1999; 조대엽, 1999). 1993년 새로운 정부의 출범과 함
께 한국의 시민사회는 오랫동안의 군부권위주의 체제하에서 질식된
상태로부터 벗어나 시민운동을 활성화할 수 있는 공간을 확보하였다
(조대엽, 1999: 121). 민주주의 정치체제로의 변화는 시민운동의 정
치적 활동공간과 영향력의 확대를 가져왔다. 과거의 변혁적이고 계
급지향적인 민중운동으로서의 소위 재야운동이 쇠퇴하기 시작하면서
탈이념적이고 초계급적인 성격을 시민단체가 등장하기 시작하였다.
시민단체는 과거 재야운동이 정부에 대한 비판과 반체제적 성격을

체로서 정부의 한계가 드러나, 이에 대하여 민간부문이 갖고 있는 창의
력과 문제해결 능력을 추구하게 되었다. 셋째, 환경의 위기는 특정 국
가에 한정된 문제가 아니라 전 지구촌에 관련한 문제로서 정부보다는
각종 환경단체들에 의한 노력이 더욱 각광을 받게 되었다. 넷째, 사회
주의 위기는 사회주의권의 붕괴로 새로운 정치질서와 민주주의 체제가
등장하면서 시민의 자발적 참여를 유도하게 되었다. 이와 함께 2대 변
화로, 첫째 70년내 이후 급속히 발달된 정보통신기술의 변화로 지구촌
을 일일생활권으로 만들면서 시민의 권리에 대한 인식, 권리의 행사 등
에 대한 시민단체의 눈부신 활동이 시시각각으로 지구촌에 알려지면서
중산층의 확대, 이들의 정치참여와 사회활동의 증대는 선진국뿐만 아니
라 제3세계에서 NGO의 발전을 두드러지게 하였다.

강하게 표출한 반면, 그 활동영역이 세분화·다양화되고 정부 정책에 대한 감시 비판자로서의 역할뿐 아니라 정책대안자로서 혹은 이익집단의 중재자로서 역할을 수행하고 있다.[99]

특히 1993년 한약분쟁의 해결과정에서 경실련이라는 시민단체의 참여와 이에 의한 주도적 정책문제 해결은 정책결정의 자율성에 있어서 시민사회의 성장을 보여주는 단면이다.

2) 경제적 환경

(1) 보건의료시장

1990년대 들어서면서 보건의료환경에 있어서 주요한 특징은 병·의원을 중심으로 한 의료기관의 성장과 약국의 쇠퇴를 들 수 있다. <표 3-24>에서 보듯이 90년대 병의원은 IMF경제위기 이후를 제외하고는 전반적으로 보았을 때 크게 증가하였다. 종합병원이 1990년 228개에서 1999년에 277개로 49개가 증가하여 21.5%가 증가하였고, 병

---

99) 일반적으로 NGO, NPO로 불리는 공익집단은 종래의 이익집단이 특정 영역의 이익을 대변한 반면, 거의 모든 사람들이 사실상 공유하고 있는 일반적인 지위와 역할을 중심으로 조직되어 있으면서 비영리적이고 광범위한 이익을 대변하고 있다는 의미에서 차이를 보이고 있다. 선진사회와 달리 민주주의가 성숙하지 못한 후진국일수록 시민단체의 숫자도 적지만 사회의 주요 이슈가 권력집단에 대한 사회적 약자들의 보호가 그 활동의 주요 이슈화되면서 정치, 경제, 사회, 복지, 환경 등 광범위한 분야에 걸쳐 활동하게 된다. 이는 회원확보와 국민들의 관심을 증대시키는 장점도 있지만 그만큼 각 분야에 적합한 전문가를 확보하는 한계에 의해 발생한다(김웅락, 2002: 41).

원이 57.6% 그리고 의원이 69.2%로 증가하였다. 그러나 약국은 1990
년에 19,523개에서 1992년 20,158개를 정점으로 점차 감소하여 1999
년에는 18,435개로 크게 감소하였다. 1992년을 기준으로 하였을 경
우에는 무려 -1,723개가 감소하였다.

<표 3-24> 의료기관 및 약국 현황

	1990년	1991년	1992년	1993년	1994년	1995년	1996년	1997년	1998년	1999년
총 계	44,840	46,925	48,819	50,425	51,612	57,858	54,301	55,363	58,030	60,461
종합병원	228	231	236	242	252	266	271	262	255	277
병 원	328	326	337	360	380	398	421	456	517	517
의 원	10,935	11,746	12,355	12,966	13,647	14,343	15,002	15,876	17,041	18,507
보건소	260	267	269	269	269	238	244	245	249	242
보건지소	1,318	1,329	1,331	1,324	1,303	1,327	1,327	1,315	1,266	1,271
보건진료소	2,038	2,039	2,039	2,041	2,045	2,038	2,032	2,034	1,941	1911
기 타[1]	1,0210	11,070	12,094	13,093	13,842	19,624	15,479	16,106	17,813	19,301
약 국	1,9523	19,917	20,158	20,130	19,874	19,624	19,525	19,069	18,948	18,435

*자료: 보건복지부. 1990b~1999b.
**1) 특수병원, 치과병의원, 한방병의원, 부설의원(의무실), 조산소 포함

이와 같은 약국의 감소는 의약품 시장에서 병의원과의 경쟁에서
밀리고 있음을 반증하는 것이라 할 것이다.[100] 의료보험도입으로 인
해 약국의 이익감소라는 약사회의 우려가 현실로 확인되었다. 1977

---

100) 약국이 쇠퇴를 사셔본 원인으로는 의료보험제도와 약사인력의 증가를
　　들 수 있다. 배출된 약사의 대부분이 약국을 개업하기 때문에 포화상
　　태에 있게 되었다. 이러한 상황에서 의료보험의 실시로 환자들이 의료
　　이용 양상이 변화하게 되자 약국의 경영은 더욱 어려워진 것이다(조병
　　희, 1994: 213).

년 의료보험제도가 도입되면서 약사회는 이의 참여방안으로 의약분업을 지속적으로 제기하였고, 1989년 전국민의료보험의 도입과 함께 약국의 의료보험 참여방안으로 약국의료보험제도가 한시적으로 도입되었다. 그러나 이와 같은 새로운 정책은 그 실효성이라는 측면에서 커다란 효과를 거두지는 못하였다. 4품목 이내의 조제로의 임의조제 제한과 약국의 인식부족으로 1995년을 기준으로 약 40% 이상이 의료보험에 실질적으로 참여하고 있지 못하는 것으로 나타나고 있다.101) 이는 결과적으로 약사회의 경제적 위기가 개선되지 못하고 있음을 확인시키는 것이다.

이와 같은 약사회의 의약품 시장에서의 축소는 <표3-25>에서도 확인할 수 있다. <표3-25>에서 보듯이 의약품 시장에서 약국은 1991년 50.6%를 정점으로 지속적으로 감소하여 1999년에는 25.4로 약 25.2%로 크게 감소하였다. 이에 반해 병·의원은 1991년 43.7%에서 1999년 65.3%로 그 비중이 크게 증가하였음을 확인할 수 있다.

---

101) 약국의료보험제도가 활성화되지 못한 원인에 대하여 약사들의 적극적인 참여의 기피와 당초 기대와는 달리 약국에서의 의료보험의 혜택을 제대로 받을 수 없으며 받더라도 환자본인 부담률이 높아 보험적용에서 오는 이익을 체감하지 못한다는 점 등이 제기되고 있다(김미, 1992: 84).

〈표 3-25〉 도매업 의료판매현황

(단위: 백만 원, %)

	1991년		1993년		1995년		1997년		1999년	
	금액	비중	금액	비중	금액	비중	금액	비중	금액	비중
합계	810,407	100.0	966,843	100.0	1,325,769	100.0	1,625,067	100.0	1,836,959	100.0
수출	62	0.0	206	0.0	64	0.0	90	0.0	37	0.0
제조	271	0.0	499	0.1	2,703	0.2	6,676	0.4	11,013	0.6
도매	35,825	4.4	59,042	6.1	110,108	8.3	160,936	9.9	122,969	6.7
소매 (약국)	410,461	50.6	400,396	41.4	465,378	35.1	462,075	28.4	467,068	25.4
병원 및 관납	353,814	43.7	495,136	51.2	722,212	54.5	976,360	60.1	1,200,051	65.3
기타	9,974	1.2	11,565	1.2	25,304	1.9	18,931	1.2	35,821	1.9

자료: 제약협회 성실신고조합(내부자료)

전국민의료보험의 실시는 한편으로는 의료서비스의 접근권을 강화하였으나, 다른 한편으로는 국민의 의료이용행태 변화로 약국의 쇠퇴를 가져왔다. 의료서비스의 접근권 강화와 경제성장으로 인한 질적 의료수요의 증가는 일차 의료원으로서 약국의 기능을 약화시키고, 병·의원의 역할을 강화시켜 주었다.

(2) 보건의료정책

1977년 7월 의료보험제도를 도입하여 12년 후인 1989년에 전 국민의 의료보상시대를 열어 의료서비스의 양적 확대라는 괄목할 만한 성과를 거두었으나 질적으로는 의료수급측면에서 많은 문제를 노정시키고 있다. 오랫동안 중요한 과제로 되어 있던 의료자원의 부족과

지역 간 불균형이 점차 개선되어 1990년대 들어서는 크게 문제가
되지 않았다. 그러나 의료재정의 취약, 의료보장수준의 미흡, 의료서
비스의 공익성 부족, 공공부문의 상대적 위축, 의료공급체계의 구조
적 비효율에 대한 정책적 접근이 시도되었다. 1994년 1월부터 6개월
간 활동한 보건사회의 의료보장개혁위원회와 1996년 11월부터 1년간
지속된 국무총리실 산하의 의료개혁위원회의 활동이 이어졌다(한달선,
2001: 8). 이러한 활동은 보건의료정책이 양적 공급 위주의 정책에서
질적 수요중심의 정책으로 전환하고자 하는 노력이라 할 것이다.

　이에 따라 1990년대 들어서면서, 보건의료정책은 기존의 보건의료
서비스의 접근권 강화라는 공급중심의 양적 보건의료정책에서 점차
수요중심의 질적 보건의료정책으로 전화하기 시작하였다.[102) 정부는
'국민의료비'의 개념을 도입하고,[103) 이를 추계화함으로써 보건의료

---

102) 손학규는 우리나라 보건의료정책을 크게 4단계로 나누어 제1단계
　　(1948~2960)까지를 국가의 기본적 보건체계를 잡아가던 시기로, 제2단
　　계(1961~1975)를 사회의 주요한 질병을 관리하고 국가 경제개발에 도
　　움이 되는 인구 및 가족계획 분야의 정책개발에 치중하던 시기로, 제3
　　단계(1976~1989)를 국민의료보험의 단계적 확대정책의 시행으로 보건
　　의료서비스의 대중화에 치중하던 시기로 그리고 90년대 이후를 제4단
　　계로 국민보건의 질적 향상에 중점을 둔 정책개발의 시기로 분류하고
　　있다(손학규, 2001).
103) 국민의료비는 '건강의 회복 및 유지를 목적으로 한 경상적, 자본적 지
　　출과 보건의료분야의 용역 및 재화를 구입하거나 동 분야 내에서 연
　　구개발, 고정자본형성 등 일정기간 중 지출한 금액의 총계'이다. 이는
　　의료에 대한 국민적 기대수준의 증가, 의료보험의 완비에 따르는 의료
　　이용의 급증가능성, 노령화의 진전에 따르는 인구구성의 변화와 질병구
　　조의 변화 등 의료비 증가 등에 대한 동향을 파악하고 이를 통해 그 대
　　책을 수립하기 위한 기초자료로서 사용된다(보건복지부, 1993a: 163).

정책에 대한 체계적인 정책을 수립하기 위한 기초 자료로 활용하고 자 하였다. 또한 의료기관에 대한 서비스 평가제를 실시함으로써 각 의료기관에 대한 의료서비스의 질적 향상을 유도하고, 가정간호사 사업을 통해 찾아가는 의료서비스화를 지향하였다.104) 더욱 중요한 것은 1997년 의료개혁위원회를 통해 보건의료정책의 질적 전환을 위한 핵심적 내용이라 할 것이다.105)

3) 역사적 사건: 한약분쟁

한약분쟁은 1993년 약사법 시행규칙의 개정과 관련하여 한의사회 와 약사회를 중심으로 한약조제권과 관련한 정책갈등이다. 한약도 약으로서 조제권이 약사에 있고, 의약분업 대상이라는 약사회와 약 사에게는 한약에 대한 조제능력이 없으며 또한 약사의 조제영역이

---

104) 가정간호사 사업은 1990년 의료법 개정과 1994년의 1차 시범사업 이 후 그 대상 의료기관을 확대하고 있다. 이는 만성퇴행성질환의 증가와 인구의 노령화 및 각종사고의 재해로 인하여 거동불편인구는 증가하 고 있으나, 산업화 및 핵가족화 등으로 가족들의 수발능력은 감소함에 따라 국민들의 가정간호요구의 급증이라는 국민들의 요구에 부응하여 의료이용의 편의를 도모하고 의료비 부담을 절감할 수 있는 수요자중 심의 보건의료제도이다. 또한 이를 통해 장기입원이나 불필요한 입원 으로 인한 의료자원 낭비를 감소하고 자원 활용의 필요성을 제고하기 위한 효율적인 입원대체서비스이다(보건복지부, 2001).
105) 의료개혁위원회는 국민건강권 확보라는 기본 명제하에 첫째, 의료서비 스의 질적 향상, 둘째 국민의 의료접근성 및 편의성 제고, 셋째 포괄 적인 의료서비스의 보장, 넷째 보건의료 공급자 지원 및 산업의 육성, 다섯째 보건의료 공급체계의 효율성 증대 등을 의료개혁 5대 기본방 향으로 하고 있다(의료개혁위원회, 1997a: 32).

아니라는 한의사회 간의 정책문제에 대한 차이가 심각한 정책갈등을 불러일으켰다(김주환, 1994).

1993년 1월 30일 정부는 헌법재판소의 '89헌마163'를 근거로 약사법 시행규칙 중 "약국 내에는 재래식 한약장 이외의 약장을 두어 깨끗이 관리해야 한다"라는 조항의 삭제를 포함하는 일부 규정의 개정안을 발표하고 2월 25일 이를 확정하여 3월 5일 공포하였다(김주환, 1994: 37). 그러나 문제의 조항은 한의사회 입장에서는 약사의 한약 조제권을 엄격히 제한하는 조문으로 인식되었고, 더욱이 김영삼 정부 출범(2월 25일) 전후라는 정권교체기에 자신들의 충분한 의견수렴 없이 이루어졌다는 측면에서 강력히 반발하였다.

이와 같은 한약을 둘러싼 양 이익집단의 갈등은 당시 우리 의약정책의 두 가지 불완전성에 기인한 것으로, 어찌 보면 필연적이라 하지 않을 수 없다. 첫째, 의료의 이원화와 의약의 불완전한 일원화를 들 수 있다. 의료분야에 있어서는 의사와 한의사를 동시에 인정함으로써 서양의학과 동양의학의 차이를 인정하고 있는 반면, 의약분야에 있어서는 약사와 한약사를 구분하지 않고 있다. 물론 한방분야에 있어서도 한약종상 혹은 한약업사들이 한약사의 역할을 일부 대행하고는 있었으나, 이들에게 한방 분야의 약사로서 지위를 부여하는 데 일정한 한계를 가지고 있었다.106) 둘째, 한약조제권에 대한

---

106) 한약종상은 1971년 약사법 개정으로 한약업사로 개칭되었다. 이들은 약사법 제3조에 의해 의약품 판매업의 한 종류로서 환자의 요구가 있을 경우에 기존 한의서에 기재된 처방 또는 한의사의 처방전에 의해서 한약을 혼합 판매할 수 있다. 이들의 판매허가는 고졸 이상의 학력으로 한의원 또는 한약업소에서 5년 이상 종사하고 한약업사시험에

법규정이 모호하여 핵심 이익집단인 한의사회와 약사회가 모법인 약
사법을 근거로 각기 자신들에 유리한 법해석을 할 수 있도록 하고
있다. 정부와 국회 역시 이에 대한 일관된 입장을 유지하지 못하고,
이들 이익집단의 갈등을 방조 혹은 조장하였다.107)

합격한 후 시·도지사가 수요 조절상 필요한 경우 병원, 의원, 한방병
또는 약국, 보건소가 없는 면에 한해 1인을 허가할 수 있도록 하고
있다(김주환 1994: 29). 한약업사의 경우, 정규적인 교육기관과 교육과
정에 의해 양성되지 못한다는 의미에서 한약사의 역할을 수행하는 데
있어서 일정한 한계를 가질 수밖에 없었다.

107) 먼저 한의사회는 약사의 한약조제권이 없다는 근거로 약사법에서 의
약품과 한약을 구별하고 있음을 들고 있다. 이들은 "현 약사법에서는
의약품(약사법 제2조제4항)과 한약(약사법 제2조제5항)은 정의부터 분
리된 별도의 영역이며 동법 제21조제1항은 '약사가 아니면 의약품을
조제할 수 없다'라고 하여 약사의 업무영역과 범위가 의약품 즉 법
제2조제4항에 국한한다고 분명히 하고 있는바 약사가 한약을 조제할
수 있다고 하는 법 해석은 부당한 법 해석이라 할 것이다"라고 주장
한다(대한한의사회, 1993. 4.). 반면 약사회는 질병치료를 위한 한약
역시 의약품일 수밖에 없음을 들어 한약조제권의 권리를 주장하고 있
다. 이들은 "약사법 제2조에 의하면 의약품은 질병의 치료 등의 목적
에 사용하는 것, 사람 등의 구조기능에 약리적인 영향을 주기 위한
목적에 사용되는 것 또는 대한약전에 수재되었던 것 중에서 기계기구
등(화장품, 치료재료, 의료용구)이 아닌 것으로 정의하고 있음으로 한
약은 당연히 그 사용목적이 질병치료 등을 위해 있음은 물론 그 성분
들이 약리작용에 있음으로 의약품이 분명"하며, "한약의 정의를 약사
법 제2조제5항에 별도로 정의하고 있는 것은 의약품이 아니기 때문이
아니고, 농수산물이 동의보감에 수재되어 있음으로 한약과 구분함으로
써 농어민을 보호하고 한약의 특성상 관리를 별도로 하기 위한 용어
정의에 불과"하다고 주장하고 있다(대한약사회, 1993. 7.). 한편 정부는
1972년 유권해석을 통해 '한약도 의약품'이라고 정의함으로써 약사의
한약조제권에 정당성을 부여하고 있으나, 국회는 1975년, 1976년에 각
각 약사의 한약조제권을 제한하는 '약사법 중 개정 법률안 부대결의'
와 '의약품 조제에 관한 대정부건의' 등을 통해 약사의 한약조제권을

한편, 문제의 약사법 시행규칙이 개정 공포되면서 한의사회의 강력한 반발을 불러왔다. 동년 3월 4일 '보사부의 편파적 약무정책규탄'이라는 신문광고를 시작으로 12일 개원 한의사들과 한의대생들의 정부 제2종합청사 앞에서의 항의집회와 동월 22일 한의대생들의 수업거부를 시작으로 한의사회의 격렬한 항의가 이어졌다.

이후 6월 들어서면서 장기간의 한의대생의 수업거부는 이들의 집단유급과 차기연도 한의대 지망 학생들의 진로문제 등이 겹치면서 사회적으로 커다란 정책문제로 제기되었다.108)이에 정부는 6월 30일 '약사법개정추진위원회(이하 약개추)'를 설치하여 정부와 양 이익집단 간의 협상과 합의를 이끌어내고자 하였다. 보건사회부 차관을 위

제한할 것을 요구하고 있다. 이와 같은 양 이익집단의 갈등으로 1980년 약사법 시행규칙의 개정을 통해 문제의 조항을 새로이 삽입하게 되었으나, 이에 대해서도 한의사회는 문제의 조항이 국회의 앞의 '대정부건의'를 반영한 것으로 약사의 한약조제권을 금지하는 것으로 해석하고 있는 반면, 약사회는 문제의 조항과 한약조제권과는 별개라는 입장을 취하고 있다. 이후 문제의 조항과 관련한 약사의 한약조제권에 대해 1989년 한약업사의 헌법소원에 대한 헌법재판소의 판결은 '한약을 비롯한 의약품 일반에 관해 전면적인 조제 및 판매권을 가지는 약사'라고 적시하면서도 판결형태를 '각하'로 함으로써 그 법해석의 기속력을 발생시켰다. 결국 정부와 국회 그리고 헌법재판소 등은 한약조제권에 대한 명확한 영역설정을 하지 못함으로써 이들의 갈등을 지속시켜 왔다(김주환, 1997).

108) 한의대생들의 수업거부 이외에도 한의사회는 한방병원 수련의의 사직서 제출, 개업 한의사들의 면허증 반납, 한의대 본과 4학년생들의 한의사 국가시험 거부, 보사정책담당자에 대한 한의사회의 고발 등의 다양한 방법이 동원되었다. 약사회 역시 한의사측 인사에 대한 명예회손 고소, 약국의 휴업(6월 24일) 등의 방법을 통해 자신들의 정책적 요구를 주장하였다.

원장으로 하는 약개추는 양 이익집단과 학계 및 시민단체 등이 참여
하여 7월부터 본격적인 활동을 시작하였다. 일련의 공청회와 회의를
통해 정부는 9월 3일 '기존 약사의 한약조제권 인정과 한약조제 범
위의 제한 그리고 신규 약사의 한약조제 금지'를 핵심 내용으로 하
는 개정법률안을 제시하였다. 그러나 이와 같은 정부의 갈등중재안
에 대해 한의사회는 약사의 기득권 불인정을 내세우며 거부하였고,
약사회 역시 신규 약사의 한약조제권이 금지와 한약조제권 제한을
받아들일 수 없다면 반대 입장을 분명히 하였다.

9월 정부의 약사법 개정안이 발표된 이후, 양 이익집단은 다시 본
격적으로 반발을 본격화하였다. 특히 상대적으로 약한 반발을 보여
왔던 약사회는 성명서 발표, 임시대의원대회를 통한 약사면허증 반
납결의, 9월 22일부터의 무기한 약국 휴업 돌입결의 등의 반발의 강
도를 높이며, 한방분야의 의약분업과 약사의 한약조제권 인정을 요
구하였다. 한의사회 역시 약사법 개정에 불만을 표출하며 갈등표출
을 재개하였다. 2차 약개추 회의 직후 한의대생들은 정부의 활동에
불만을 표출하며 6월 중단하였던 수업거부를 7월 27일 재개함으로
써 8월 말부터는 유급이 확정되기 시작하였고, 한의대 교수들 역시
보직사직서를 제출하는 등 대정부 압력활동을 강화하였다.

이와 같은 과정에서 경실련은 9월 14일 독자적인 약사법 개정안
을 제시하고 이들 양 이익집단들이 희망할 경우 다른 시민단체들
과109) 함께 민간차원의 갈등중재에 참여할 수 있음을 밝혔다. 이에

---

109) 경실련 이외에도 '한국소비자연맹', '소비자문제를 연구하는 모임' 등
　　이 참여하였다.

‘한약조제권분쟁해결을 위한 조정위원회(이하 조정위)’가 결성되고, 약사회와 한의사회 대표 각각 3인과 각 시민단체별로 1인 등 총 9인의 조정위가 동월 17일부터 활동을 시작하였다. 이어 20일 경실련 등 시민단체와 양 이익집단은 한약분업의 실시, 한약사제도의 신설과 기존 약사 및 약대생에 대한 한약사자격시험을 통한 한약조제권의 부여를 내용으로 하는 새로운 합의안을 20일 도출하였다. 이에 대해 정부는 이들 핵심내용을 수용한 형태의 약사법을 개정함으로써 정책갈등을 해결하였다.110)

이때 주목할 것이 한약분쟁으로 인한 1994년 1월 약사법 개정과정에서 의약분업에 대한 실시시기가 명시화되었다는 것이다. 의약분업실시 시기를 약사법 개정 이후 3년에서 5년 사이, 1997년 7월에서 1999년 7월 사이에 대통령령으로 정하는 날부터 의약분업을 시행하도록 명시함으로써 다시 한 번 의약분업이 현실화될 수 있는 계기를 마련하였다.

1993년의 한약분쟁이 의약분업정책에 있어서 가지는 의의는 크게 세 가지를 지적할 수 있다. 첫째, 보건의료부문에 있어서 새로운 정책행위자로서 시민단체의 진입가능성을 열어놓았다는 것을 들 수 있다. 보건의료정책에 있어서 정부와 이익집단이 아닌 제3의 집단 즉 시민단체가 정책결정에 대한 참여가능성을 확인하였다는데 그 의의를 둘 수 있다. 둘째, 정책문제에 대한 정부주도가 아닌 경실련 주

---

110) 당초 조정위에서는 ‘한약분업 3년 내 실시’에 합의하였으나, 개정 약사법에서는 ‘안약분업 원칙을 제시하고 그 실시시기에 대해서는 명시화하지 않았다.

도의 이익집단의 합의를 이끌어냄으로써 정책결정위임에 의한 정책문제 해결가능성을 제시하였다는 것을 들 수 있다. 경실련 주도의 시민단체가 중심이 되고, 각 이익집단이 참여하여 합의와 이에 대한 정책결정화함으로써 정부가 아닌 민간부문에 의한 정책문제 해결, 정책결정위임과 이의 법률화 작업을 통한 문제해결이라는 새로운 형태의 정책결정방식이 제시하였다. 셋째, 약사법 개정과정에서 의약분업 실시시기를 명확하였다는 점을 들 수 있다. 한약분쟁은 의약분업에 대한 필요성을 새롭게 인식하는 계기로 작용하였다. 의약혼재로 인한 의약품 오·남용 문제의 심각성이 제기되면서 의약분업에 대한 필요성이 제기되었다. 더욱이 그 시기에 있어서도 구체적으로 명시됨으로써 피할 수 없는 정책의제로 자리메김하게 되었다.

결국, 한약분쟁은 보건의료정책분야에 있어서 NGO라는 새로운 정책행위자의 진입가능성과 함께, 의약분업문제를 새로이 정책문제화하는 계기를 마련하였다.

3. 정책과정 분석

1) 약사법 개정과 의료개혁위원회의 발족

1989년 약국의료보험제도의 도입으로 소강상태로 접어든 의약분업문제는 1993년의 한약분쟁과 이로 인한 1994년 약사법개정으로 새롭게 정책의제로 등장하게 되었다. 1994년 개정된 약사법시행규칙에서 의약분업시기를 3~5년 사이에 대통령령으로 시행한다고 그 시기를 규정함으로써 새로운 정책과제로 등장시키는 결과를 가져왔다.

정부는 의약분업과 기타 주요 보건의료정책과제 해결을 위한 자문기구로 1997년 국무총리산하에 '의료개혁위원회(이하 의개위)'를 발족하였다. 의약분업 문제가 기타 다른 주요보건의료정책과제와 함께 이로 인해 의약분업은 1997년의 국무총리의 자문기구로 출범한 '의료개혁위원회'의 중요한 과제로 등장하였다.

(1) 의개위의 조직과 활동

<표3-26>은 의개위의 위원과 전문위원의 명단이다. 의개위는 민간전문가로 구성된 30명의 위원과 의료개혁원회의 과제연구를 지원하고자 각 분야별 전문가로 구성된 전문위원 30인과 정부관계자 30인의 특별위원으로 구성되어 있으며 그 산하에 운영위원회와 사무국 그리고 5개 분과 위원회를 두고 있다. 의개위 위원을 분야별로 인적 구성을 구체적으로 구분하여 보면 의사회가 김일순 부위원장을 비롯하여 8명으로 가장 많이 참여하였고, 약사회 3명, 학계 및 전문가 7명, 언론계 3명, 시민단체 1명, 치의사회 1명, 간호사회 1명, 한의사회 2명 그리고 재계 1명, 기타 3명으로 구성되어 있다.

의약분업문제는 제1분과 '의료체계 개선'에서 이루어졌다. 제1분과의 위원과 전문위원 구성에 있어서도 의사회 관련 인사들이 역시 다수 포진하고 있다. 분과위원 6인 중 의사회가 3명, 약사회 1명 그리

고 학계와 언론계가 각각 1명씩으로 과반수를 의사회가 차지하고 있다. 이와 함께 전문위원 구성에 있어서도 의사회 2명, 약학 1명 그리고 학계 및 연구원이 3명으로 상대적으로 의사회의 인적 구성이 강하게 드러나고 있다. 그러나 한약분쟁과정에서 새로운 정책행위자로 등장하기 시작한 경실련을 비롯한 시민단체는 참여하지 못하고 있다. 이는 전문이익집단 중심의 의약정책결정에 있어서 이들 시민단체의 참여가 제한된 폐쇄적 구조를 지속적으로 유지하고 있음을 의미하는 것이다.

<표 3-26> 의료개혁위원회 위원 및 전문위원

위 원			전문위원	
분 과	성 명	소 속	성 명	소 속
위 원 장	박우동	변호사(전 대법관)	홍문식	한국보건사회연구원 (총괄간사)
부위원장	김일순	연세대 의과대학교수		
상임위원	연하청	한국보건사회연구원장		
제1분과 의료체계 개선	한달선	한림대 의무부총장	조재국	한국보건사회연구원(간사)
	고광호	서울대 약학대학 교수	김원식	건국대 경제학과 교수
	박정한	대구가톨릭대 의과대학 교수	손명세	연세대 의과대학 교수
	송 복	연세대 사회학 교수	신완규	서울대 약학대학 교수
	유승흠	연세대 의과대학 교수	이종찬	아주대 의과대학 교수
	이용수	동아일보 편집위원	윤경일	한국보건사회연구원
제2분과 의료인력 양성	신영수	한국보건의료관리연구원장	백화종	한국보건사회연구원(간사)
	김시현	변호사	김중렬	한국외국어대 경제학과 교수
	박훤구	한국노동연구원장	유태우	서울대 의과대학 교수
	장영일	서울대 치과대학교수	이무상	연세대 의과대학 교수
	최의순	가톨릭대 간호대학 학장	황나미	한국보건사회연구원

위 원			전문위원	
분 과	성 명	소 속	성 명	소 속
제3분과 의료보장 내실화	문옥륜 김우환 박정희 양영태 이계식	서울대 보건대학원 교수 동의대 한의과대학 교수 전 YMCA회장 치과타임즈 발행인 한국개발연구원 선임연구위 원	최병호 권순만 김병익 노인철 백문규 조병희	한국보건사회연구원(간사) 서울대 보건대학원 교수 성균관대 의과대학 교수 한국보건사회연구원 의료보험연합회 계명대 사회학과 교수
제4분과 의료산업 발전	민병구 고창순 김일섭 김재완 유승필 이정애	서울대 의과대학 교수 서울대 의과대학 교수 세계화추진위원회 위원 전 덕성여대 약학대학 교수 유유산업 사장 전남대 의과대학 교수	정우진 김원중 이평수 정영호 장혁순 차은종	한국보건사회연구원(간사) 인제대 보건관리학과 교수 한국보건의료관리연구원 한국보건사회연구원 순천향대 의과대학 교수 충북대 의과대학 의공학 교수
제5분과 한·의약 발전	이계희 김병운 김재백 신동식 염용태	충남대 사회과학대학 학장 전 경희대 한의과대학 학장 원광대 약학대학 교수 서울신문 사징심의위원 고려대 의과대학 교수	이상영 박재용 변용찬 성현제 이정옥 장창곡	한국보건사회연구원(간사) 경북대 의과대학 교수 한국보건사회연구원 한국한의학연구원 효성가톨릭대 사회학과 교수 동덕여대 보건관리학과 교수
특별위원	김용문 인경석 정덕구 양종석 장오현 전태준	보건복지부 차관 국무총리실 제3행정조정관 재정경제원 기획관리실장 내무부 차관보 교육부 고등교육실장 국방부 의무사령관		

*자료: 의료개혁위원회, 1997.

〈3-27〉 제1분과 활동 및 의약분업 관련 의개위 활동

시 기	구 분	내 용
1996년 1월8일	의료개혁위원회 제1차 회의	발족식
1996년11월25일	제1분과 제1차 분과회의	개혁과제 선정
1996년12월09일	제1분과 제2차 분과회의	개혁과제 선정
1997년 1월16일	제1분과 제3차 분과회의	-응급의료체계의 발전 -효과적 의료분쟁 조정제도 -장기이식 관련제도의 정립 -보건 의약 행정조직의 효율화
3월10일	제1분과 제4차 분과회의	-응급의료체계의 개선 -효과적 의료분쟁 조정제도의 정립
4월14일	제1분과 제5차 분과회의	-효과적 의료분쟁 조정제도의 정립 -보험진료체계의 개선
5월12일	제1분과 제6차 분과회의	-효과적 의료분쟁 조정제도의 정립 -일차의료의 발전방안 -보험진료체계의 개선 -지역보건사업체계의 활성화
6월 9일	제1분과 제7차 분과회의	-의약분업 추진방안 -한양방 의료공급과 이용의 합리화
7월 9일	제1분과 제8차 분과회의	-단순의약품 약국 외 판매허용여부 -양한방 의료공급과 이용의 합리화
7월29일	제1분과 제9차 분과회의	-의약분업 도입방안
8월18일	제1분과 제10차 분과회의	-의약분업의 추진방안
8월26일	제1분과 제11차 분과회의	-양한의료의 상호교류 및 협진체계 구축방안
9월 2일	제1분과 제12차 분과회의	-의약분업의 추진방안 -단순의약품의 약국 외 판매허용 여부
9월19일	제1분과 제13차 분과회의	-단순의약품의 약국 외 판매허용 여부

시 기	구 분	내 용
9월26일	제6차 공청회	의약분업 도입방안
10월8일	제1분과 제14차 분과회의	의약분업 도입방안
10월15일	의료개혁위원회 제13차 회의	의약분업 도입방안 -의약품 표준소매가제도의 개선방안
10월 15일	운영위원회 제13차 회의	의약분업 도입방안 의약품 표준소매가제도의 개선방안 보건의료기술개발 지원체계 구축방 안향후 추진계획
10월 17일	제1분과 제15차 분과회의	-단순의약품 약국 외 판매 허용여부 -지역보건사업체계의 활성화
12월 27일	국무총리 제3차 최종보고	의약분업의 도입방안 등.

의개위는 국무총리의 자문기구로서 의료문제에 대한 전반적인 개혁과제를 발굴하고, 이에 대한 각 이익집단 및 전문가들의 의견을 제시할 수 있었다. 의약분업문제는 의료체계 개선의 일환으로 제1분과에서 논의되었다. <표3-27>은 제1분과와 의약분업관련 의개위의 활동 목록이다.

의개위 제1분과의 활동을 분석하여 보면, 총15차의 분과회의 중 응급의료체계 2회, 의료분쟁조정 4회 그리고 지역보건사업체계 2회와 단순의약품 약국의 판매허용여부 4회 등이 논의되었다. 의약분업문제는 1997년 6월 9일 제7차 회의에서 처음 다루어져, 9, 10, 12, 14차에 걸쳐서 총 5차례 논의되었다. 이 외에 의약분업문제를 다룰 공청회가 1997년 9월 26에 있었다. 특히 9월 26일의 공청회에서는 의약분업에 대한 단계적 추진방안을 골자로 하는 의약분업모형에 대한 잠정적 합의안이 발표되었다. 이후 1997년 12월 27일 3단계 의약분업을 내용으로 하는 안이 국무총리 제3차 최종보고회에서 건의되었다.

(2) 의료개혁위원회의 3단계 의약분업안

의개위는 의약분업의 기본원칙으로 세 가지를 설정하고 있다. 첫째, 1994년 개정 약사법이 명시된 시한인 1999년부터 의약분업을 시행한다. 둘째, 의약품 분류방식에 의한 의약분업을 실시한다. 의약품을 의약품의 안정성과 효과성을 기초로 하여 전문의약품과 일반의약품으로 분류하여 전문의약품을 의약분업대상으로 한다. 셋째, 완전분업을 궁극적인 목적으로 하여 기존의 의약서비스 관행과 국민의 소비관행을 감안하여 의약분업 대상 의약품범위, 의사 조제 및 약사 비처방조제의 한계 그리고 처방전 발행방법 등을 결정하고 이에 따라 부분분업을 우선적으로 실시한다.

이와 같은 기본원칙에 의거하여, 의개위는 의약분업모형을 제시하였다. 첫째, 전문의약품을 대상으로 1999년부터 2005년까지 3단계로 나누어 점차 그 대상 의약품 영역을 확대한다. 둘째, 전임약사와 조제실을 갖추지 못한 의료기관을 대상으로 하는 직능분업 형태를 취한다. 그리고 처방전 발행에 있어서 상품명과 일반명 중 의사의 선택에 의해 발행한다는 것을 그 주요 내용으로 하고 있다.111)

---

111) 이 외에도 의개위는 의사와 약사의 의약분업예외인정 범위를 다음과 정하고 있다(의료개혁위원회, 1997a: 83-86). 의사의 직접조제가 허용되는 의약분업예외인정 범위는 첫째, 약국이 없는 지역에서의 조제 둘째, 재해가 발생한 지역에서 재해구호를 위한 조제, 셋째 응급환자에

한편, 의약품에 대한 분류작업은 한국보건사회연구원에서 주관하였다. 의약품분류작업은 의료계와 약계 대표가 각 5인씩 동수로 참여하여 이루어졌다. 그 기간은 1996년 2월에 시작하여 1997년 12월 보고서를 끝난 의약품분류작업에 의해 총 대상의약품 26,107품목 중에서 전문의약품은 10,608품목(40.6%)과 일반의약품 15,499품목(59,4%)으로 분류하였다.

이와 같은 의개위의 활동에 대해 이익집단과 NGO 등의 커다란 이익표출은 없었다. 이는 의개위 자체가 의약분업의 실시를 위한 위원회라기보다는 전반적인 의료정책의 방향을 설정하기 위한 사전적 위원회라는 성격을 가진다는 것에서 그 원인을 찾을 수 있다. 이에 비해 언론은 의개위의 출범을 비교적 상세히 보도하고, 의약분업에 의한 사업영역의 명확화와 이를 통한 의료기술의 발전을 촉구하고 있다. 또한 일부 의약품의 약국 외 판매, 즉 슈퍼판매에 대한 관심을 크게 표명하였다.112)

대한 조제, 넷째 입원환자에 대한 조제, 다섯째, 전염병 예방접종 및 진단용 의약품 투여, 일곱째 보건소 및 보건지소에서의 조제로 하고 있다. 다음으로 약사의 임의조제가 허용되는 의약분업예외인정 범위는 첫째 의료기관이 없는 지역에서 조제하는 경우, 둘째 재해가 발생한 지역에서 재해구호를 위해 조제하는 경우, 셋째 경구용 전염병 예방접종 및 진단용 의약품을 투여하는 경우 등을 들고 있다.

112) 의개위 출범에 대해서 조선, 동아 그리고 한겨레 등 주요 신문이 이를 보도하고(1996. 11. 9.), 이후 단순의약품의 슈퍼판매(한겨레, 1997. 6. 6., 조선, 1997. 6. 10.) 등에 대해 비교적 자주 상세히 보도하는 등 의약품 판매와 의약분업에 대해서 커다란 관심을 표명하였다.

2) 의약분업추진협의회의 구성과 활동

1999년 7월로 그 실시 시한이 다가오게 된 의약분업문제를 해결하기 위하여 정부는 1998년 5월 21일 의약분업을 위한 두 개의 위원회와 이를 지원하기 위한 실무 기획단을 구성하였다. 의약분업추진협의회(이하 분추협)와 의약품분류위원회(이하 분류위)를 구성하고, 이를 지원하기 위한 의약분업실무기획단을 구성하였다.

(1) 의약분업추진체계의 구성

<그림3-1>은 1998년 5월에 구성된 의약분업추진체계를 나타내고 있다. 분추협은 이전의 의개위가 자문기구였던 것에 비해 심의·의결기구로서 출발하였다. 이는 분추협을 통해 의약분업에 대한 구체적인 안의 도출을 목표로 하고 있음을 알 수 있다. 의개위의 의약분업 3단계 분업안을 기초로 하여 구체적인 의약분업 시행방안의 결정, 국민 불편 해소 및 의약분업수용태세 확립방안과 적정처방료 및 조제료의 산정 그리고 이들을 위한 재원조달 방안 등 수립하는 것을 그 목적으로 하고 있다. 한편 분류위는 한국보건사회연구원의 용역과제로 수행된 의약품분류과제를 중심으로 의약분업 대상의약품과 약국 이외의 장소에서 판매 가능한 품목을 확정하는 등 의약품분류체계를 담당하게 된다. 의약분업실무기획단(이하 기획단)은 이들 위원회의 활동을 정부 차원에서 지원하고, 세부추진 실무작업을 담당하고 있다. 기획단 산하에는 다시 의정반, 약정반, 보험반 등 3개 반으

로 구성되어 있다.

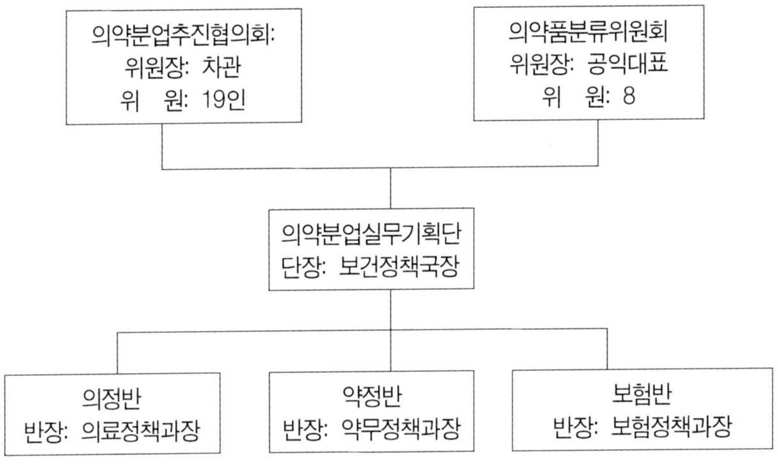

〈그림 3-1〉 의약분업 추진체계 구성

〈표 3-28〉 의약분업추진협의회 위원

위원장		최선정	보건복지4부 차관
위 원	의료계	손명세	연세대 의대 교수
		김용익	서울대 의대 교수
		김광태	대한병원협회 부회장*
		김종근	대한의사협회 의무이사*
		전훈식	대한치과의사협회 부회장
	약 계	문창규	서울대 약대 교수*
		전인구	동덕여대 약대 교수
		문재빈	대한약사회 부회장*

위원장		최선정	보건복지4부 차관
위 원	학 계	양봉민	서울대 보건대학원 교수*
		노인철	한국보건사회연구원 연구위원
		정두채	한국보건의료관리연구원 부원장
	정 부	김경섭	예산청 사회예산국장
		송재성	보건복지부 보건정책국장
		엄영진	보건복지부 연금보험국장
	기 타	여운연	한국소비자연맹 사무총장
		하승창	경실련 정책실장
		홍은희	중앙일보 생활과학부장
		임성기	한국제약협회 부회장
		임완호	한국의약품도매협회 고문
간 사		변철식	보건복지부 약무정책과장

이들 위원회와 기획단의 인적 구성을 보면 다음과 같다. 분추협의 인적 구성은 <표3-28>에서 보는 것과 같이 복지부 차관을 위원장으로 하여, 의료계가 치과의사협회를 포함하여 5인, 약계가 3인 그리고 학계가 3인, 시민단체 및 언론계 3인, 제약업 및 도매업계가 각1인과 정부대표로 예산청과 복지부에서 각 1인과 2인이 참여하고 있다. 분추협에 2개의 시민단체가 참여함으로써 의약정책에 있어서 새로운 정책행위자의 가능성을 제기하였다.113) <표3-29>에서 보듯이 의약품분류위원회는 의료계와 약계 그리고 공익대표로서 시민단체 및 언론계와 학계가 각각 3인씩 동수로 구성되어 있고, 이때 위

---

113) 그러나 분추협에서 참여는 대표들이 참여하고 있었지만 이것이 시민단체의 독자적인 의견을 대변한다기보다는 시민단체에 참여하고 있는 전문가들이 개인적으로 활동하는 양상에 불과하였다(조병희, 2003: 87). 따라서 이들의 참여는 제한적인 역할에 불과하였다.

원장은 공익대표 중 호선에 지명되도록 하였다. <표3－30>에서 보는 것과 같이 이들 위원회를 지원하는 기획단은 보건복지부의 담당 부서와 유관 연구기관의 연구원을 중심으로 구성하고 있다.

〈표 3－29〉 의약품분류위원회

구분	성명	비고
공익 단체	이규식 김재옥 안종수	연세대원주보건과학대 교수 소비자문제를 연구하는시민의모임 한계레 신문 민권사회2부장
의료계	심영수 김경환 김명석	서울대 의대 교수 연세대 의대 교수 대한의사협회 약사심의 위원
약계	지옥표 신완균 원희목	성균관대 약대 교수 서울대 약대 교수 대한약사회 총무위원장

〈표 3－30〉 의약품실무기획단

구분	성명	직위	비고
총괄	송재성	단장	보건정책국장
의정반	정국면 김진수 이평수 이동욱	반장 간사	의료정책과장 보건사회연구원 보건의료관리연구원 의료정책과
약정반	변철식 이상영 서창진 이재현	반장 간사	약무정책과장 보건사회연구원 보건의료관리연구원 약무정책과
보험반	문병우 최병호 명재일 김영창 박기동	반장 간사	보험관리과장 보건사회연구원 보건의료관리연구원 의료보험연합회 보험관리과

(2) 분추협의 활동분석

김대중 정부 출범 이후 의약분업 활동은 크게 의약분업모형을 확정할 분추협과 대상 의약품을 지정할 분류위의 활동으로 크게 나눌 수 있다. 전자는 의약분업의 구체적인 정책결정방안을 마련하는 것을 목적으로 하는 반면, 후자는 의약분업에 따른 의사의 약에 대한 통제권 규모를 결정하게 된다.

분추협의 활동은 1998년 5월 27일 제1차 회의를 시작으로 10월 9

일 제5차 회의까지 5회에 걸쳐 이루어졌다. 5월 27일 열린 제1차 회의는 의약분업에 대한 경과보고 및 향후 진행방안이 토의되었다. 이와 함께 의개위에서 건의되었던 3단계 의약분업안에 대한 검토가 진행되었다. 6월 30일 열린 제2차 회의에서는 의개위의 3단계 분업안을 백지화하고, 1999년 7월부터 주사제를 제외한 전문의약품을 대상으로 한 전면적인 의약분업을 실시하기로 결정하였다. 제3차 회의(7월 14일)에서는 처방전 발행과 대체조제에 대한 문제가 집중적으로 다루어졌다. 처방전 기재방식은 '상품명 또는 일반명 처방과 의사의 대체불가 표기가 없을 경우 복수로 상품명을 병기하기로 결정하였다. 이와 함께 처방전의 원활한 조제를 위해, 의사의 처방의약품 목록을 의·약협의체를 통해 사전에 통고할 것을 결정하였다. 그러나 직능분업을 요구하는 의사회와 기관분업을 주장하는 약사회의 주장으로 합의도출하지 못하고, 5인 소위를 구성하여 이를 결정하기로 하였다.114)

이에 따라 소위원회가 1998년 7월 21일 개최되었다. 의약품에 대한 경제적 이윤동기 제거라는 측면에서 의약분업에 대한 접근이 이루어져야 한다는 데 합의하였다. 그러나 처방전 발행문제는 의사회의 환자의 조제선택권을 기초로 한 직능분업과 약사회의 기관분업과 처방전발행의 강제화 주장으로 합의에 이루지 못하였다. 소위에서는

---

114) 의사회는 병원급 이상의 외래환자에 대한 원외처방전 발행에 있어서 환자의 조제선택권을 근거로 직능분업을 주장한 반면, 약사회는 의료기관의 외래환자에 대한 처방전 발행의 의무화를 근거로 기관분업을 주장하였다.

2개 시·도를 대상으로 각기 다른 분업안을 중심으로 한 시범사업을 제의하였다.

제4차 회의는 1998년 8월 24일 열렸다. 이날 회의에서는 사실상 의약분업모형을 확정하였다. 그 실시 시기에 있어서 1999년 7월부터 전문의약품을 대상으로 하여, 병원급 이상 의료기관의 경우 원내외 구분 없는 양식을 처방전을 발행하게 함으로써 환자에게 조제의 선택권을 부여하는 직능분업으로 하는 것을 기본 골격으로 하는 의약분업안을 도출하였다.115) 그러나 이와 같은 분업안에 대해서 의사회가 반대 입장을 표명한 반면, 약사회는 반대 입장을 명시화하지 않음으로써 소극적 찬성을 표시하였다. 분추협의 마지막 회의인 제5차 회의는 10월 9일에 열려 '의약품의 유통개혁방안, 원외처방전 발행 유도 방안 그리고 지역별 의약분업협력 위원회 설치방단' 등이 토의되었다. 이날 회의에서도 의사회의 의약분업 모형에 대한 강력한 반발이 제기되었다.

한편, 분류위는 총 8차 회의를 통하여 1998년 12월에 전문의약품이 11,128품목(48.8%)과 일반의약품이 11,686품목(51.2%)으로 분류되었다. 이는 과거 보사연의 의약품분류에 비해 전문의약품이 약 6.2% 증가한 결과이다.

---

115) 이 외에도 처방전 표기 방식에서 일반명 또는 상품명으로 하되, 상품명으로 기재하고 '대체불가'를 표시하는 경우 생물학적 동등성 시험을 거친 의약품으로 보건복지부 장관이 고시한 의약품은 대체 가능하고 그 밖의 의약품은 의사의 동의를 받아 대체할 수 있도록 하는 데 합의하였다(보건복지부, 1998).

3) 이익집단의 반발과 의약분업연기 요구

분추협의 분업안에 대해 양 이익집단은 반대 입장을 표명하였다. 특히 의사회의 반대가 강력히 제기되었다. 의사회는 분추협이 진행되는 동안 1998년 7월 의사회 대전시지부를 시작으로 각 시도지부의 총회 등을 통해 '충분한 사전준비 없는 의약분업연기'를 강력히 주장하였다. 분추협 제4차 회의 직후인 10월 1일 '시도 의사회장 연석회의'에서 '의약분업 대책 기본입장'을 통해 기존 의약분업에 반대 입장을 표명하였다.116) 이와 같은 의사회 내에서도 강력한 입장을 주도한 것은 의약분업으로 직접적 타격을 입게 된 의원급 개원의들로, 특히 소아과와 내과의 개원의들이 중심이 되었다(이상이, 2000: 106).117) 실질적으로 의원과 약국을 대상으로 하는 직능분업은 병원급 이상으로 외래환자의 집중을 강화시킬 뿐 아니라 의원급의 의약품 판매를 제한하게 됨으로써 이들 개원의들의 이익에 심대한 타격을 가할 수 있는 분업안이라는 측면에서 결코 받아들일 수 없는 것이었다.

---

116) 그 내용으로 첫째 의약분업 시 약국의 1차진료 근절과 약국의 임의조제와 혼합판매가 엄격한 규제, 둘째, 일반의약품 범위의 최소화, 셋째, 상품명 처방과 대체투약 시 의사의 동의요, 넷째 의료전달체계의 확립, 다섯째 처방전료의 현실화, 여섯째 약화사고에 대한 책임한계 명확화 등을 제시하였다. 이와 함께 만일 이들 요구사항이 하나라도 반영되기 않을 경우에는 의권 옹호차원에서 의약분업안을 수용할 수 없다는 강경한 입장을 표명하였다.

117) 이들 개원의들은 기존 의개위와 분추협에서 의사회가 주장한 직능분업이 아닌 기관분업을 요구하는 등 기존 의사회 지도부와는 상반되는 입장을 표명하였다.

한편 과거 의약분업논쟁을 주도하던 약사회는 약국의료보험도입 이후 소극적 입장으로 전환하였다(권경희, 2000: 165). 이들은 과거 의약분업은 의료보험참여를 위한 하나의 정책적 도구로서 활용되었고, 이를 관철한 입장에서 과거와 달리 소극적으로 전환하였다는 것은 충분히 이해될 수 있다. 더욱이 분추협의 직능분업안은 결코 받아들일 수 없는 정책내용이었다. 개원의들과 마찬가지로 직능분업은 임의조제권은 물론, 의약품 판매에 있어서도 실익을 보장할 수 없다는 측면에서 받아들일 수 없는 내용이었다. 그러나 약사회는 의약분업논쟁을 주도한 당사자라는 측면에서 기관분업과 성분명 처방이라는 원칙적인 의약분업 주장이라는 소극적 반대입장을 표명하였다.

이와 같은 양 이익집단의 분업반대가 표명되는 가운데, 국회에서 의약분업에 대한 연기주장이 표출하기 시작하였다. 11월 국회의 국정감사기간에 약사출신의 김병태 의원은 '정부의 준비부족 등을 이유로 3년 연기'를 주장하였다. 이들 일부 국회의원들의 의약분업 연기주장에 대해 정부는 11월 11일 국회 보사위 답변과 13일 당정회의를 통해 '약사법에 정해진 시한', 즉 1999년 7월 의약분업 실시를 확인하였다.

그러나 11월 23일 의사회가 그리고 11월 27일 약사회가 각각 의약분업 연기를 주장하는 약사법 개정청원이 국회에 제출하였다.[118]

---

118) 당초 의약분업연기 국회청원은 의사회측이 약사회와 공동으로 할 것을 제안하였으나 약사회가 자칫 국민들로부터 집단이기주의로 매도당할 수 있다고 반대함으로써 각각 국회청원에 하게 되었다(약업신문, 1998. 11. 25.).

이들 이익집단의 약사법 개정청원에서 '의료전달체계 개선', '철저한
의약품분류 선행', '물류센터설립' 등 의약분업을 위한 제반여건의 선
결을 주장하였다. 특기할 것은 의사회와 약사회 공히 의료전달체계의
개선을 이유로 분추협의 직능분업을 반대하고 있다는 것이다.119) 이
들은 현재와 같이 의료전달체계가 미흡한 상태에서 사실상 의원급만
을 대상으로 하는 직능분업이 병원급 이상으로의 환자이동을 가속화
시켜 의원과 약국의 경영을 심각히 악화시키는 의료체계의 붕괴를
가져올 수 있음을 그 이유로 들고 있다. 이러한 연기청원을 접한 국
회 보건복지위는 12월 10일 약사법개정을 위한 법안심사소위에서
의약계 국회의원을 중심으로 의약분업연기가 강하게 제기되었으나
상임위원회에 상정되지는 못하였다.120)

이와 같은 이익집단의 분업연기 주장에 대해 경실련과 참여연대를
중심으로 한 시민단체는 강한 거부감을 표명하였다. 특히 참여연대
는 1998년 11월 15일 '의약품의 보험약가와 실거래가 차이로 인한
의료계의 막대한 음성적 이윤의 발생, 의약분업 실현을 위한 보험약

---

119) 이들 집단의 직능분업에 대한 반대는 과거와 다른 주장으로 과거 목
포시 의약분업시범사업, 의심위, 의개위 등이 직능분업을 기본으로 하
여 의약분업이 논의되었다는 데서 상반되는 입장의 전환을 확인할 수
있는 것이다.
120) 법안소위에서 의사회 쪽 정의화의원은 무기연기를, 그리고 야시회 쪽
황선균, 이준신 그리고 심명섭 의원은 2년 정도의 연기를 주장하였으
나 이성재 의원이 약사법에 정해진 대로 99.7월 실시를 주장하면서
강력히 저항하였다. 거의 1년 내지 2년 연기 쪽으로 대세가 기울어
가던 중 국민회의 지도부의 개입으로 이날의 연기 논쟁은 일단 종료
되었다(보건사회뉴스, 1998. 12. 14.).

가의 정상화'를 요구하였다.121) 양 이익집단의 의약품에 대한 경제적 이윤동기로 인해 의약분업이 실현되지 못하고 있다고 주장하였다. 이에 참여연대는 12월 16일 국회의 복지위 위원 중 10명이 의사회 혹은 약사회와 관련을 맺고 있음을 들어 이들의 교체를 국회의장에 건의하였다. 언론 역시 의약분업에 대한 연기에 대한 불만을 표시하였다.

4. 정책산출: 의약분업 1년 연기

의사회와 약사회의 의약분업 연기주장과 시민단체의 연기반대가 대립하는 가운데 1998년 12월 3일 '주례 당무회의'에서 대통령의 지시로 의약분업추진이 여당에 의해 주도되었다.122) 여당인 국민회의는 「보건의료효율화 및 선진화 정책기획단(이하: 정책기획단)」을 통해 보건의료개혁방안을 발표하고, 이를 기초로 양 이익집단과의 합의도출을 모색하였다. 이에 따라, 1999년 1월 9일부터 2월 9일까지 총 6회에 걸친 회의가 진행되었다. 이들 회의는 정책기획단의 부위원장인 서울대 의대교수인 김용익과 의사회의 김종근 그리고 약사회의 원희목에 의해 주도되었다. 국민회의 분업안은 기존 의개위와 분추협안과는 그 내용

---

121) 이와 같은 약가마진 문제는 인의협과 건약이 자료를 만들고, 이를 참여연대가 발표한 것이다(김영수, 2003: 923).
122) 이 당시 김원길 의장을 비롯한 국민회의 정책위원회는 의사회와 약사회가 의약분업을 반드시 실시하겠다는 약속을 하고 의약분업모형을 합의해 오면, 1년 정도 분업실시를 연기해 줄 수 있다는 입장을 내부적으로 가지고 있었다(이상이, 2000: 127).

에 있어서 상당한 차이를 보이고 있다. 종래의 안들이 직능분업을 기본골격으로 하는 것과 달리, 기관분업을 핵심으로 하고 있다. 전문의약품과 장기적으로 주사제를 의약분업 대상에 포함하고 있는 등 보다 완전분업을 추구하는 것을 그 특징으로 하고 있다.

이 같은 분업안에 대해 1999년 2월 12일 의사회와 약사회는 각각 다른 입장을 표시하였다. 우선 약사회는 정책기획단의 분업안이 분추협안보다도 진일보한 안으로 평가하고, 일부 조항의 불만족에도 불구하고 이를 수용하고자 하였다. 반면 의사회는 약사의 대체조제를 허용하고 있어, 이는 의사의 진료권을 침해하는 것이라며 강력한 수용거부를 표시하였다. 이로서 여당 중심의 합의도출 역시 실패하였다.

이에 따라 1999년 2월 18일 당정회의에서는 의약분업을 당초 예정대로 1999년 7월 시행을 재확인하고, 이익집단의 반발 등 부작용을 최소화하기 위해 의료수가 현실화 등의 사전조치를 통해 무마하고자 하였다. 이와 같은 정부의 의약분업 강행방침에 대해 2월 24일 의사회와 약사회가 「의약분업에 대한 건의서」를 통해서 '의약분업의 1년 연기'와 '시민·소비자단체와 적극적인 노력을 통해 2개월 내의 합의도출'을 건의하였다.123) 이어 2월 27일 국무총리 주재하의 당정회의에서 의사회와 약사회의 '대국민합의서'를 전제로 한 의약분업 연기가 추진되었다.124)

---

123) 약사회 회장 출신인 국민회의 보건복지위 간사인 김명섭 의원을 통해 이들 '합의연기'를 설득함으로써 이루어졌다. 이는 총선을 앞둔 상황에서 양 이익집단이 반대할 경우 집권당의 치명적인 악재가 될 것이라는 정치적 판단에 의한 것이다(동아일보, 1999. 2. 25.).

124) 복지부는 2개월 안에 합의를 이룰 수 없을 것이라는 예측하에 '2개월

양 이익집단은 1999년 3월 2일 「의약분업 관련 합의문」을 통해 1년 분업연기와 시민단체와의 2개월 합의도출 이외에 '합의도출에 실패할 경우에 기존 분추협의 의약분업안에 적극 협조'할 것을 대국민 합의로 약속하였다. 이어 1999년 3월 9일 의약분업 1년 연기를 핵심 내용으로 하는 약사법이 개정 통과되었다.

이로써 김대중 정부출범과 함께 시작된 의약분업논쟁은 당초 한약분쟁으로 개정된 약사법의 최종시한인 1999년 7월을 1년 넘기게 되었고, 그 구체적인 정책내용은 민간 시민단체와 핵심 이익집단 간의 합의를 정부가 수용하는 형태로 진행되게 되었다. 이와 같은 형태의 정책결정은 정부와 이들 이익집단들 간의 이해를 반영하고 있다. 먼저 정부는 의약분업정책에 대한 부담을 덜 수 있었다. 의약분업은 원론적인 필요성에도 불구하고 그 구체적인 내용에 있어서는 이해관계가 첨예하게 대립될 수밖에 없었다. 이와 같은 상황에서 이들 의료정책의 핵심집단인 의사회와 약사회를 동시에 만족시킬 수 있는 의약분업안을 도출하는 것은 현실적으로 불가능에 가까운 문제였다. 따라서 정부입장에서 시민단체와의 2개월 내 합의를 전제로 한 의약분업 1년 연기는 그들의 정치적 부담을 덜 수 있을 뿐 아니라 그 어떤 결과에도 자유로운 입장을 확보할 수 있었다. 합의가 실패할 경우를 상정하여 보면, 양 이익집단은 직능분업을 핵심내용으로 하는 분추협안을

내 합의'를 조건으로 붙이면 결국 정부안으로 복귀할 것이라는 생각을 하였다. 이에 대해 김용익 교수가 '시민 소비자단체와 같이'라는 조건을 추가하도록 하였다. 이는 집권당이 개입하였음에도 불구하고 합의 도출을 실패한 상황에서 마지막으로 중재할 수 있는 것은 사회단체밖에 없다는 생각을 한 것이다(원희목, 2003: 69－70).

받아들일 수밖에 없게 됨으로써 보건복지부는 그들의 정책적 노력을 평가받을 수 있었다. 또한 새로운 의약분업안으로 합의도출이 이루어질 경우에도 자신들의 정책능력 부재에 대한 비판적 평가보다는 의약정책의 획기적 전환이라는 궁극적 측면이 강조될 수 있었다. 더욱이 정책결정위임을 통한 문제해결은 과거 한약분쟁 등의 선례에서 보듯이 의약정책에 있어서 보건복지부의 정책문제 해결방식 중의 하나였다. 다음으로 의사회는 의약분업정책의 1년 연기라는 실질적 성과를 얻을 수 있었다. 의사회의 입장에서 의약분업은 안정적 수입원이었던 의약품 판매이익을 포기하도록 강요함으로써 그들 이익에 대한 불확실성을 크게 증가시켰다. 따라서 의약분업 1년 연기는 그만큼 불확실성을 통제하였다는 측면에서 자신들의 정책이익을 반영하고 있다. 마지막으로 약사회의 입장에서는 의약혼재에서 의약분업으로의 정책변동을 기정사실화시킬 수 있었다. 비록 1년 연기되었음에도 불구하고 그들이 지속적으로 제기하였던 의약분업은 이제 돌이킬 수 없는 정책으로 확인되었다. 더욱이 국민회의안 이후, 자신들의 이익과 부응하는 기관분업을 중심으로 한 의약분업안이 의사회 내 상당수를 차지하는 개원의사들로부터도 지지를 확보하고 있는 역시 긍정적 측면이라 하지 않을 수 없다. 이로써 의약품 판매에 있어서 지배력 확보라는 실질적 이익이 예상되었다.

5. 소결론

　정책네트워크 위기기에 있어서 제도환경은 제6공화국 출범과 함께 기존 권위주의 정치체제가 붕괴하는 가운데, 보건의료환경은 병의원의 성장과 약국의 쇠퇴로 특징지을 수 있다. 민주주의 정치체제로의 이행은 정책결정에 있어서 정부의 자율성을 약화시키고, 이익집단을 포함한 시민사회의 정책결정에 대한 권한을 크게 강화시켰다. 특히 80년대 후반부터 등장하기 시작한 NGO는 정책결정에 있어서 정부와 이익집단이 아닌 일반 대중의 정책이익을 대변하고자 한다는 의미에서 그 출현은 기존 정책네트워크의 변화를 위협하고 있다. 특히 1993년 한약분쟁과정에서 경실련이라는 NGO의 참여는 의약정책에서 이들의 참여가능성을 확인하였다는 데서 그 의의를 찾을 수 있다. 또한 약사법 개정과정에서 1999년 7월까지를 의약분업 시행 시한으로 설정함으로써 또다시 정책의제화하는 계기를 마련하였다.

　1997년에 의개위의 활동이 있었으나 본격적으로 의약분업을 위한 정책논의가 시작된 것은 김대중 정부가 들어선 이후인 1998년 5월 분추협과 분류위가 출범하면서부터이다. 이 과정에서 과거와 달리 의사회와 약사회가 직능분업을 중심으로 하는 의약분업은 물론 의약분업 자체에 대해서 소극적인 반응으로 합의도출에 실패하였다. 그러나 정부는 물론, 새롭게 의약정책에 관심을 기울이기 시작한 시민단체들의 강력한 반발에 직면하게 되었다. 이에 국민회의 중심의 의약분업 합의도출이 시도되었다.

<표3-31>은 의개위와 분추협 그리고 여당에 의한 의약분업 분업 안에 대한 내용이다. 의개위와 분추협 안은 그 내용에 있어 분추협 이 그 실시시기를 당초 2005년에서 1999년으로 일부 의약품의 분업 대상을 앞당긴 것을 제외하고는 대동소이하다. 직능분업, 2분류체계 에 의한 의약품 분류 그리고 상품명과 일반명의 의사자유선택에 의 한 처방전 발행 등을 그 내용으로 하고 있다. 다만 분추협이 약국의 의약품 구비를 용이하기 위해 지역의약분업협력위원회의 설치와 이 를 통한 상품명 리스트의 병의원의 제공할 것을 의무화하고 있다. 이에 비해 국민회의안은 기존의 안과는 상당한 차이를 보이고 있다. 국민회의안은 이제까지 직능분업에서 기관분업으로 하고 있다. 대체 조제에 있어서도 약사의 자율권을 상대적으로 부여하고 있다. 또한 주사제를 포함함으로써 전체 의약품에 대한 의약분업을 추진하고 있 다는 것을 그 특징으로 하고 있다.

〈표 3-31〉 의개위와 분추협 그리고 국민회의의 의약분업안

		의개위안			분추협안	국민회의안
		1단계	2단계	3단계		
실시시기		1999	2002	2005	1999	2000
분업 형태	법적	제한적 전문 의약품을 중심으로 한 부분분업	전문의약품에 대한 부분분업	주사제를 포함한 부분분업	주사제를 제외한 부분분업	부분분업-주사제 2년 유예
	행위 주체	식능분업 −원내외 처방전을 동일양식으로 발행하여 환자의 선택권부여			직능분업	기관분업-외래조제 실 폐쇄

	의개위안			분추협안	국민회의안
	1단계	2단계	3단계		
의약품 분류	2분류(전문의약품, 일반의약품)			2분류	2분류
처방전 발행	상품명과 일반명 중 의사선택			좌동	좌동
대체조제	의사의 '대체불가' 표기되지 않은 의약품에 대해 대체조제			생물학적 동등의약품에 의한 대체조제와 의사의 동의에 의한 대체조제	약효동등성 확보를 전제로 약사의 판단에 의해 대체조제가능
주사제포함 여부	제외	제외	포함	제외	포함
기타	−	−	−	−지역 내 의약분업협의회 설치 및 상품명 리스트 제공 −약가마진의 소화 대책 강구 −의료전달체계 개선 방안 강구	

　그러나 이와 같은 다양한 분업안에도 불구하고 의약분업에 대한 합의도출에 실패하였다. 의사회와 약사회는 의약분업을 준비부족 등을 조건으로 연기를 주장한 반면, 정부는 강한 의지를 표명하였다. 또한 새로운 정책행위자로 등장하기 시작한 경실련과 참여연대 등 시민단체는 의약분업 연기에 강한 반대 입장을 표명하였다. 이와 같은 이익집단들의 반대와 정부와 시민단체의 강행요구 등이 대립하면서 의약정책네트워크는 문제해결기제로서 그 역할을 수행하는 데 한계를 노출하였다. 결국 시민단체를 중재자로 한 '2개월 내 의약분업 합의도출'과 '미합의 시 기존 분추협 안'을 중심으로 의약분업 시행이라는 조건으로 의약분업정책은 당초보다 1년 연기되게 되었다. 이로써 의약분업정책에 있어서 시민단체가 핵심 정책행위자로 등장하는 계기를 마련하였다.

제5절 의약정책네트워크의 변화(1999~2000)
- 정책네트워크의 변화와 의약분업정책의 실시 -

1. 정책문제의 제기

의개위와 분추협의 의약분업 활동이 의사회와 약사회 등 이익집단으로부터 합의를 얻는 데 실패함으로써 국회의 양 이익집단 출신 보건복지노동위원회 위원들을 중심으로 의약분업에 대한 연기가 제기되었다. 반면 의약분업을 정권출범 이후 국정개혁 100대 과제로 선정한 정부와 김대중 정부 출범 이후 정책결정에 대한 영향력을 더욱 확대한 시민단체는 이에 반발하였다. 대통령이 여당에 의약분업을 주도적으로 해결할 것을 지시함으로써 여당 중심의 의약분업에 대한 정책적 논의가 시작되었다. 그러나 양 이익집단, 특히 의사회의 반대로 합의에 이르지 못한 반면, 정부는 의약분업정책에 대한 강한 의지를 피력하였다. 이 과정에서 양 이익집단은 시민단체와의 2개월 내 합의도출과 이의 실패 시 정부의 의약분업안 수용을 전제로 의약분업 1년 연기 건의서를 제출하였다. 이에 대해 정부는 양 이익집단이 기존 건의 내용을 대국민선언의 형태로 발표하는 것을 선제로 이들의 요구를 수용하였다. 시민단체는 의약분업 추진의 주도권을 가지게 되었다(조병희, 2003: 97).

이에 따라 의약분업은 피할 수 없는 의약정책의 방향이 되었을 뿐 아니라, 시민단체라는 새롭고 강력한 정책행위자의 등장을 맞이하게 되었다.

2. 제도환경

1) 정치체제의 성격

1998년 2월 출범한 김대중 정부는 최초의 여야 간 정권교체에 의해 탄생하였다. 어느 면에서 김대중 정부의 출범은 1987년 6월 민주화항쟁 이후 시작된 민주주의 정치체제로 이행의 완성이라고 볼 수 있다. 정치체제의 민주화와 함께 활성화되기 시작한 시민사회의 정치세력화와 정책결정에 참여 요구는 김대중 정부 출범 이후 더욱 강화된 모습을 띠기 시작하였다. 정권교체, IMF경제위기에 따른 재벌의 영향력 약화 등으로 인해 현실적 대안으로서 시민단체의 역할이 강화되었다. 김대중 정부는 소위 NGO정치를 한다고 할 정도로 이들 시민사회의 정치세력화와 활동에 지대한 관심을 나타냈으며, 1999년에는 정기국회에서 집권당 주도의 소위 NGO지원법이라고 지칭되는 '비영리민간단체지원법'이 국회에서 통과된 것에 알 수 있듯이 양적인 측면에서 괄목할 만한 성장을 기록하였다(김영래, 1999: 87).

NGO들은 1990년대 후반에 들어서면서 일부 비판에도 불구하고,[125]

---

125) 이슈 제기와 명망가 중심의 운동, 백화점식 조직화, NGO 간의 경쟁과 주도권 다툼, 제도 언론에 대한 의존, 국제연대의 부족, 정부와 기업에

제반 사회문제들에 대한 문제제기와 그 해결에 있어서 중요한 주체로 자리를 잡아 가고 있다. 이와 같은 시민단체의 영향력 확대는 무엇보다도 정당정치가 시민사회의 이익을 대표하는 방향으로 올바르게 성장하지 못한 것에서 찾을 수 있다. 서구의 경우와 달리 경실련이나 참여연대로 대표되는 '종합적NGO'의 등장은 민주주의의 공고화가 지연되고 정당정치가 저발전된 현실에 기인한다(장상철, 2002: 146).[126] 이와 함께 시민단체가 가진 정책자원의 특성은 이들이 정책결정의 주요한 영향력 집단으로 성장을 가능하게 하였다. 대표적인 NGO집단인 경실련, 환경운동연합, 참여연대 등은 경제정의, 환경보존, 시민의 정치참여의식 함양 등과 같은 불특정 다수의 시민들을 위한 공익을 그들의 활동목표로 내세우고 있다. 이로 인해 이들은 과거 소위 '재야운동권'과 달리 신선하고 합리적인 대안세력이라는 이미지를 구축하며 정부의 신뢰

대한 재정 의존 등으로 인하여 대안제시 능력, 시민참여, 전문성, 시민사회의 연대, 풀뿌리 조직화, 재정의 자율능력이 부족하다는 지적을 받고 있다. 또한 한국 NGO가 구조적으로 한국 정치문화에 편승하여 중앙 집중화되고 있고, 조직이 비대해지면서 관료화되어 지배의 속성을 드러내고 있다. 또한 시민운동을 사익추구의 기회로 이용하여 부패하는 천민성을 보이고 있으며, 보수 세력과 연합하여 자본주의의 모순을 은폐하는 경향이 있다. 더구나 한국 시민사회는 부정부패, 정경유착, 가족주의 상호불신, 반공주의, 권위주의 등과 같은 부정적 유산에 노출되어 있기 때문에 NGO의 민주성·도덕성 확보와 풀뿌리 조직화가 한계에 부딪히고 있다. 그리고 시민사회가 동원할 수 있는 자원의 부족으로 인하여 사회복지와 국민통합 그리고 통일의 문제에 대해서도 주도권을 가지지 못하고 있다(박상필·김상영, 2000: 190).

126) 의회는 국민들의 의사를 적절히 대변하지 못하고 권력과 부를 추구하는 출세지향적인 인사들의 이익단체처럼 비쳐지고 있으며 실제로도 그런 역할을 해 왔다(정태석, 2000, 장상철, 2002: 146 재인용).

도를 압도하기 시작하였다. <표3-32>는 이를 반증하고 있다. 시민단체의 높은 신뢰성은 그들의 핵심적 정책자원을 강화시켜 주었다.

<표 3-32> 한국 정부제도와 사회기관 신뢰

	1981년	1990년	1996년	2002년
국 회	68.2	34.1	31.1	13.3
사 법	80.8	67.6	58.6	52.8
정 부	–	–	43.9	34.6
정 당	–	–	25.0	12.0
군 대	86.7	79.7	79.7	59.1
경 찰	73.3	53.0	47.5	34.6
언 론	69.2	66.3	64.7	54.0
기 업	54.3	35.3	34.7	42.4
노 조	60.1	66.6	55.7	35.7
NGO	–	–	69.7[*]	77.1

*자료: 주성수. 2003: 7.

특히, 1999년과 2000년 의약분업이 의약정책의 핵심적 과제로 등장하였던 시기는 외환위기를 빚은 정부불신과 이를 극복하는 과정에서 신자유주의의 세계적 흐름과 거버넌스론이 무게를 실어가는 시기였으며, 시민단체에 대한 국민적 지지가 높아 이들의 입지가 더욱 강화되었다(김영수, 2003: 920). <그림3-2>에서도 확인할 수 있다. 2000년 대통령을 제외한 정치적 영향력 조사에서 2위를 차지하여 집권여당과 야당은 물론 핵심적 이익집단인 재계와 노동계 그리고 언론사 등을 크게 앞서는 것으로 나타나고 있다.127) 이와 같은 NGO

의 정책결정에 있어서 영향력 확대는 정치체제의 민주화로 국가자율성은 약화된 반면, 민간부문의 자율성은 크게 강화되었음을 반증하는 것이다.

```
 1. 정치권      │**************************(27.0%)
 2. 시민단체    │***********************(25.0%)
 3. 민주당      │****************(16.2%)
 4. 한나라당    │***************(14.9%)
 5. 재계        │***********(11.1%)
 6. 언론        │**********(10.2)
 7. 노동계      │*****(5.1%)
 8. 종교계      │*****(4.7%)
 9. 관료집단    │****(4.1%)
10.전경련       │****(4.0%)
```
*자료: 시사저널, 2000. 11. 9.

〈그림 3-2〉 한국을 움직이는 가장 영향력 있는 집단 혹은 세력(대통령 제외)

한편 의약분업정책은 김대중 정부 100대 공약의 하나로 선정되었다. '의약분업을 통한 의약의 전문화'와 '사전 예방전 건강관리체제의 강화'는 그들의 보건의료정책의 핵심 정책과제로 제시되었다. 여야 정권교체라는 새로운 정치세력의 등장은 의약정책에 있어서 의약혼재에서 의약분업으로의 큰 성책변화를 예고하였다.

---

127) 시사저널의 조사에서 1999년은 영향력 4위를 기록하였다(시사저널, 1999).

2) 보건의료환경

（1）보건의료시장

　IMF경제위기와 함께 출범한 김대중 정부하에서의 보건의료환경은 90년대 이후 지속된 의료기관의 성장과 약국 쇠퇴의 지속을 들 수 있다. <표3-33>은 의료기관 및 약국의 분포현황을 보여주고 있다. 1998년 이후 2천 년까지 종합병원이 30개, 병원이 64개 그리고 의원이 무려 2431개가 증가하였다. 이로 인해 증가율의 각각 11.8%, 12.4% 그리고 14.3%로 평균 10%를 상회하는 높은 증가율을 보이고 있다. 그러나 이에 비해 약국은 동 기간 동안 오히려 980개가 줄어들어 1998년 대비 2천 년의 약국은 5.2%의 감소를 보이는 것으로 나타나고 있다. 이와 같은 결과는 경제성장에 따른 의료서비스의 기대수준이 높아가고 의료기관에 대한 접근성이 강화된 결과이다. 이에 반해 약국은 1차진료원으로서 그 역할이 쇠퇴하고 있음을 확인할 수 있다.

〈표 3-33〉 의료기관 및 약국의 분포현황

(단위: 명)

	1963년	1970년	1980년	1990년	1998년	1999년	2000년
총　계	14,245	20,296	25,653	44,840	58,030	60,461	62,061
종합병원	28	12	82	228	255	277	285
병　원	145	220	240	328	517	517	581
의　원	5,300	5,402	6,344	10,935	17,041	18,507	19,472
보건소	189	192	214	260	249	242	242
보건지소		1,354	1,321	1,318	1,266	1,271	1,269
보건진료소			0	2,038	1,941	1,911	1,906
기　타[1]	4,201	4,677	5,115	10,210	17,813	19,301	20,338
약　국	4,382	8,439	12,337	19,523	18,948	18,435	17,968

*자료: 보건복지부. 『보건복지통계연보』. 각 연도.
**1) 특수병원, 치과병의원, 한방병의원, 부설의원(의무실). 조산소 포함.

　그러나 의약시장에서 약국의 쇠퇴가 의사회의 안정적인 경제이익을 지속적으로 보장하는 것은 아니다. 약사회는 물론 의사회 역시 이들 전문인력의 공급과잉이라는 새로운 문제에 적면하고 있다. 과거 정치논리 등에 의해 의과대학과 약과대학이 과도하게 신설과 정원확대되면서 이들 전문인력의 공급과잉문제를 불러일으켰다.

〈표 3-34〉 국가별 의과 대학 입학정원 비교

(단위: 명)

국가	한국(' 98)	미국(' 95)	일본(' 97)	캐나다(' 90)
인구(1,000명)	46,430	262,755	126,153	27,791
의대 수	41(52)[1]	126	126	16
총입학정원(명)	3,300(4,050)	17,085	17,085	1,720
인구 10만 명당 입학정원(명)	7.1(8.7)	6.5	6.1	6.2

*자료: 최은영. 1998: 45.
**주1) (은 한의사 포함 시

먼저 의사회는 70년대 후반 이후 추진된 의과대학의 증설 및 입학정원의 증원에 따라 1981년 22대 총 2,560명에서 1998년에 총 41개 의대와 입학정원 3,300명으로 크게 증가하였고, 이는 1981년 정원대비 28.9%가 증가하였음을 보여주는 것이다. 의사인력의 양성능력은 선진국의 수준을 크게 앞지르게 되었다. <표3-34>은 우리나라와 선진국과의 의사인력 입학정원을 비교한 것이다. 인구 10만 명당 입학정원을 비교하였을 경우 한국이 7.1, 미국이 6.5, 일본이 6.1 그리고 캐나다가 6.2로 나타나고 있다. 이는 의사인력에 대한 공급과잉논란을 불러일으켰다. <표3-35>에서 보듯이 우리나라 의사인력은 적게는 2002년도부터 공급과잉에 접어들 것이 예상되었으며, 최소한 2012년부터는 모든 추계분석에서 과잉공급 상태에 접어드는 것으로 예측되었다. 더욱이 병원중심의 의료수요는 의원급 의료기관의 위기의식을 강화시켰다.[128]

〈표 3-35〉 의사인력 수급추계 결과 비교(2002~2012년)

(단위: 명)

연도		진료가능일수(255일)			진료가능일수(265일)		
		2002년	2007년	2012년	2002년	2007년	2012년
면허 등록	면허등록	75,110	88,582	101,388	75,110	88,582	101,388
	가용의사	72,018	85,028	97,334	72,018	85,028	97,334
	진료의사(A)	65,510	77,443	88,664	65,510	77,443	88,664
수요 (B)	저위추계	58,700	65,279	71,167	56,485	62,815	68,482
	중위추계	68,538	77,518	85,977	65,952	74,593	82,732
	고위추계	72,166	81,696	90,419	69,443	78,613	87,007
수급 차(A -B)	저위추계	6,810	12,164	17,497	14,628	14,628	20,182
	중위추계	-3,028	-75	2,687	2,850	2,850	5,932
	고위추계	-6,656	-4,253	-1755	-3,933	-1,170	1,657

*자료: 최은영 외. 1998: 83.

한편, 약사회 내 약사들의 공급과잉문제는 더욱 심각한 양상을 띠고 있다. <표3-36>에서 보듯이 의약업체, 연구직 및 행정직 등 비의약조제인력을 제외한 실제 활동 약사의 경우는 인구 10만 명당

---

128) 이와 같은 의료인력 공급과잉 시비는 소규모 의료자본 간의 경쟁을 더욱 격화시킴으로써 의원급 의료기관의 실질적 지위하락에 결정적 영향을 미쳤다. 의료보험의 확대로 인한 의료수요의 증대는 대부분 병원급 의료기관으로 집중되었다. 1995년 기준으로 총 진료 건수 중에서 의원이 차지하는 비율은 68.6%에 달하지만, 총 진료비 승에서 의원이 치지하는 비율은 38.3%에 지나지 않은 심한 불균형을 보이고 있다. 그 결과 1990년대 들어와 의원급 의료기관은 매우 심각한 경제적 위기에 봉착해 왔다. 1990년대 중소기업의 부도율이 0.3~0.5%인 데 반해 의원급 의료기관의 휴·폐업률은 무려 5~7%에 달하고 있다(조영재, 2000: 66).

96명으로 여타 선진국의 수준을 월등히 상회하고 있는 것으로 나타나고 있다. 약사의 수요·공급예측에 있어서도 <표3-37>에서 보듯이 2002년도부터 지속적으로 인력과잉공급에 시달릴 것으로 예측되고 있다. 약국중심의 약사인력수요와 공급은 그들의 문제를 더욱 악화시키는 요인이다.

〈표 3-36〉 OECD 주요 회원국의 인구 10만 명당 활동1) 약사수

(단위: 명)

국가	일본	미국	프랑스	스웨덴	한국[2]
연도	1981년	1979년	1979년	1977년	1995년
인구 10만 명당 활동 약사수	57	60	67	47	96

*자료: 최은영 외. 1998: 188.
주1) 의약업체, 연구직, 행정직에 종사하는 인력을 제외한 약사인력
주2) 면허 약사수임.

〈표 3-37〉 약사인력 수요추계 결과 비교

(단위: 명)

연 도		2002년	2007년	2012년
공 급	면허등록	51,282	56,324	60,599
	가 용	49,475	53,847	55,755
	취 업(A)	29,685	32,308	33,453
수 요(B)	인구대비	29,318	30,356	31,167
	의사인력대비1	15,675	18,509	21,191
	의사인력대비2[1]	18,275	21,836	25,185

연 도		2002년	2007년	2012년
수급차(A-B)	인구대비	367	1,952	2,286
	의사인력대비1[129]	14,028	13,799	12,262
	의사인력대비2[1]	11,410	10,472	8,268

*자료: 최은영 외. 1998: 196.
**주1) 한의사 포함 시

결국 1990년대 이후 보건의료시장은 약국의 쇠퇴와 의사와 약사 등 보건의료전문인력의 공급과잉가능성이 가시적으로 등장하기 시작하였다. 이로 인해 의료기관과 약국, 병원과 의원 간의 경쟁이 격화되고, 의사회와 약사회 등 보건의료전문 이익집단들은 자신들의 정책이익을 강화하고 노력하였다.

(2) 보건의료정책

김대중 정부의 보건의료정책은 과거 보건의료 공급우선의 정책에서 의료서비스의 향상이라는 질적 보건의료정책을 구체화하기 시작하였다. 의료보장의 강화와 의료체계의 정비 등을 통해 의료서비스의 질적 수준을 향상시키고자 하였다. 의료보험조합의 통합, 질병군별 포괄수가제로의 전환모색과 확대, 그리고 의료전달체계의 변화 등은 1990년대 이후 추진된 대표적인 보건의료정책들이다.

이 당시 가장 대표적인 보건의료정책의 변화는 과거 지역, 직장

---

129) 의사인력대비의 경우 연도별로 약사의 수가 감소하는 것은 의사인력의 증가율이 약사의 증가율을 앞서기 때문에 발생하는 현상이다.

그리고 공무원과 사립학교 등에 따라 분리운영 되던 의료보험관리주체가 단일화되었다는 것을 들 수 있다. 지역의료보험조합과 공교의료보험조합을 통합하여 국민의료보험공단의 설립을 주 내용으로 하는 국민의료보험법이 1997년 말 의원입법으로 제정되었다. 이어 김대중 정부 출범 이후 제1기 노사정위원회의 합의와 법률안 개정을 통해 직장의료보험조합과 다시 통합함으로써 의료보험관리방식에 있어서 일대 전환을 가져왔다. 이에 따라 2000년 7월 국민건강보험공단이 출범하였다.130) 의료보험에서 건강보험으로 개편은 첫째 사회연대성원리의 실현, 둘째 보험료부담의 형평성 제고, 셋째 보험재정의 안정적 확보와 효율적 운영이라는 목적을 달성하기 위해서이다(보건복지부, 2001: 60-61). 단순히 국민의 의료서비스 접근성 확대라는 차원에서 벗어나 건강욕구를 해결하는 데 드는 사회적 비용을 국가가 사회연대성의 원리에 따라 공통적으로 해결하는 사회보장제도를 마련함으로써 '부자가 가난한 사람을', '건강한 사람이 병든 사람을 돕자는 것을' 그 기본적 취지로 하고 있다.

---

130) 건강보험의 주요내용으로는 ⅰ) 관리운영조직의 통합 일원화하고, ⅱ) 보험재정의 안정장치를 마련하기 위해 가입자대표(지역가입자 10명, 직장가입자 10명)와 공익대표(10명)로 구성되는 재정운영위원회의 설치, ⅲ)「건강보험심사평가원」을 신설하여 진료비의 심사기능을 독립시켜 의료의 질·평가기능을 갖춤으로써 적정진료와 보험재정의 균형, 심사의 전문성 및 공정성, 진료의 적정성 및 비용효과 등의 제고, ⅳ) 건강보험심의조정위원회를 통한 건강보험제도의 운영의 민주성과 투명성 제고, ⅴ) 치료중심에서 예방 및 재활까지를 포함한 포괄적 급여 제공, ⅵ) 경제적 능력에 따른 보험료부담의 형평성 확보를 그 내용으로 하고 있다(보건복지부, 2001a: 62-64).

이 외에도 1988년부터 시행되어 온 지역별 의료전달체계인 진료권제도를 1998년 10월부터 폐지함으로써 의료서비스에 대한 지역적 제한을 폐지하였다. 또한 건강보험급여의 폭과 적용범위를 대폭 확대함으로써 국민의 의료서비스 욕구를 충족시키고자 하였다. 이를 통해 단순한 양적 의료서비스의 확대가 아닌 의료서비스의 질적 향상을 기하고자 하였다.

3. 정책과정 분석

1) 시민대책위원회의 구성과 합의

시민단체는 1999년 2월 의사회와 약사회가 의약분업 1년 연기의 전제조건으로 '시민단체와의 2개월 내 합의도출'을 제시하면서 의약정책의 주요한 정책행위자로서 등장하게 되었다(원희목, 2003, 조병희, 2003, 권경희, 2000). 이전 이들 시민단체는 1998년 11월 15일 참여연대의 '약가마진'의 폭로, 국회 복지위 위원들의 교체 주장 등을 통해 지속적으로 정책네트워크에의 진입을 시도하였다. 당시 시민단체는 그들의 참여요구에도 불구하고, 정부와 이들 이익집단을 중심으로 한 정책견정에 침어하는 데 일정한 한계가 노정되었다.

그러나 이들 이익집단이 시민단체들을 의약분업을 둘러싼 정책갈등의 중재자로 지정하고, 정부가 이를 인정함으로써 시민단체의 의약정책에 대한 참여가 본격화되었다(원희목, 2003, 권경희, 2000).

(1) 시민대책위원회의 구성과 활동

「의약분업실현을 위한 시민대책위원회(이하 시대위)」는 1999년 3월 30일에 발족하였다. <표3-38>은 시대위에 참여하였던 시민단체이다. 이중 경실련을 비롯한 5개 단체가 시대위의 위원으로 활동하였고, 의사와 약사로 구성된 2개 시민단체가 자문위원으로 활동하였다.131)

<표 3-38> 「의약분업실현을 위한 시대위」 위원 및 참여단체

성 명	구 분	비 고
김승보	경실련 정책실장	
김기식	참여연대 정책실장	
신종원	YMCA 시민개발부장	
이덕승	녹색소비자연대 사무총장	
강정화	한국소비자연맹 사무총장	
기 타	인도주의실천의사협의회	자문단체
기 타	건강사회를 위한 약사회	자문단체

시대위는 발족기자회견문에서 의약분업이 1년 연기한 것에 대해 "의약분업의 '준비부족'은 결코 불가피한 것이 아니었다. '준비부족'의 실체는 보건복지부의 능력부족이며, 국회 보건복지위원회의 본분

___

131) 이 외에도 서울대 의대 교수인 김용익과 서울대 보건대학원 교수인 양봉민이 자문위원으로 활동하였다.

망각이며, 의약단체의 비현실적 요구 때문"이라고 기존 정책행위자에 대한 강한 비판을 제기하였다. 이와 함께 "양자의 의견을 조정하거나 중재하려는 것이 아니라, 국민을 대표하여 국민적인 입장에서 의약분업의 제도를 구성하고 이를 실현"이라고 표명함으로써 단순한 중재자가 아닌 핵심 정책행위자로서 그들의 입장을 적극 의약분업에 관철할 것을 표명하였다. 만약 이들 의사회와 약사회가 시대위와 합의를 이루지 못할 경우, 독자적인 의약분업안을 정부와 국회에 제출할 것을 표명함으로써 적극적인 정책행위자로서 활동할 것을 천명하였다.

<표 3-39> 「의약분업실현을 위한 시대위원회」의 진행과정

기 간	토론회 및 공청회	기자회견
1주(3 / 29~4 / 3)	1차 토론회: 3.30(화) 오후 2:00	발족: 3.30(화) 오전 11:00
2주(4 / 5~10)	2차 토론회: 4.8(목) 오후 7:00	
3주(4 / 12~17)	3차 토론회: 4.15(목) 오후 7:00	
4주(4 / 19~24)	공청회: 4.22(목) 오후 7:00	초안 발표
5주(4 / 26~5 / 1)	4차 토론회: 4.29(목) 오후 7:00	
6주(5 / 3~8)	5차 토론회: 5.6 (목) 오후 7:00	
7주(5 / 10~15)		최종안 발표

*자료: 「의약분업실현을 위한 시대위원회」 1999. 3. 30. 기자회견문

<표3-39>는 시대위의 진행과정을 나타내고 있다. 시대위는 1999년 3월 30일 기자회견과 함께 본격적인 활동에 들어갔다. 회의는 매주 목요일 오후 7시에 개최되었으며, 모든 회의를 공개하는 것을 원칙으로 하여 실시되었다. 1차 토론회에서 각 이익집단은 기존 그들의 주장을 담은 의약분업안을 제시하였고, 이후 의약분업안에 대한

토론회가 지속적으로 개최되었으나 합의를 위한 토론보다는 자신들
의 입장을 반복 주장하는 데 지나지 않았다(안병철, 2000: 171). 이
과정에서 시대위 4주차의 4월 22일 개최된 공청회에서 시대위의 분
업안이 제시되었다.

(2) 양 이익집단의 의약분업안 합의

시대위는 분업연기 마감시한인 5월 9일 최종안을 제시하고, 이를
의사회와 약사회가 수용함으로써 활동을 마감하였다.132) 시민단체가
주도한 시대위에서 오랜 기간 동안 이익집단들의 정책갈등원인이며
난제였던 의약분업에 대한 합의를 이끌어냄으로써 그들의 정책문제
해결 능력을 과시하였다.133)

---

132) 이때 양 이익집단의 시대위안에 대한 입장을 약간 차이를 보이고 있다.
    약사회가 시대위안에 대해 적극적인 동의를 표한 반면, 의사회는 내부
    반발로 당초 합의예정 시각인 11시를 두 시간 넘긴 1시에 합의안에 대
    한 서명을 하였다. 김종근(1999)은 의사회가 의약분업에 대한 부정적
    입장에도 불구하고 합의안에 서명한 원인을 세 가지로 들고 있다. 첫째,
    모든 언론매체의 이목이 집중되어 있고, 이미 약사회가 합의를 전제로
    참석한 상황에서 의사회가 불참할 경우 집단이기주의로 매도당할 수밖
    에 없다는 점. 둘째, 현 정부 체제상 시민·소비자단체가 정책결정에
    큰 힘을 발휘하고 있는 현실이 쉽게 바뀌지 않을 것이라는 점, 셋째, 비
    난을 무릅쓰고 거부했을 경우 정부안이나 시민대책위안보다 유리한 안
    을 만들어 낼 가능성이 희박하다는 점을 들고 있다.
133) 시민단체 주도의 의약분업 합의가 가능하였던 원인에 대해 조병희
    (2003)는 다섯 가지를 들고 있다. 첫째로 시민단체의 유연한 조직구조
    가 갖는 장점이 작용하였다. 조직 간 연대와 시민단체 대표 간의 합
    의구조로 인해 정책추진을 신속하게 하였다. 둘째로 이들 취한 전략
    에서의 특징이 작용했다. 시대위는 합의할 수 있는 부분(주로 원칙적

양 이익집단이 기존의 자신들의 입장을 고수하는 가운데, 시대위 구성 4주차인 4월 22일 개최된 공청회에서 시대위의 의약분업안이 제시되었다. 이 안은 크게 두 가지 원칙하에서 마련되었다. 첫째, 의약품 사용의 안정성을 보장한다. 불요불급한 의약품의 사용을 막는다. 환자의 알 권리를 보호한다는 것 등을 제1원칙으로 적용하였다. 둘째, 제1원칙을 훼손하지 않는 범위 내에서 국민의 편익을 최대화하고 비용을 최소화하는 것을 제2원칙으로 한다. 이 외에 의약분업이 기존의 보건의료문제를 심화시키는 방향으로 진행되어서는 안 된다는 점을 고려하였다.

이러한 원칙하에 만들어진 시대위의 의약분업안은 엄격한 처방과 조제의 분리를 그 내용으로 하고 있다. 첫째, 의원, 병원, 종합병원, 보건소(보건의료원, 보건지소 포함) 등 모든 보건의료기관을 이용하는 외래환자를 대상으로 한다. 이를 위해 보건의료기관의 외래 조제실을 폐쇄한다. 둘째, 모든 전문의약품을 대상으로 한다. 일부 주사제를 제외한 모든 주사제를 포함한다.134) 주사제에 대해서는 사전

인 부분)만 합의하고 합의가 안 되는 부분(주로 전문적 판단이 필요한 부분)은 연구단체 등에 의뢰하여 기준을 제시하도록 함으로써 쉽게 합의에 이를 수 있었다. 셋째로 의사회와 약사회의 입장 차이가 작용했다. 넷째로 의료계의 시민단체에 대한 기대가 작용했다. 의료수가 등의 문제에 있어서 시민단체의 우호적인 협력을 필요로 하였다. 다섯째로 의료개혁을 위한 보다 원대한 전략이 작용했다.

134) 예외로 할 수 사제의 범위는 다음에 준하여 중앙약사심의회의에서 결정한다(시민대책위원회, 1999). ⓐ 운반 및 보관에 안전이 필요한 주사제, 냉동, 냉장, 차광 보관 등이 필요한 주사제, ⓑ 중환자가 필요로 하는 주사제, 항암제 등, ⓒ 중환자가 필요로 하는 주사제: 내시경 검사에 사용하는 항경련제 및 진정제, 안전검사에 사용하는 동공확장제 등, ⓓ

처방제도를 실시한다. 셋째, 상품명과 일반명 처방을 병용하고, 상품명에 대해서는 지역 의약분업협력위원회를 통한 대체 의약품목록 범주 내에서 대체조제를 할 수 있다. 넷째, 대체조제를 위해 의약분업 실시 이전에 약효동등성 확보를 반드시 완료한다. 다섯째, 전문의약품과 일반의약품은 각각 포장에 색깔과 문자를 써서 구별할 수 있게 한다. 단일제제 총 3,157개 중 전문의약품은 1,776처방(56.3%)과 일반의약품 1,609처방(39.1%)으로 하고 147처방(4.6%)에 대해서는 추후에 분류한다. 여섯째, 일반의약품 판매에 있어서 약품의 포장을 개봉하여 판매할 수 없다. 이때, PTP 및 foil 포장된 의약품의 경우는 이들을 포장으로 간주하여, 낱알로 판매할 수 있다.

이 안을 중심으로 5월 9일 최종적인 입장조율이 이루어지고, 5월 10일 의사회가 당초 약속시간을 2시간 넘긴 오후 1시에 공동합의문에 서명함으로써 의약분업안에 대한 최초의 합의가 이루어졌다. 이와 함께 시대위는 의약분업의 원활한 시행을 위해 정부에 다음과 같은 건의문을 제시하였다. 첫째, 정부는 '(가칭) 의약분업추진위원회'를 5월 중으로 구성하고, 시민·소비자단체의 참여를 보장한다. 둘째, 의약분업의 대국민 홍보 활동을 강화하고 관련 정책을 개발한다. 셋째, 의료법, 약사법, 의료분쟁 조정법 등을 제·개정하고 하위법령을 정비한다. 넷째, 의료보험 수가제도를 보완한다. 다섯째, 약국에서 전문의약품과 일반의약품을 분류 보관하도록 위한 조치, 전국적으로 통일된 처방전 양식을 만드는 조치, 처방전의 유효기간 결정 등을 포함하여

수술 및 처치와 관련된 주사제: 외래 수술 및 수술 후 진료에 사용하는 마취제, 항생제, 진통제 등에 대해서는 의약분업 예외로 한다.

의약분업에 대한 구체적인 규정을 정한다. 다섯째, 중앙약사심의위원회 제도를 개선하고 의약품분류위원회를 상설화한다. 여섯째, 의약품과 의료제공 행태 및 투약 행태 등을 지속적으로 평가하여 의약품 분류와 의약분업 제도를 개선해 나간다. 일곱째, 의약분업에 대응하기 위해 제약 산업 발전 및 구조조정 대책을 마련한다.135)

2) 의약분업실행위원회의 구성과 활동

정부는 시민단체 주도의 분업합의안을 수용하고, 이를 구체화하기 위한 「의약분업실행위원회(이하 실행위)」를 1999년 7월 2일 출범하였다. 실행위는 2000년 7월 1일 의약분업추진을 차질 없이 추진하기 위해 의사회와 약사회는 물론 소비자·시민단체 및 언론계 등과의 협조체제를 구축하여 의약분업 실시 준비를 그 목적으로 한다. 이에 따라 실행위는 첫째 의약분업 실시준비 계획에 대한 협의, 둘째 의약분업 시행에 따른 국민 불편 최소화 방안강구, 셋째 의약분업에 대한 대국민 홍보 협력, 넷째 의약분업 실시준비 사항에 대한 정부와 각 관련단체의 협조 그리고 마지막으로 의약분업과 관련한 건의 사항을 검토 등을 기능으로 한다(보건복지부, 1999c).

---

135) 이 외에도 식품의약품안전청에 첫째 약효동등성의 재평가, 둘째 의약품의 품질향상 및 약표의 동등성 보장을 위한 조치 마련, 셋째 전문의약품과 일반의약품의 구별을 위한 포장의 색깔과 문자 표식 등을 건의하였다.

(1) 실행위의 구성과 활동

실행위의 구성은 보사부 차관을 위원장으로 하여, 의사회와 약사회 그리고 시대위 참여 시민단체와 언론계와 학계, 관계 공무원 등 총 25인으로 구성하고 있다. <표3-40>은 실행위의 인적 구성을 나타내고 있다. 실행위의 인적 구성을 보면 의료계 4, 약계4, 소비자·시민단체 5, 언론계 4, 학계 3, 연구기관 2, 그리고 위원장과 간사를 포함한 정부관계자가 5로 구성되어 있다. 이와 같은 인적 구성은 과거의 의약분업관련 위원회와는 그 내용에 있어서 상당한 차이를 보이고 있다. 종래 위원회의 구성이 양 이익집단과 정부가 동수에 가깝게 이루어진 반면, 실행위는 이들 이익집단의 비중이 크게 축소된 가운데 시민단체와 언론계 등 비이익집단 대표들이 크게 강화된 모습을 보이고 있다. 이는 시대위 이후 비이익집단의 위상 강화를 반영한 것이라 할 것이다.[136]

---

[136] 이와 같은 실행위의 인적 구성에 대해 의사회는 1차회의에서 의약분업에서 당사자라 할 수 있는 의·약계의 인사가 적은 것에 대해 이의를 제기하였다. 그러나 시민대책위안에 지지를 보낸 위원들이 압도적인 상황하에서 이러한 문제제기는 받아들여지지 않았다(조영재, 2000: 88).

〈표 3-40〉 의약분업실행위원회 위원

구 분	성 명	소 속	구 분	성 명	소 속
위원장	이종윤	보건복지부 차관	간사	안효환	보건복지부 약무식품정책과장
의료계(4)	김종신 이 송 김세영 우석균	의사회 정책이사 병협 보험이사 치과협회 섭외이사 인의사회 기획국장	약계(4)	원희목 신석우 류충렬 홍춘택	약사회 총무위원장 한국제약협회 전무 한국의약품도매협회 전무 건약 사무국장
소비자· 시민단체(5)	강정화 김승보 신종원 김기식 이덕승	한국소비자연맹 기획실장 경실련 정책실장 서울YMCA 시민중계실장 참여연대 정책실장 녹색소비자연대 사무총장	학계 전문가(3)	김용익 권경희 양봉민	서울대 의대교수 서울대 약대교수 서울대 보건대학원 교수
			국책연구 기관(2)	조재국 이평수	한국보건사회연구원 한국보건산업진흥원
언론계(4)	전진우 이덕녕 고학용 안종주	동아일보 논설위원 중앙일보 논설위원 조선일보 논설위원 한겨레신문 심의위원	관련 공무원	송재성 강윤구 최수영	보건복지부 보건정책국장 보건복지부 연금보험국장 식약청 의약품안전국장

*자료: 보건복지부. (1999. 7. 2.)「의약분업실행위원회」회의자료.

실행위는 산하에 '보건정책', '의료보험', '의약품관리' 등 3개 분과위원회를 두고 있다. <표3-41>는 분과위원회의 구성안이다. 분과위원회는 관련 국장이 분과위원장으로 하고, 분과위의 활동을 통하여 마련된 실행방안은 전체 위원회에 부의하여 심의하도록 하였다.

〈표 3-41〉 실행위 분과위원회 구성안

구분 (위원장)	주요검토사항	위원
보건정책: 송재성 보건정책국장	○ 법령정비사항 － 의약분업 시행방안에 따른 약사법 등 관련 법령 개정내용 검토 ○ 지역별 협력위원회 구성 ○ 대국민 홍보 대책 ○ 기타 보건의료 관련 제도 개선 사항	김종신, 이송, 원희목, 신석우, 류충열, 김기식, 김승보, 고학용, 안종수, 김용익, 이평수(11명)
의료보험: 강윤구 연금보험국장	○ 의료보험수가 제도 개선 － 의료전달체계 확립 방안 － 적정 처방료 및 조제료 산정 ○ 의료보험 진료비 심사·지불체계 개선 ○ 처방전 관련 사항 등 － 처방전의 서식 및 전송 체계	김송신, 이송, 원희목, 신석우, 류충열, 신종원, 이덕녕, 김용익, 양봉민, 우석균, 홍춘택(12명)
의약품: 최수영 의약품안전국장	○ 약효동등성 확보 대책 ○ 전문·일반의약품의 분류 ○ 전문·일반의약품의 포장구분 및 개별 의약품 식별 관련 사항 등	김종신, 이송, 원희목, 신석우, 이덕승, 강정화, 김용익, 권경희, 우석균, 홍춘택, 조재국(11명)

*자료: 보건복지부. (1999. 7. 2.). 「의약분업실행위원회 회의자료」

1999년 7월 2일 실행위 구성과 제1차 회의를 시작으로 각 분과위원회별로 회의가 총 11회 진행되었다. 각 분과위원회는 시대위안을 중심으로 관련 법령 개정에 대한 각 정책주체들의 의견을 수렴하였다. 이어 9월 17일의 실행위 제2차 회의에서 실행위의 최종적인 의약분업안을 도출하였다. 그러나 의사회와 병협 대표들이 실행위안이 약사의 임의조제와 약화사고 근절책 미흡 그리고 보건지소의 의약분업 제외

되는 등 전반적으로 '의료계의 의견이 반영되지 않았다'고 강력한 반
발과 함께 퇴장한 상황에서 이루어졌다. 이 같은 상황에서 실행위원
의 과반수 찬성을 통해 의약분업안이 최종적으로 확정되었다.

(2) 실행위의 의약분업안

기본적으로 실행위는 시대위안을 바탕으로 하여 의약분업에 대한
구체적인 안을 도출하는 것을 목적으로 하고 있다. 실행위안은 시대
위안을 거의 대부분 수용하였으나, 결과적으로 완화된 의약분업안을
도출하였다. 실행위안은 구체적으로 다음과 같은 내용을 다음과 같다.
첫째, 보건지소를 제외한 모든 의료기관의 외래환자에 대한 원외처방
전 발행의무화와 기존의 구내약국에 대해서는 1년간 경과조치를 구한
다. 둘째, 운반 및 보관 등에 있어서 문제가 발생할 수 있는 주사제는
의약분업대상에서 제외한다. 셋째, 의사의 처방전에 대한 약사의 변
경, 수정, 대체의 개념을 구분하고,137) 대체조제 시에는 의사에게 당
일 통보를 원칙으로 하고 지역별 의약분업협력위원회에서 정한 의약
품의 범위 내에서 대체조제를 한 경우에는 별도로 통보하지 않는
다.138) 넷째, 약효동등성 시험대상은 단일제로 하고, 의약분업 이전까

---

137) 변경은 처방된 의약품과 성분, 제형 등이 다른 의약품으로 조제, 수정
　　 은 처방상의 오류를 바로잡아 조제, 대체는 처방된 의약품과 동종의
　　 의약품으로 조제하는 것을 말한다.
138) 의약협력위원회는 중앙과 지방에 각각 의사회, 약사회 그리고 공공기
　　 관의 추천을 받은 자로 중앙은 20인 이내, 지방은 12인 이내로 구성
　　 된다. 동 위원회는 의사 혹은 치과의사가 처방할 의약품의 목록을 조
　　 정하여 '상용처방의약품'을 지정하는 권한을 가진다. 이때 상용처방의

지 비교용출시험 등을 통해 자체적으로 실시한다. 단 B−code[139]는 업소에서 자체적으로 생물학적 동등성 시험을 실시하여 그 결과를 식품의약품안전청장에게 제출하여 평가받는다.[140] 다섯째, 전문의약품과 일반의약품은 구별될 수 있도록 하고, 전문의약품과 일반의약품을 별도로 구분하여 보관한다. 또한 의약품 분류를 위해 중앙약사심의위원회 약사제도분과위원회에 소비자시민단체 3, 의료보험자단체 1, 보건경제학자 1, 의료계 및 약계의 전문가 8 등으로 '의약품분류소분과위원회'를 상설화한다. 여섯째, 약품에서 의약품을 개봉하여 판매할 수 있는 경우는 처방전에 의한 조제·판매, PTP 혹은 foil로의 판매, 한약제제의 판매 등으로 제한하고 있다.

3) 의사회의 의약분업에 대한 정책불응

실행위는 시대위와 달리 핵심 정책대상집단인 의사회와 병협의 동의를 얻지 못하고 의약분업안을 도출하였다. 이는 한편으로는 의약분업정책의 정당성 확보와 함께 정책집행과정에서 이들 이익집단으로부터의 정책순응확보의 어려움에 직면할 수 있음을 의미하는 것이며, 다른 한편으로는 의사회와 병협 역시 자신들의 정책이익 관철을 위해 추가적인 행동이 필요함을 의미하는 것이다.

약품은 약효동등성이 확보하여야 한다.
139) 약효동등성을 평가하기 위해 더 많은 검토가 필요한 의약품.
140) 비교용출시험 대상 의약품은 정제가 8,374품목, 캅셀제 3,291품목, 좌제 39품목 등 총 11,704품목이고, 생물학적 동등성 대상 의약품은 321품목이다.

특히 실행위는 의사회와 약사회의 이익변동을 반영하기 위한 적정 조제료와 처방료 산정방안 등에 대해서는 논의가 이루어지지 않았다. 이는 이익집단들의 정책변동에 따른 손익의 불확실성을 가중시켰다. 특히 의약시장에서 경쟁우위를 점유하고 있던 의사회의 불안감을 가중시켰다. 의료보험 약가의 「실거래가 상환제」는 이들의 불안을 확인시키고, 불만을 폭발시키는 계기를 마련하여 주었다.

(1) 실거래 상환제와 의사회의 휴폐업

의사회는 실행위의 의약분업안을 실질적으로 확정짓는 제2차 회의에서 강한 불만표출과 함께 퇴장하였다. 이들은 실행위안이 약사의 임의조제를 실질적으로 허용하고 있고, 대체조제에 있어서 약사의 권한이 크게 강화되는 등 전반적으로 후퇴한 것이라는 입장을 표명하였다. 제2차 실행위 회의 직후 의사회는 병협과 함께 성명서를 통해서 '주사제의 의약분업 제외'와 '약사의 임의조제 금지' 등 자신들의 입장이 약사법 개정과정에 반영되어야 함을 강력히 주장하였다.

이러한 상황에서 결정적으로 의사회가 정책불응으로 국면전환을 할 수 있도록 계기를 마련한 것이 1999년 11월 15일 단행된 '의료보험 의약품 실거래가 상환제도'이다.[141] 제도변경의 단초는 1998년

---

141) 당시, 의약품거래에 있어서 정부에 의해 고시된 보험약가와 실제 제약회사 혹은 의약품 도매업자와 의료기관 혹은 약국과의 거래가에 있어서 상당한 차액이 발생하였다. 이와 같은 차액은 이들 의료기관과 약국으로 하여금 음성적 이윤을 보장하여 주었다. 이 같은 약가마진의 존재는 저수가 체제를 보상하는 기제로 인식되었다.

11월에 참여연대에 의해 제기한 '보험약가 및 수가 정상화요구'에서 비롯되었다(조병희, 2003; 원희목, 2003).[142] 정부는 1998년 시민단체에 의해 제기된 의료보험약가의 약가마진 주장에 대한 조사를 통해 의료보험약가를 30% 인하하는 대신 개별수가 항목별 차등인상으로 하는 평균 의료보험수가를 12.8% 인상하는 '실거래가 상환제'를 실시하였다.[143] 이에 12월 7일에는 실행위의 의약분업안을 내용으로 하는 약사법 개안을 국회에서 통과시켰다. 이와 같은 일련의 정책들은 의사회로 하여금 이제까지의 의약분업으로 인한 손실우려를 현실화시켜 주었다.[144] 더욱이 11월의 수가인상내용은 자신들의 이익을 보존하는 데 크게 부족한 것이었다.[145]

---

142) 이 외에도 실거래가 상환제는 외국 제약회사들의 '통상압력'에서 비롯되었다. 당시 국내 제약회사들은 기준약가에 의해 마진을 인정받았던 반면 외국 회사 제품은 대체로 실거래가에 유통되고 있었다. 국내사에 비해 상대적으로 불이익을 당하고 있다고 생각한 외국 제약회사들이 실거래가를 똑같이 적용하라고 요구한 것이다. 엄청난 위력을 자랑하는 거대 외국사들의 압박은 복지부로서는 상당한 부담이었다(원희목, 2003: 99).

143) 당초 의료보험수가는 9.0% 인상하기로 하였으나, 그 후 의료계의 추가적인 인상요구를 반영하여 의약품관리료의 명목으로 수가를 3.8% 추가 인상하였다(차홍봉, 2006: 355).

144) 1999년 11월 15일 전면 실시되었던 의약품 실거래가 제도로 충격적 수입 감소를 경험했던 개원의들은 새로 실시되는 의약분업제도에 따라 수가인상 등의 보완적 조치가 없을 경우 의료기관 생존문제로 이어질 것이라는 심각한 우려를 공유하고 있었다. 실거래가 도입 이전 의사수입 543만 원 거의 전체가 약가마진에 의한 것이었고 실거래가 실시 이후 약가마진이 없는 상태에서 의사수입은 122만 원으로 감소하였다. 양심적 진료를 한다고 믿었던 개원의들조차 자신들의 수입이 약에 의존하고 있다는 것을 뒤늦게 알게 된 것이다(김한중, 2001: 90).

145) 수가조정에 있어서 특히 의사회를 자극한 것은 개별수가 항목의 차등

의사회는 1999년 11월 30일 장충체육관에서 제1차 의약분업 반대 집회를 강행하였다.146) 2000년 1월 8일에는 의사회회장을 불신임하는 한편, 지난 12월 21일 발족한 의권쟁취투쟁위원회(이하 의쟁투)에 의약분업관련 전권을 위임하였다.147)148) 그러나 이와 같은 의사회의 강력한 실행위 의약분업안에 대한 반대에도 불구하고, 실행위안을 중심으로 한 약사법은 1999년 12월 7일 국회 본회의를 통과함으로써 의약분업에 대한 정부의 강행의지를 확인시켰다.

인상으로 인상분의 대부분이 병원급 이상 의료기관에 집중된 반면, 의원급 의료기관, 특히 내과, 소아과, 가정의학과 같은 의원들은 존폐의 기로에 설정도로 심각한 타격을 입었다(조영재, 2000: 96).

146) 이날 의사들이 병원을 비우면서 전국의 병원과 의원들은 상당수가 오후시간을 집단 휴업했다. 서울의 경우 1만 5000여 곳의 개인 병의원 중 4300여 곳이, 부산은 1685곳 중 1238곳이, 광주는 456곳 중 300여 곳이 휴업한 것으로 집계됐다(동아일보, 1999. 11. 30.).

147) 이날 대의원총회에서 의쟁투는 7월 시행인 의약분업안에 반대하지 않는다고 전제하면서도 ① 교과서적 진료가 가능한 수준의 진료수가 인상, ② 의약분업에 따른 재정대책 마련, ③ 보험의약품 실거래 상환제 철회, ④ 동원의원을 살릴 수 있는 의료전달체계 확립 등을 요구하였다(동아일보, 2000. 1. 10.).

148) 의쟁투는 의사회 산하에 존재하는 특별위원회에 불과하였으나 다음과 같은 점에서 기존 의사회와는 다른 새로운 의사집단의 협상대표로 평가할 수 있다. 첫째, 비록 짧은 시기였지만 기존의 의사회 조직과는 대립관계에서 형성되었으며 따라서 과거의 평가로부터 자유로울 수 있었다. 둘째, 의쟁투는 폭발적적으로 표출하기 시작한 다수 의사회 회원들의 불만을 반영하였고, 이를 조직화한 결과로 볼 수 있다. 의약분업을 둘러싼 정부와의 협상과정에서 단 한 번도 공식적으로 하부 의사회원들의 의견을 수렴한 적이 없었던 기존 의사회 지도부와는 달리 의사회원들의 이해와 요구에 직접적·즉각적으로 반응하고 대중적 지지를 획득한 새로운 민주적 협상 리더십에 기반하고 있다(조영재, 2000: 102－103).

이에 대해 의사회는 2000년 2월 17일 제2차 집회의 강행[149] 그리고 3월 2~4일 집단휴진결의를 통해 의약분업 저지를 위한 정책불응에 착수하였다.[150] 의사회는 한편으로는 약사의 대체조제와 임의조제를 방지함으로써 의약분업에 따른 의약품에 대한 지배권 변동을 방지하고, 다른 한편으로는 제도변경에 따른 이익손실을 만회하고자 하였다.

반면 정부는 의사회의 정책불응에 대해 강온 양면 전술을 통해 정책순응을 이끌어내고자 하였다. 한편으로는 집단행동을 주도한 의사회지도부에 대한 공정거래위원회 차원에서 검찰 고발이 이루어졌고,[151] 다른 한편으로는 의보수가의 추가적 인상과 대통령과의 면담 등을 정책순응을 확보하고자 하였다. 1999월 11월 실거래가 상환제와 함께 의보수가를 12.8% 인상한 데 이어, 3월 24일에는 4월 1일 또다시 의료보험수가의 6.0% 인상할 것을 발표하였다. 대통령은 의사회지도부와의 면담에서 '의약분업 과정에서 의료계의 불이익이 없

---

149) 서울 여의도공원 문화마당에서 열린 이날 집회는 의사와 의료기관 및 의대상 등 4만여 명이 참가하여, 전국 병의원의 78.8%가 오전부터 일제히 휴업하거나 진료시간을 단축하였다. 의사 1만 7000여 명이 의사면허증을 반납하고 김재정 서울시의사회장 등 14명이 삭발과 가두행진이 이어졌다(동아일보, 2000. 2. 17.).

150) 그러나 이와 같은 휴진계획은 복지부가 실거래가상환제로 손해를 보고 있는 병의원들의 손실분에 대한 정확한 분석을 한 뒤 이를 토대로 빠르면 4월부터 진료수가를 인상하기로 결정함에 따라 2월 29일 의사회 상임이사회 위원, 시·도의사회장 연석회의에서 연기되어 실행되지는 않았다.

151) 이와 같은 공정위의 의사회지도부에 대한 검찰 고발은 2000년 2월 17일 제2차 집회에 대해 이루어졌다.

도록 하겠다’는 것을 약속하였다.

그러나 의사회는 3월 26일의 일련의 의료보험수가인상이 자신들의 기대에 미치지 못한다고 판단하고, 3월 30일부터 ‘무기한 집단휴진’을 결의하였다. 특히 3월 29일 대통령 면담 이후, 면담내용에 대한 의사회와 보건복지부 간의 차이로 인해 동네 병의원을 중심으로 4월 2~6일까지의 1차 시한부 집단휴진이 강행되었다.152) 시한부 파업은 4월 6일 이종윤 보건복지부 차관과 김재정 의쟁투 위원장이 회동을 통해 의약분업에 따른 의사회의 요구와 관련한 일련의 내용에 대해 합의하고 서명함으로써 종료되었다. 이날 의·정 합의에서는 ‘약사의 임의조제 감시단 구성’, ‘비처방약(OTC)제품에 대한 약국 외 판매 허용’, ‘PTP 및 foil 포장단위 판매와 관련한 의약협력위원회를 통한 논의’ 그리고 ‘의료보호 진료비 지불절차 간소화’ 등에 대해 합의하였다.

한편, 시대위를 통해 의약분업 합의안을 도출한 시민단체는 의사회의 실행위안에 대한 거부와 대규모 집회에 대해 반대 성명서를 발표하고, 4월의 의정합의에 대해 강력히 비난하였다.153) 이어 경실련을

---

152) 이에 앞서 3월 29일 대통령과의 면담은 의사회회장, 병협회장 그리고 의쟁투 위원장이 참석하였다. 이날 대통령과의 면담에서 ‘의료인의 불이이익이 없도록 하겠다’는 것을 약속하자, 3월 30일부터의 무기한 집단휴진을 철회하였으나, 성남, 수원 등 일부 지역의사회를 중심으로 부분적으로 30일부터 휴진이 강행되었다. 그러나 이와 같은 산발적 집단 휴진은 의쟁투 중앙위원회에서 4월 2일에 ‘4~6일’ 3일 동안 ‘준비안 된 의약분업 실시 반대’와 차홍봉 보건복지부 장관의 퇴진을 요구하며 전국적인 휴진을 결정하고, 동네 병의원은 물론 종합병원의 전공의들이 이에 부분적으로 합세함으로써 그 규모가 크게 확대되었다.

비롯한 13개 시민단체는 4월 18일 '의약분업 정착을 위한 시민운동본부(이하 시민운동본부)'를 결성하였다. 시민단체는 조직 간 연합을 통해 그들의 대표성을 강화하여 의약분업이 가지는 정책의 정당성을 역설하고, 의사회의 정책불응이 가지는 부당성을 지적하였다.154)

이에 반해 언론은 의사회의 이와 같은 정책불응을 낮은 의보수가에서 찾고 있으며, 의약분업을 위한 재원의 부족 등에서 찾고 있다. 그러면서도 의사회와 약사회가 의약분업안에 대해 시민단체와 합의하였음을 지적함으로써 의사회의 정책불응에 대해 비판적 입장을 견지하였다.155)

의사회의 의약분업 합의파기에 대해, 상대적으로 약사회는 소극적인 입장을 견지하고 있다. 정부와 시민단체가 의사회와 대립하는 가운데, 약사회는 2000년 3월 19일 약사회 서울시지부 회원들이 과천정부종합청사 집회를 제외하고는 적극적인 이익표출활동으로 이어지

---

153) 의정대화에 대해 '밀실합의'라며 '의사회는 국민의 불편과 총선 전 사회혼란이라는 압력수단을 이용해 정부와 비밀스런 합의'를 했다고 비난하는 한편, '의약분업의 중요한 당사자인 국민과 약사를 배제한 합의를 인정할 수 없다'고 강력히 비난하였다(동아일보, 2000. 4. 10.).

154) 이들의 주요 활동으로는 첫째 시민단체 진용 정비 및 적극적인 대국민 캠페인 전개, 둘째 의약분업정착과 관련한 이슈 대응 및 정책적 대응, 셋째 의약분업 준비상황 및 시행과정 모니터링 사업, 넷째 의약분업의 정착을 위한 토론회 등과 같은 대국민교육사업을 중심으로 이루어졌다(시민운동본부 사업계획안).

155) 이 기간 동안 의약분업과 관련한 언론의 보도를 보면 다음과 같다. '의사 시위자제 대화로 풀어야(한겨레신문, 2000. 2. 19.)', '정부-의료계 정면충돌 우려(한겨레신문, 2000. 3. 11.)', '의보수가 인상 협상진통: 의료계 대표 정부안 거부퇴장(동아일보, 2000. 2. 24.)', '휘청거리는 의약분업(조선일보, 2000. 3. 28.)', '의약분업 제대로 될까(동아일보, 2000. 4. 3.).

지는 않았다. 이는 약사회가 의약분업을 의사회와 갈등이 아닌 의약 정책적 차원에서 국민의 지지를 얻기 위한 의도된 행동이었다.156)

(2) 의사회의 약사법 개정요구와 휴폐업

5월 들어서면서, 의약분업과 관련한 의사회의 반발이 재연되었다. 4월 22일 전 의쟁투위원장 출신인 김재정을 신임 의사회 회장에 선출한 데 이어,157) 5월 2일 취임사에서 약사의 임의조제 근절과 전문의약품 확대를 위한 약사법 개정과 의약분업시범사업을 실시할 것을 주장함으로써 의사회의 정책이익을 위한 이익표출활동을 강화할 것을 천명하였다. 5월 21일 의사회 산하 의쟁투는 중앙위원회를 열어 그간 의사회회원들을 대상으로 한 의약분업에 대한 설문조사를 발표하고, '조건부 의약분업 참여'와 '의약분업 강행 시 무기한 휴진과 태업' 등을 실시할 것을 결의하였다. 이들은 약사의 임의조제 근절, 전문의약품비율의 확대, 대체조제 금지, 약화사고 책임소재 명확화,

---

156) 분쟁의 본질이 의사와 약사의 싸움으로 변질되는 순간 의약분업의 본질과 원칙이 훼손된다. 그때는 분업의 정당성보다는 약사와 의사의 밥그릇 싸움으로 단순화된다. 한약분쟁 때 우리는 많은 교훈을 얻었다 가장 큰 깨달음은 불필요한 소모전을 삼가야 한다는 것, 그리고 가장 큰 동지인 국민의 뜻을 거슬러서는 안 된다는 사실이다(원희목 2003: 129).

157) 김재정의 의사회장 선출은 당초 예상을 깬 것으로, 이는 그가 의쟁투위원장으로 궐기대회, 핍난유신, 단식 등을 전개하며 의사회의 가장 큰 현안인 의약분업을 두고 정부에 투쟁해 온 공로를 대의원들이 인정한 것으로 의약분업과 관련한 대정부 강경투쟁을 통해 의약분업과 관련 현안 해결에 더욱 적극적으로 나서달라는 개원의들의 입장을 대의원들이 반영한 것이다(약업신문, 2000. 4. 24.).

의료보험 수가 현실화 등을 의약분업 참여조건으로 제시하였다.

이어 제3차 의사회 집회가 6월 4일, 정부 과천청사에서 의사회회원, 의대생 그리고 전공의 등 3만여 명이 참여한 가운데 '잘못된 의약분업저지를 위한 전국의사 투쟁결의대회'가 개최되었다. 이를 통해 당초 의사회의 요구를 재확인하고, 약사법 개정이 이루어지지 않을 경우 6월 20일부터 또다시 총폐업을 결의하였다. 이에 따라 6월 20일 의사회의 집단휴폐업이 결행되었다.

이와 같은 의사회의 정책불응에 있어서 정부는 이렇다 할 해결책을 제시하지 못하였다. 6월 9~15일, 그리고 휴폐업이 시작된 6월 21일부터 의·정 협상이 진행되었으나 합의에 이르지 못하였다.[158] 다만 6월 23일 당정회의를 통해 '3~6개월 선 시행 후 보완'이라는 의약분업원칙을 확인하는 한편, 문제되는 약사법 조항과 추가적인 의료보험수가의 인상안을 9월 말까지 마련하여 시행할 것을 천명하였다. 대신 의약분업은 당초 7월 1일부터 전면적인 실시를 재확인하였다.

한편, 의사회의 집단폐업과 정부의 정책순응확보의 실패는 시민단체의 또 다른 집단행동을 불러왔다. 의사회와 시민단체 간의 정책갈등, 즉 이익집단과 공익집단 간의 정책갈등이 발생하였다. 시민단체는 4월 시민운동본부를 결성하여 잇단 성명서 등을 통해 의사회의

---

158) 정부는 6월 13일 의사회의 집단 폐업방침과 관련하여 전 의료기관과 의료인에 대해 집단 휴업과 폐업을 금지하는 지도명령을 시행하는 한편, 종합병원의 전공의들의 집단행동의 위한 사직서 제출과 근무지 이탈의 경우 곧바로 입영조치를 취하도록 할 것임을 밝혔다. 이어 6월 21일에는 검찰이 의사회의 집단행동을 불법으로 규정하고 이에 대한 전면적인 수사에 착수하였다.

의약분업참여를 강력히 요구하는 한편, 6월 8일 전국 5대도시에서의 '의약분업 캠페인' 등을 실시하였다. 이어 의사회의 집단휴업을 하루 앞둔 6월 19일에는 '의사회 집단폐업 철회와 의료개혁을 위한 각계 인사500인 선언'을 통해 의사회의 집단행동에 대해 강력히 항의하였다.159) 이어 6월 20일 의사회가 집단휴폐업에 들어가자, 의사회회장과 의쟁투 위원장을 의료법위반으로 검찰에 고발하였다. 언론은 의사회의 반발에 대해 다소 의약분업에 대한 회의적 시각을 보였고, 보다 철저한 준비의 필요성을 역설하였다.160)

동네 병의원의 집단 휴폐업과 종합병원 전공의들의 집단사표 제출 등의 소위 '의료대란'은 6월 23일 정부가 의약분업정책의 '선시행 후보완'을 천명하면서도 의료보험수가 인상과 문제된 약사법의 개정 약속을 발표한 데 이어, 시민단체의 파업철회에 대한 강력한 요구 그리고 결정적으로 6월 24일 여야 영수회담에서 7월 임시국회에서 약사법 개정을 합의함으로써 종료되었다. 이날 회담에서 의사회의 약사법 개정요구를 수용한 데 이어, 25일 의사회가 회원투표를 통해 파업을 종료함으로써 6일간의 의료대란이 종료되었다. 이어 정부는

---

159) 이날 '500인 선언'에는 경실련, 참여연대 등 20여 개 시민단체들을 중심으로 종교계 56명, 보건의료계 125명 그리고 시민사회단체 93명 각계인사들이 참여했다(동아일보, 2000. 6. 19.).

160) 언론은 사설 등을 통해 2차 의사회의 파업에 대해서 '불안한 의약분업(동아일보, 2000. 6. 13.)', '국민만 죽어야 하나(동아일보, 2000. 6. 18.)', '갓난아이가 숨졌다(동아일보, 2000. 6. 20.)', '의약분업 잠정 연기하자(조선일보, 2000. 06. 21.)', '의·약 산 넘었지만 또 산(조선일보, 2000. 6. 26.)'의 제목으로 의약분업으로 인한 의사회의 반발과 이로 인한 국민의 고통을 보도하고 있다.

7월1일자로 의료보험수가를 다시 9.2% 인상하였다. 이와 함께 정부
는 7월을 계도기간으로 설정함으로써 의약혼재와 의약분업 정책이 1
개월 공존하도록 하였다.161)

(3) 약사법 재개정에 대한 전공의의 반발과 의사회의 휴폐업 재연

7월 임시국회에서 약사법 개정 논의에 앞서 의사회는 6월 27일
'약사법 개정 청원서'를 제출하였다. 청원서에는 '일반의약품의 최소
판매단위를 30정으로 할 것', '의사의 사전 동의에 의한 대체조제 허
용', '약국의 조제 및 판매기록부 작성' 등 약사에 대한 임의조제와
대체조제의 엄격한 제한 그리고 의약분업에 따른 약화사고의 명확화
를 요구하였다.

이에 대해 국회는 7월 임시국회를 통해 '낱알·혼합판매 금지'와
'상용처방약 600품목 이내에서 지역의약협력위원회를 통한 조정과
대체조제 금지'를 주 내용으로 하는 약사법 개정안을 마련하였다.162)
7월 18일 상임위원회를 통과하고, 이어 7월 31일 본회의를 통과를

---

161) 이는 의사회의 집단폐업 등으로 인한 약국의 처방약 준비 부족, 의사
　　 회의 후유증, 지역별 의·약계 협조체제의 미비, 제약업계의 약품 소
　　 포장 중비 미흡 등으로 예정대로 실시할 경우 혼란이 불가피할 것으
　　 로 예상되는 데 따른 조치이다. 복지부는 7월을 3단계로 나눠, 초순엔
　　 임의분업 형식으로 준비 작업을 마무리하고, 중순엔 지역별 의약분업
　　 협력회의를 통해 의약계 협력 체제를 활성화한 뒤, 하순부터는 의약분
　　 업을 규정대로 실시하는 방식으로 운영된다(동아일보, 2000. 6. 27.).
162) 상용의약품 품목수를 600품목 내로 하자는 안은 시민단체의 의견을
　　 국회에서 수용한 결과이다.

통해 개정 약사법을 확정하였다. 약사법 개정은 한편으로는 대체조
제금지와 낱알판매 금지를 통해 의사회의 의약품지배권을 인정하고,
다른 한편으로는 상용처방약을 600품목으로 제한함으로써 약사회의
의약품에 대한 제고부담을 경감하고자 하였다.

그러나 이와 같은 약사법 개정에 대해서 의사회와 약사회 그리고
시민단체는 상반된 입장을 보였다. 시민단체와 약사회는 개정 약사
법에 찬성을 표시한 반면, 의사회는 강력한 반발에 돌입하였다. 시민
단체는 7월 20일 성명서에서 국회의 개정약사법이 의사회의 진료권
과 약사회의 약국부담 최소화를 반영한 것으로 이익집단은 수용할
것을 촉구하였다. 약사회는 '개정 약사법이 의사회의 요구만을 대폭
수용돼 불만이 많지만 분업 시행일이 목전에 다가온 이상 법 개정
논란을 둘러싼 소모적인 집단행동에 시간을 허비할 수 없다'며 의약
분업 준비에 만전을 기하겠다고 밝혔다. 이와 함께 약사회는 분업준
비를 위해 '전문의약품 비축', '동네약국의 활성화', '특정의료기관과
특정약국의 담합금지' 등에 대한 정부의 후속대책을 요구하였다.163)
반면, 의사회 역시 상용처방약을 600품목 내로 제한하는 것에 대해
의사의 처방권을 제한하는 것이라며 반발하였다. 나아가 상용처방약
에 대한 지역협력위원회의 조정은 있을 수 없는 것이며, 협의대상이
될 수 없다고 반발하였다.

---

163) 그러나 당초 약사회는 국회 상임위 통과 직후 개정 약사법에 강력히
　　반발하였다. 약사회는 상용처방약 600품목에 대한 대체조제 금지와 낱
　　알판매금지가 '약사의 직능을 말살하려는 의도'라며 7월 18일부터 김
　　희중 약사회장 등이 단식농성에 들어갔으나 입장변화로 20일부터 단
　　식중단은 물론 모든 투쟁행위를 중단하였다.

이에 따라 7월 18~22일까지 오후진료를 거부하는 단축진료를 시작으로 정책불응이 또다시 재연하였다.164) 의사회는 국회 상임위 통과 직후인 7월 20일 임시대의원 총회를 개최하여 약사법의 재개정을 다시 요구하고, 23일에는 제4차 집단 집회를 과천에서 개최하였다.165) 만약 이의 미반영 시 의사면허 포기 및 폐업투쟁을 재개할 것을 결의하였다.

특히 8월 이후의 의사회의 정책불응은 대학병원 전공의들이 주도하였다. 이들은 7월29일부터 의사회와 의쟁투의 결정과 상관없이 독자적으로 파업을 결정하였다. 이는 의사회의 재폐업을 이끌어내는 결정적 역할을 하였다.166) 전공의의 파업에 앞서, 의사회는 7월 26일

---

164) 이에 앞서 의사회는 7월 18~22일까지 약사법 개정에 항의의 표시로 단축진료를 결정하였고, 이에 일부 동네 병의원이 동참함으로써 부분적인 휴진이 이루어졌다. 전국 1만8000여 동네의원들은 지역에 따라 30~70%씩 전반적으로 절반가량이 오후 진료를 하지 않았다(동아일보, 2000. 7. 20.).

165) 이들 집회는 경인지역 개원의와 전공의와 의대생 등을 중심으로 약 1만여 명이 모인 집회에서 결의문을 통해 의사회는 7월 5일에 구속된 김재정 의사회장과 의쟁투 간부들에 대한 지명수배에 대한 석방과 해제를 요구하는 한편, 대체 및 임의조제를 금지할 수 없는 약사법 상의 독소조항 개정, 진료비 적정수가 보장, 정부의 의료보험 재정지원 약속, 의료전달체계의 개선, 복지부 장관 및 의약분업 정책입안자의 문책 등을 요구하였다.

166) 김한중(2001: 90)은 전공의가 의사회 내에서 힘을 가질 수 있던 원인을 네 가지로 지적하고 있다. 첫째, 전공의들이 근무하는 종합병원이 우리나라 의료시장에서 차지하는 기능이 절대적으로 크고 또 병원 내에서 전공의들의 진료역할이 커서 전공의들의 파업은 실제적으로 우리나라 의료기능의 핵심을 마비시키는 효과를 가진다. 둘째, 같은 기관에서 근무하는 대학교수, 전임의들도 의약분업 등의 의료정책 전반에 대해 전공의와 같은 불만을 갖고 있으므로 심정적으로 동의할 뿐

상임이사 및 전국시도의사회장 연석회의를 통해 의쟁투가 제안한 회원 찬반투표를 27~29일 3일간 전체회원을 대상으로 실시하고, 이를 통해 8월1일부터 전면 재폐업을 결정하였다.167) 8월 10일 의사회 상임위원회를 통해 이날 발표된 정부의 '분업대책안'을 거부하고 11일부터 전면적인 재폐업을 재결정하였으며, 이와 함께 전국의대 교수들도 전공의 파업에 동참하기로 하는 등 의사회의 전면적인 의약분업에 대한 반발의 강도를 강화하였다. 8월 12일에는 의사회의 제5차 집단 집회가 연세대에서 개최되었다.

이와 같은 전공의 중심의 파업에 대해 정부는 8월 7일 최선정으로 복지부 장관을 교체한 데 이어, 8월 10일 보건의약분업 관련 보건의료발전대책을 발표하였다. 의료기관의 재진료 및 원외처방료의 인상, 대체조제 시 환자의 확인, 의대정원 감축 및 동결 그리고 의약분업평가단 및 감시단의 구성 등을 내용으로 하는 유화정책을 발표하였다. 다른 한편으로는 파업지도부에 대한 사법처리 방침과 파

아니라 투쟁에 직접 동참하는 적극적 지원을 하였다. 셋째, 모래알처럼 흩어져 있던 개원의들의 조직과 달리 100개 병원별 조직을 통해 16,000여 명의 전공의들을 쉽게 통제할 수 있는 조직의 이점이 있었고, 젊은 세대의 열정과 자유스런 인터넷 사용, 뛰어난 지적능력 등 개인의 자질이 뛰어난 집단이었다. 넷째, 자체학습, 대국민 홍보 및 서명 작업, 시민단체와의 연대 등 다양한 전략과 전술을 구사하는 등 정부와 언론을 압박하는 데 상당한 성과를 거두게 되었다.

167) 이 과정에서 의사회는 내부 분열이 발생하였다. 7월 25일 의사회 상임이사회는 의쟁투가 27일 휴폐업과 관련한 회원투표실시를 받아들이지 않기로 결정한 반면, 의쟁투는 이를 재결의를 통해 이를 관철하고자 하였다. 한편, 전공의는 이에 앞서 24~25일 회원들의 투표를 통해 투표 참가자 1만 732명 중 7686명이 찬성 재파업투쟁을 결의하였다(동아일보, 2000. 7. 26.).

업전공의에 대한 해임 및 입영조치를 발표하는 강경입장을 천명하였다. 그러나 이 같은 정부의 강온 양면 정책은 오히려 전공의를 중심으로 의사회의 강력한 반발을 불러일으켜 이들의 집단 재폐업을 장기화하는 계기로 작용하였다.

이와 같은 의사회와 정부 간의 갈등이 격화되는 과정에서 시민단체는 8월 13일 기존 25개 시민사회단체가 주축이 된 '시민운동본부'와 한국노총과 민주노총 등 노동단체가 '국민건강권 수호와 의료계 폐업철회를 위한 범국민대책회의'를 발족하고 의사회의 집단행동과 정부의 무원칙한 대책을 비판하였다.168) 이들은 의사회의 폐업철회를 위한 시민행동 강령 등을 발표하였다.169) 16일에는 서울대 병원에서 의사회 집단폐업 철회 및 의료비 인상 즉각 철회를 주장하는 항의집회가 이루어졌다.

8월 30일 의대교수들의 '약사법 개정과 의정 간 조속한 대화' 등의 4개 항 요구에 이어, 8월 31일에는 6차 집회에서 의쟁투 산하

---

168) 이날 발표한 기자회견에서 이들은 '정부의 무능 및 법과 질서를 유린하는 의사회의 무책임한 이기적 행위는 국민이 인내하고 사회가 용인할 수 있는 선을 넘어섰다'면서 '의사회가 환자의 비명과 고통을 외면하고 집단이 폐업을 지속한다면 시민의 힘으로 집단폐업을 종식'을 주장하였다. 이와 함께 이들은 8월 1일 정부의 보건의료발전대책을 비판하고, 이의 즉각 철회와 공익대표가 참여하는 '보건의료발전위원회'를 새로 구성할 것을 주장하였다(동아일보, 2000. 8. 13.).

169) 이날 발표한 시민행동 요령으로는 ① 각 상점 및 택시, 버스 등에 폐업철회 촉구 스티커 및 안내문 부착, ② 각 건물에 폐업철회 촉구 현수막 게재, ③ 매일 낮 12시 의료계를 향한 자동차 경적 울리기, ④ 의사회와 의쟁투에 항의전화, 항의팩스, 항의우편 보내기, ⑤ 지역시민 항의단을 조직해 폐업 병의원 치 시도의사회 항의방문하기 등을 제시하였다(동아일보, 2000. 8. 13.).

'비상공동대표10인 소위원회'에서170) 임의조제와 대체조제 금지, 중앙 및 지역협력위원회의 폐지, 의료보험수가의 현실화 및 의료보험 재정 안정화, 대통력 직속의 의료발전특별위원회 설치, 건강보험심사평가원의 실질적 독립, 의료기관별 차등수가제 실시, 전공의 처우개선, 의대정원 감축, 주치의제도의 도입보류, 포괄수가제의 전면 재검토, 보건복지부 내 보건의료정책실의 신설, 의료분쟁조정법의 완비, 의약분업정책입안자의 문책 등 12개 항으로 분류된 대정부 요구안을 발표하였다(의사회, 2000).171) 9월 5일부터는 의대교수의 외래진료철수한 데 이어 15~17일 4차 집단휴진이 이루어지고, 의대생들의 의사고시 거부가 결의되는 등 의사회의 정책불응이 날로 강화되었다.

　이러한 전공의 중심의 정책불응이 심화되는 가운데 정부는 9월 1일 의사회에 보낸 공문에서 '국민고통해소'를 위한 대화를 제의하는 한편, '4차 의보수가 6.5%' 인상이라는 추가적인 정책이익의 보전을 단행하였다. 이어 9월 24일에는 복지부 장관이 기자회견을 통해 일련의 의료사태에 대한 정부의 책임에 대한 유감을 표시하였다. 이는 의사회가 의정대화의 선결조건으로 내세운 '구속자 석방 및 수배해제 그리고 정부의 사과 선행'에 대한 요구를 수용한 것이다. 이로써 의·정대화가 9월 26일 재개되었다.

---

170) '비상공동대표10인소위'는 의사회의 각 직역별 대표를 포괄하고 있으며 그 구성은 다음과 같다. 교수대표 1인, 전공의 비대위대표 1인, 학생대표 1인, 전임의 대표 1인, 의사회상임이사회 대표 2인 의쟁투 대표 2인 그리고 병원대표 1인과 봉직의 대표 1인 등으로 구성되었다.
171) 이 외에도 행정고시 내 의무직의 신설, 특진제도의 개선, 공중보건의의 법적, 병적 신분 및 급여기준의 재정비 등을 요구하고 있다.

4. 정책산출: 의약정협의회의 구성과 약사법 재개정

의·정대화 재개는 궁극적으로 약사법 재개정을 위한 것이라 볼 수 있다. 약사법 개정을 위한 정부와 양 이익집단과의 협상은 크게 두 단계로 나누어 진행되었다. 제1단계는 의·정과 약·정 간의 협상을 통해 각 이익집단과의 약사법 개정을 위한 합의를 도출하였다. 제2단계는 각 이익집단과의 개별 협상을 통해 합의된 약사법 개정방향을 의·약·정 삼자가 협의회를 구성하여 전체적인 차원에서 의약분업안에 대한 수정이 이루어졌다.

제1단계에서의 의·정과 약·정 대화에서는 크게 두 가지 차원의 문제가 논의되었다. 한편으로는 의약분업과 관련한 약사법 개정방향에 대한 협상이 이루어지고, 다른 한편으로는 의료정책과 약사정책과 관련한 논의들이 각각 진행되었다.

9월 26일부터 10월 24일까지 진행된 의·정 대화에서는 완전한 의약분업을 위한 약사법 개정, 지역의료보험에 대한 국고지원 확대 그리고 의료전달체계 개선, 의대 정원 10% 감축 등에 대한 합의가 있었다.172) 또한 의료정책을 다루기 위한 '의료제도개혁특별위원회'를 대통령 직속으로 설치하기로 합의하였다. 한편, 약·정대화는 약사법 개정, 조제과정에서 발생한 의약품 손실분의 약가반영, 약사 인

---

172) 그러나 이와 같은 의사회는 정부와의 협상과정에서도 그들의 이익표출활동을 강화하였다. 당초 9월 19일에 의쟁투 중앙위원회에서 전면적 파업을 결의한 이후, 약사법 개정과 의료정책에 대한 대책이 부재하다는 것을 근거로 하여 의사회는 당초대로 10월 6~10일까지 1, 2, 3차 의료기관이 참여하는 전면적 파업에 돌입하였다.

턴제 도입검토, 약제비 청구 및 심사 절차 개선, 대통령 직속 약업 발전위원회의 설치 등에 대해 합의하였다.

의·정과 약·정 대화로 인해 약사법 개정을 위한 의·약·정협 의회가 10월 31일 구성되었다. 보건복지부 장관주재하에 의사회와 약사회 대표 각각 9인으로 구성했다. 11월 11일까지 총 6차에 걸친 의약정협의회가 진행되었다. 이를 통해서 의약분업과 관련한 일련의 쟁점사항에 대한 합의를 도출하였다. 주요 합의내용은 다음과 같다. 첫째, 대체조제와 관련하여 대체조제는 원칙적으로 금지하되 의사의 사전 동의를 얻을 경우, 혹은 생물학적 동등성이 인정된 경우에 한해 대체조제를 할 수 있다. 생물학적 동등성이 인정된 경우에도 의사는 대체조제 불가를 표시할 수 있고, 이 경우에는 그 사유를 구체적으로 기재하여야 한다. 둘째, 약사의 임의조제와 의약사 간 담합행위에 대한 시민포상제를 실시한다. 셋째, 중앙과 지역의 의약협력위원회 규정을 폐지하고, 의사회 분회와 치협 분회에서 의료기관의 의약품목록을 취합·조정하여 약사회 분회에 제공한다. 넷째, 일반의약품의 판매와 관련하여 시장자율에 맡기되, 낱알판매 금지규정원칙이 훼손할 경우 일반의약품의 최소포장 단위를 규정한다.

합의안은 12월 1일 약사회 그리고 12월 9일 의사회의 임시대의원 총회를 통과하였다. 이에 따라 의약정 합의안을 담은 약사법 개정안이 12월 11일 정부와 의사회 그리고 약사회의 공동 건의서 형식을 통해 국회에 제출하였다. 이어 2001년에는 '5차 의보수가 7.08%'의 인상이 또다시 이루어졌다. 이로서 1999년 이후 약사법은 3회 개정 그리고 의보수가는 총 5회의 인상을 기록하였다.

　이와 같이 시대위에서 시민단체와 양 이익집단 간 합의된 기관분업을 그 핵심으로 하는 의약분업의 실시는 돌이킬 수 없는 정책변동이다. 그러나 2000년 7월 의약분업의 본격적인 실시를 전후한 '의료대란'이라 불리는 의사회의 정책불응과 일련의 약사법과 의보수가 인상은 심각한 사회적 비용을 낳았다. 이와 같은 의약분업과 관련한 정책변동과 그 혼란은 이들 정부와 시민단체 그리고 이익집단들의 이해반영의 산물이다. 먼저 정부는 시민단체를 의약분업정책에 참여시킴으로써 '의약혼재에서 의약분업'으로 정책변동에 성공할 수 있었다. 의약혼재의 포기로 의료기관과 약국 간의 제한된 대체재적 역할을 금지시켰으나, 이는 결과적으로 이들 이익집단의 독점적 영역을 강화시켜 주었다. 의료부문에서의 의사회와 의약분업에서의 약사회는 각각 진료와 의약품 판매에 있어서 지배력을 더욱 강화하였다. 이와 같은 상황에서 이들 이익집단들의 정책불응은 정부의 통제력 약화를 보여주었다. 정부는 '의료대란'으로 불리는 의사회의 강력한 정책불응에 있어서 약사법 개정과 의료보험수가의 인상이라는 회유적 수단에 강하게 의존할 수밖에 없었다. 그러나 오랜 의약정책과제의 해결은 정부의 이익을 반영한다. 다음으로 의사회는 의약품 판매의 지배력을 상실한 반면, 의료보험수가의 대폭 인상과 의대정원의 감축 등이라는 이익을 확보하였다. 의약분업은 기존 의약품 판매라는 안정적 이익구조를 포기하게 함으로써, 그들 손실에 대한 불안을 야기하였다. 특히 1999년 11월 '실거래가 상환제'는 의약분업으로 인한 불안을 더욱 가중시킴으로써 이들의 정책불응을 본격화하는 계기가 되었다. 소위 '2000년 의료대란'을 통해 의사회는 5회의 의료보험수가 인상을 통해 의약품 판매의 포기에 따른 이익변동을 보전하였다. 뿐만 아니라 3회의 약사법 개정 등에 의해 대체조제의 엄격한 제한과 의대 정원 감축 등을 통해 의약품에 대한 지배권을 확보하는 한편, 의사인력의 공급과잉문제를 일정부문 해결하였다. 약사회 역시 의약분업을 통해 의약품에 대한 본래의 직능목적을 달성하였다. 약사회는 기관분업이라는 의약분업을 통해 자신들의 독점적 지위를 확보하였다. 마지막으로 시민단체 역시, 의약분업에 대한 성공적인 합의도출과 이후 의사회의 정책불응에 대한 비판적 활동을 통해 자신들의 존재와 영향력을 확인시켰다. 국민의 이익대변자로서 시민단체의 역할을 부각시킴으로써 새로운 정책행위자로서 자신들의 지위를 공고히 하였다.

5. 소결론

정책네트워크 변화기의 제도환경으로는 민주주의 정치체제가 확고히 됨으로써 민간부문의 정책결정에 참여욕구가 활성화되고, 특히 NGO의 정책결정영역에서 영향력을 확대하여 왔다. 정부의 정책결정에 대한 자율성이 약화되는 가운데, 보건의료환경 영역에서는 의료기관의 성장과 약국의 쇠퇴가 두드러지는 특징으로 자리잡게 되었다. 특히 의약분업이라는 근본적인 정책내용의 변화에 직면한 가운데 의사회와 약사회는 그동안의 의대와 약대의 신설과 증원으로 인해 인력의 공급과잉이라는 위기상황에 직면하게 되었다.

한편, 의사회와 약사회의 요구에 의해 시민단체는 정책결정의 새로운 정책행위자로 진입하게 되었다. 의약분업 1년 연기를 위한 약사법 개정 이후, 시민단체가 주도가 된 시대위는 기관분업 등을 주요내용으로 하는 의약분업안의 합의도출함으로써 정책문제 해결능력을 과시하였다. <표3-24>에서 보던 것과 같이 기관분업을 중심으로 하는 시대위안은 이후 의약분업의 핵심을 이루었다.

이후 구성된 실행위에서는 이전과 달리 기존 보건의료전문 이익집단보다는 시민단체 등의 비이익집단이 그 위원 구성에 있어서 상대적 우위를 점유하게 되었다. 그러나 시대위는 물론 실행위는 의약분업으로의 정책변화에 있어서 이들 이익집단들의 손익변동에 대한 불안감을 반영하지 못하였다. 특히 의사회의 손실에 대한 불확실성 증가는 1999년 11월 '실거래가 상환제'를 계기로 확인되면서 본격적인 정책불응에 돌입하였다. 이후 이들은 소위 2000년 '의료대란'을 통해 자신들의 정책이익을 확보하였다. 집회와 파업 등을 통해 의료시장에서 독점적 지위는 이들의 핵심적 정책자원이었다. 이에 대해 정부는 강온 양면 전략을 통해 정책순응을 확보하고자 하였다. 그러나 민간 주도의 의료시장하에서 독점적 지위를 확보하고 있는 의사회의 정책불응에 대해 정부의 순응확보전략은 그들의 정책이익을 반영하는 것이 주종을 이룰 수밖에 없었다. 5회의 의료보험수가 인상 그리고 1999년 이후 약사법 개정을 통해 이들의 정책이익을 반영하였다.

〈표 3-42〉 시대위안 이후 약사법 개정내용

| | | 시대위안 | 실행위 이후의 약사법 개정내용 | | |
			1차 (1999년12월7일)	2차 (2000년7월18일)	3차 (최종)
실시시기		2000년7월	2000년7월	2000년7월	2000년7월
분업 형태	법적	부분분업	부분분업	부분분업	부분분업
	행위 주체	기관분업 -모든 보건의료기관	기관분업 -보건지소 제외	기관분업	기관분업
의약품 분류		2분류 -일반의약품이라 함은 전문의약품이 아닌 의약품	2분류-좌동	2분류-좌동	2분류 -전문의약품이라 함은 일반의약품이 아닌 의약품
처방전 발행		상품명과 일반명 병행	좌동	좌동	좌동
대체조제		환자의 동의하에 대체조제 -의약분업협력위원회에서 대체조제 목록 설정	환자의 동의하에 대체조제 -상용 처방약 600 품목으로 제한(대체조제금지)	의사의 동의하에 대체조제	의사의 동의하에 대체조제
주사제 포함여부		포함	포함 -항암제, 운반 및 보관에 안전이 필요한 주사제 제외 -수술 및 처치에 필요한 주사제	좌동	제외
기타		-지역별 의약분업협력위원회 설치	-	-	-지역별 의약분업 협력위원회 폐지 -시민포상제 도입

한편 시민단체는 시대위에서 양 이익집단의 합의를 이끌어낸 이후, 실행위에서 주도적인 역할을 수행하였다. 의사회의 정책불응에 대해 시민단체는 조직연대를 통해 그들의 정책자원을 확대하여 대응하였다. 이와 함께 언론은 의사회의 연이은 집단행동으로 인한 국민

의 불편을 비판하는 한편, 정부의 의약분업 대비 미흡에 대한 강력한 항의표시를 하였다.

의약분업의 또 다른 정책대상집단인 약사회는 시대위 이후, 정책순응입장을 견지하였다. 기관분업으로 하는 의약분업은 그들의 이해관계와 일치하는 것이었다. 이를 통해 의약품 판매에 대한 독점적 지위를 확보할 수 있었다.

결국, 시민단체의 의약정책참여는 의약분업이라는 정책변동을 가능케 하였다. 그러나 이 과정에서 이익구조 변경과 이익변동에 대한 준비부족은 의사회의 격심한 정책불응을 불러왔다. 이로 인해 '2000년 의료대란'이 발생하는 원인이 되었고, 3회의 약사법 개정과 5회의 의료보험수가 인상이 발생하였다.

제4장
정책네트워크의 변화와 정책반응 변화분석

제1절 제도환경의 변화분석

1. 정치체제의 변화분석

정책네트워크의 제도환경으로서 정치체제의 성격은 정책결정에 대한 정책행위자의 참여와 배제를 결정한다. 일반적으로 권위주의 정치체제에서는 국가의 자율성이 강하게 나타나는 반면, 민주주의 정치체제에서는 시민사회의 자율성이 강하게 나타난다. 정치체제가 권위주의적일수록 정책네트워크의 특성은 폐쇄적인 반면, 민주적일수록 개방적이다. 민주적 정치체제는 다양한 정치세력들의 조직화와 이들의 정책결정 참여를 보장한다. 따라서 정치체제의 성격이 폐쇄적일수록 정책공동체적 성격을 가지는 반면 민주적일수록 이슈네트워크적 성격을 가진다.

〈표 4-1〉 정치체제의 변동

구 분	형 성	지 속		위 기	변 화
		I	II		
시 기	1963~1977	1978~1985	1986~1989	1990~1998	1998~2000
정 권	박정희	박정희, 전두환	전두환, 노태우	김영삼, 김대중	김대중
정치체제의 성격	권위주의	권위주의	권위주의, 권위주의 이완기	민주주의	민주주의

<표4-1>은 정책네트워크의 변화과정과 그 과정에서의 정치체제 성격을 나타내고 있다. 의약분업을 둘러싼 정책네트워크의 형성과 지속(I, II) 기간의 정치체제는 권위주의적 성격을 강하게 나타내고 있다. 이 시기는 5·16군사쿠데타 이후 박정희 정권과 전두환 그리고 노태우 정권에 이르는 기간에 해당한다. 박정희 그리고 전두환 정권은 대통령 간선제, 행정부 우위 그리고 정치적 반대세력에 대한 억압 등을 그 특징으로 하는 전형적인 권위주의적 특징을 가지고 있다. 1987년 '6월 항쟁' 이후 대통령 직선제 개헌을 통해 출범한 노태우 정권 역시, 입법부의 국정감사권 부활 그리고 지방자치제의 제한적 실시라는 일련의 민주화 조치 등에도 불구하고 기존 정치체제 성격을 대부분 이어갔다. 군부를 중심으로 한 정권엘리트의 충원과 3당 합당을 통한 거대 여당의 출현은 이를 뒷받침하였다. 따라서 이 기간은 정책결정에 있어서 국가의 자율성이 강하게 표출·대표되었다.

정책네트워크의 위기 기간에는 과거와 다른 민주적 정치체제의 특징을 보이고 있다. 1987년 이후 권위주의 정치체제가 붕괴하기 시작하며 시민사회의 정치세력화에 다양한 욕구들이 분출하기 시작하였

다. 노태우 정권 이후 출범한 김영삼 정부는 일련의 정치개혁, 즉 권력엘리트의 인적청산, 지방자치제의 실시 등을 통해 민주주의 정치체제적 성격을 강화하였다. 특히 NGO로 지칭되는 공익집단 혹은 시민단체의 본격적인 출현과 활동은 민주주의 정치체제하에서 민간영역의 자율성 강화와 국가자율성의 약화를 나타내는 상징이다. 이들은 정부활동을 감시하고, 이익집단에 의한 정책결정의 포획현상을 견제하고 공익을 대변하고자 하였다. 1993년의 한약분쟁과정에서 경실련주도의 정책문제 해결은 정책결정영역에서의 새로운 변화를 대표하고 있다. 급격히 성장한 이들 시민단체는 이익집단과 더불어 여러 가지 사회문제에 대한 활동의 범위를 넓혀가면서 사회의 중심세력으로 대두되었다(김영래, 2003: 18). 특히 정책네트워크의 변화 기간에 해당하는 1998년 이후는 김대중 정부의 출범으로 더욱 활동을 강화하였다. 이 기간 소위 'NGO정치'라 불리는 정도로 이들 시민단체는 그 활동과 영역을 확대하고, 정책결정에 대한 영향력을 더욱 확대하였다.[173]

이와 같은 변화는 정책네트워크와 정치체제의 성격 간의 일정한 관계적 특성을 반영하고 있다. 정책네트워크의 형성기의 정치체제 성격은 이후 지속기(Ⅰ, Ⅱ)에서도 그 일정한 특징을 유지하고 있음이 확인되었다. 반면, 정책네트워크의 위기와 변화에 해당하는 기간에는 과거와 다른 정치체제 성격을 보여주고 있다. 의약분업정책에

---

[173] 김대중 정부는 시민단체들을 전면에 내세워 개혁정책의 국민적 정당성을 획득하려고 하였고, 시민단체들도 의욕적으로 개혁정책인 의약분업의 과정에 참여하게 되었다(김영수, 2003: 921).

있어서, 정책네트워크의 형성과 지속 기간에는 권위주의적 정치체제
가 지속되었다. 반면, 위기기에는 정치체제의 민주화적 성격이 본격
화하면서 민간부분의 자율성 증가를 보여주는 새로운 결사체로서 시
민단체가 등장하였다. 변화기에 있어서는 'NGO정치'에서 보여주듯
이들의 정치참여가 활성화된 모습을 보여주고 있다.

결국, 정치체제는 정책행위자의 자율성에 영향을 미침으로써 정책
네트워크에 영향을 미친다. 의약분업을 둘러싼 정책네트워크에 있어
서 형성과 지속(Ⅰ, Ⅱ)에서는 권위주의 정치체제가 지속되었고, 국
가의 자율성을 강화한 반면 민간영역의 자율성이 억제되었다. 반면
정책네트워크 위기 이후에는 민주주의 정치체제가 정착하면서 민간
부문의 자율성이 크게 강화되었다. 더욱이 변화기에 있어서는 'NGO
정치'라 불릴 정도로 이들의 정치참여가 활성화된 모습을 보였다.

2. 보건의료환경 변화분석

1) 보건의료시장의 변화

경제적 환경은 정책네트워크의 변화를 이끄는 핵심적 요인이다.
경제적 환경의 변화는 정책네트워크 내의 정책행위자들의 정책이익
을 변화시킴으로써 네트워크의 변화를 촉진하고 유도한다.

<표 4-2> 의료기관 및 약국 수의 연평균 성장률

(단위: %)

구 분	형성기	지속기		위기기	변화기
		I	II		
시 기	1963~1977	1978~1985	1986~1989	1990~1998	1998~2000
종합병원	6.3	28.6	3.9	1.5	2.8
병 원	2.2	6.5	0.6	7.2	12.4
의 원	1.1	4.8	6.3	7.0	5.2
보건소	0.9	1.6	3.6	−0.5	−
보건지소	−	−0.4	0.3	−0.5	−0.2
보건진료소	−	−	0.6	−0.6	−0.3
약 국	14.5	6.5	3.7	−0.4	−2.5

<표4-2>는 정책네트워크 과정별 보건의료기관 및 약국 수의 성장률을 보여주고 있다. 이를 통해서 확인할 수 있는 것은 병·의원 등 의료기관은 지속적으로 성장과 약국의 1990년 이후 성장쇠퇴이다. 이를 구체적으로 보면, 종합병원은 정책네트워크 형성기와 지속기(I)에 큰 폭의 성장을 거듭하다 이후 점차 그 성장이 둔화되는 현상을 보이고 있다. 병·의원은 지속기(II)에서 잠시 주춤한 현상을 제외하고는 지속적이고 안정적으로 성장을 거듭하고 있음을 알 수 있다. 그러나 약국은 정책네트워크 형성기 두 자리의 높은 성장을 거듭한 반면 이후, 그 성장세가 점차 낮아져 1990년대 이후에는 마이너스(−) 성장을 보여 오히려 쇠퇴하고 있음을 알 수 있다.

이와 같은 성장률은 1977년 의료보험 적용인구가 확대와 궤를 같이하는 것이라 할 수 있다. 의료보험 적용인구가 증가하면서 의료수

요가 병·의원으로 이동하는 반면, 약국에 대한 수요는 일정 부분 감소하였다. 1989년 7월 전국민의료보험이 적용된 이후인 1990년대에는 약국의료보험에도 불구하고 약국의 쇠퇴가 두드러진 현상을 보이는 것은 이를 반증하고 있다.

<표4-3>은 의약품 시장에서 의료기관과 약국의 시장점유율의 변화를 나타내고 있다. 1983년에 의료기관과 약국은 각각 22.8%와 77.2%를 차지하여, 약국이 약 3배의 점유율 격차를 보이고 있다. 그러나 그 격차는 점차 줄어들어 1994년 의료기관과 약국이 각각 49.4%와 50.4%로 대등한 의약품 시장점유율을 보이고 있다. 급기야 1997년에는 오히려 6대4로 약사회의 시장 점유율이 역전되는 현상을 보이고 있다. 약국의 지속적인 의약품 시장에서의 쇠퇴는 병·의원 등 의료기관과의 경쟁에 있어서 약화되고 있음을 반영하는 것이라 할 것이다.

〈표 4-3〉 의약품 시장 점유율(%)의 변화

(단위: %)

구 분	1983년	1985년	1990년	1994년	1997년
의료기관	22.8	33.0	30.8	49.4	59.4
약 국	77.2	67.0	69.2	50.6	40.6
계	100.0	100.0	100.0	100.0	100.0

* 자료: 대한약사회. 1999: 64.

이러한 지표는 경제성장과 의료보험의 적용확대 등으로 인하여 보건의료서비스 수요가 증대하면서 의료이용행태의 변화에서 그 원인을 찾을 수 있다. 국민의 경제적 수준향상과 함께 의료보험의 도입은 의료기관의 경쟁력을 강화시킨 반면, 이에 소외된 약국은 위기를 맞이하게 되었다. 의약품 시장에서의 약국의 점유율 하락은 이를 확인하고 있다.

결국, 의약품 시장에서의 의료기관의 비중확대와 약국의 위기는 의사회와 달리 약사회로 하여금 의약정책에 있어서 정책변화를 요구할 수밖에 없었다.

2) 보건의료정책의 변화

보건의료서비스는 기본적으로 전문성과 독점적 성격이 강하고 국민생명 보호라는 윤리성과 공익성이 매우 높아서 이의 수급을 시장기능에만 맡길 수 없는 특성이 있다(정용진, 2000: 17). 그럼에도 불구하고 우리나라 의료서비스공급체계는 일제 식민지적 잔재하에서 미군정하의 경험과 국가 재정 투자재원 부족으로 미국식 민간 주도의 자유방임체제로 발전되어 왔다. 보건의료체제를 공공부문과 민간부문의 기능적 분화를 시도하고, 각 부문별 역할을 구분하고자 하였다. 공공부문은 공중보건사업과 빈민에 대한 의료서비스를 제공하고 민간부문은 일반 국민들의 일상적인 의료서비스를 제공하는 보건의료행정의 이원화 체제를 구축하였다. 이와 같이 보건의료체계에 있어서 정부의 기능은 방역 위주의 공중보건사업 위주로 전개되어 왔고, 진료를 중심으로 한 대부분의 진료활동은 민간부문에 의해 수행되어 왔다(이상락, 1996: 144).[174]

1960년대 이후 산업화가 가속화되면서 정부의 보건의료정책에 있어서 경제성장을 위한 '가족계획'이 핵심적 과제로 등장하였다. 1970년대 중반을 거치면서 경제성장에 따른 의료서비스 수요를 확충하는 계획의 일환으로 한편으로는 의료보험을 통한 의료서비스 수요의 확대를 추진하고, 다른 한편으로는 보건소와 보건지소의 시설확충과 공공보건의료인력의 확충을 통한 농어촌 지역 주민에 대한 보건의료 수요에 대응하고자 하였다. 이와 함께 민간의료기관의 시설확충을 위한 각종 재정적 지원을 강화하는 한편, 진료전달체계의 실시를 통해 보건의료인력과 기관의 불균형적 분포에 대비하고자 하였다. 이 기간 동안 국가의 경제력 향상과 상응하게 보건의료 분야의 재정투자가 지속적으로 증가하여, 정부에 의한 시설투자는 중요한 정책적 수단의 하나가 되었다(손학규, 2001). 특히 1977년에 도입되어 1989년에 완성된 전국민의료보험제도는 의료서비스의 접근권 강화라는 양적 확대정책의 핵심적 사업이라 할 것이다.

그러나 1990년대 들어서면서 보건의료정책에 대한 새로운 접근이 모색되었다. 오랫동안 중요한 과제로 되어 있던 의료자원의 부족과 지역 간 불균형은 점차 개선되어 1990년대 들어서면서 크게 문제가

---

174) 이상락(1996: 145)은 정부의 보건의료에 대한 재정적 기여가 낮은 원인을 ① 국방비 및 사회간접자본의 투자 등 고정적 지출이 많은 재정구조, ② 가시적인 근대화에 치중하여 온 정부정책의 전시효과지향성, ③ 건강관리를 개인적 책임으로 여겨왔던 관습, ④ 개인의료비지출부담을 공공화시키는 데 대한 국민의 의식부족, ⑤ 국가개입의지의 이중구조 즉 경제개발부문에의 적극개입 및 사회개발부문에의 소극적 관여 등에서 찾고 있다.

되지 않았다. 의료재정의 취약, 의료보장 수준의 미흡, 의료서비스의 공익성 부족, 공공부문의 상대적 위축, 의료공급체계의 구조적 비효율 등의 해결이 정책적 과제로 등장하게 되었다(한달선, 2001: 8). 이제까지의 공급중심의 의료서비스가 수요중심으로 정책적 전환이 모색되고 있음을 의미하는 것이다. 국민의료비 개념과 이의 추계를 통한 보건의료정책의 체계화와 의료기관 서비스평가제 그리고 가정간호사 제도 등의 도입은 질적 보건의료정책의 구체적인 내용이라 할 것이다. 특히 1997년 의료개혁위원회의 설치와 활동은 향후 그간 양적 보건의료정책을 반성하고 질적 전환을 위한 정책과제를 선정하고자 하는 노력의 일환이라 할 것이다.

<표4-4>은 1960년대 이후 정부에 의해 추진된 주요한 보건의료정책의 내용과 활동이다. 1960년대부터 1980년까지 주요 보건의료정책은 의료서비스에 대한 접근권을 강화하고자 하는 것에 초점을 두고 있다. 전염병 예방과 가족계획을 중심으로 보건소 등의 보건의료기관의 확대와 인력의 확대 등이 당시의 주요 정책이다. 이에 반해 1990년대 들어서면서는 국민의료비 개념의 도입과 추계, 의료기관의 서비스 평가제, 가정간호사 제도, 진료권제도의 폐지, 의료보험조합의 통합 등은 의료서비스의 강화라는 측면에서 이루어지고 있음을 확인할 수 있다. 이러한 보건의료정책의 변화는 의약정책에 있어서 1990년대 이후, 양적 중심에서 질적 중심으로의 정책화가 시작하였다.

〈표 4-4〉 정책네트워크 변화과정과 주요보건의료정책

구 분		연 도	주요보건의료정책	성 격
형성기		1963~1977	-전염병 예방 -가족계획 -의료보험제도의 도입	양적 보건의료정책
지속기	I	1978~1985	-보건소와 보건지소의 시설확충 -공공보건의료인력의 확대 -보건진료원제도 도입 -지역의료보험 시범사업(1차, 2차)	양적 보건의료정책
	II	1986~1989	-진료전달체계의 실시 -보건소의 병원화 사업 -농어촌지역의료보험 실시 -도시지역의료보험 실시 -약국의료보험의 도입	양적 보건의료정책
위기기		1990~1998	-국민의료비 개념의 도입과 추계 -의료기관의 서비스 평가제 -가정간호사 사업의 실시 -의료개혁위원회의 활동	과도기적 보건의료정책
변화기		1999~2000	-국민건강보험공단의 출범 -진료권제도의 폐지 -의약분업제도의 시행	질적 보건의료정책

　　결국, 정책네트워크의 변화과정에 있어서 형성과 지속(I, II) 기간은 의료보험제도와 같은 의료서비스의 접근권을 강화하는 양적 보건의료정책이 이루어졌다. 반면, 정책네트워크의 위기 기간 이후에는 점차 질적 보건의료정책으로 전환되었음을 확인할 수 있다.

3. 역사적 사건

역사적 사건은 정책네트워크 내의 질서에 압력을 가하는 요인으로 작용한다. 예외적인 현상의 증가는 기존 정책패러다임의 변화를 촉진하거나 혹은 새로운 정책문제를 발생시키는 요인으로 작용한다. 우연적 사건 혹은 역사적 사건이 정책네트워크에 대한 압력이 크면 클수록 변화가능성은 증가하게 된다.

〈표 4-5〉 역사적 사건의 발생

구분	형성기	지속기		위기기	변화기
		I	II		
시기	1963~1977	1978~1985	1986~1989	1990~1998	1998~2000
역사적 사건	의료보험사업의 실시	지역의료보험시범사업 1차시범지역: 홍천 외 2 2차시범지역: 목포 외 2	전국민의료보험사업의 실시	한약분쟁	―
발생시점	1977년	1차: 1981년 2차: 1982년	1989년	1993년	―

<표4-5>는 정책네트워크 변화과정에서 발생한 역사적 사건이다. 의약정책네트워크의 형성기와 지속기에서 정책문제를 제기한 것은 주로 의료보험 확대적용과 관련이 있다. 1977년의 의료보험제도의 도입, 그리고 1980년대 초반 지역의료보험 시범사업 그리고 1980년대 후반의 전국민의료보험은 의약분업이라는 정책문제를 촉발시킨 원인으로 작용하였다. 의료보험의 적용대상의 확대과정에서 발생한 이들 사건들은 보건의료서비스의 접근권을 강화하고자 하는 정책들이다.

그러나 1977년 의료보험도입 당시 의료기관은 '요양취급기관'으로 지정된 반면, 약국은 임의규정에 의한 '요양취급기관'으로 지정됨으로써 실질적으로 소외되었다. 이는 이제까지 1차진료원으로서 상당한 위치를 차지하던 약국의 경쟁력을 약화시키고, 의료기관의 역할을 강화시키는 결과를 초래하였다. 의료보험은 보건의료서비스 이용자에 대해 일종의 의료보조금을 지급하는 것으로 의료보험적용 대상기관인 병·의원에 대한 접근권을 강화시키는 반면, 약국의 접근권을 상대적으로 약화시켰다. 이에 따라 이에 따라 보건의료서비스에서 의사의 의존도가 증가한 반면 약국의 의존도는 상대적으로 하락하였다(전공의 편, 2000: 32). 의료보험에 따른 의료이용행태의 변화는 약사회의 의약혼재정책에서 차지하는 정책이익을 감소시켰다. 이는 이들로 하여금 자신들의 정책이익을 확보하기 위한 의료보험참여 방안으로 의약분업에 대한 정책적 요구를 제기시키는 계기로 작용하였다.

한편, 1993년에 발생한 한약분쟁은 한약을 둘러싼 약사회와 한의사회 간의 영역다툼으로써 한방분야의 의약분업논쟁이라 할 수 있다. 한약분쟁은 그 과정에서 의약분업에 대한 문제를 다시 확인시키고, 이의 실행에 대한 필요성을 제기하였다. 이에 따라 개정 약사법에 의약분업 시기를 1999년 7월 이전에 시행하도록 규정함으로써 의약분업 문제를 새로이 정책문제화시키는 결과를 초래하였다. 그러나 무엇보다도 한약분쟁의 또 다른 의의는 정책문제 해결과정에서 성실련이라는 시민단체의 참여로 보건의료정책분야에 있어서 새로운 정책행위자의 등장가능성을 제시하였다는 것이다.

결국, 다양한 역사적 사건은 의약분업논쟁을 촉발시켰다. 의료보험의 도입과 확대에 있어서 일련의 역사적 사건들은 의료이용행태의 변화와 이에 따른 의사회와 약사회의 손익에 영향을 미침으로써 의약분업을 연속적으로 정책문제화하는 계기로 작용하였다. 반면 한약분쟁은 의약분업의 필요성을 재인식시켰으며, 그 해결과정에서 의약분업시기가 명시화함으로써 새롭게 의약분업을 정책문제화시키는 계기로 작용하였다.

4. 소결론: 종합

박정희, 전두환 정권으로 상징되는 권위주의 정치체제는 국가의 자율성을 강조함으로써 시민사회의 정책결정에 대한 참여를 극히 제한하였다. 그러나 1987년 6월 항쟁과 직선제 개헌은 기존 권위주의 정치체제의 해체와 민주주의 정치체제로의 변동을 가능케 하였다. 이와 같은 국가 자율성의 약화와 시민사회 자율성의 증대는 다양한 정치세력들의 조직화를 가능케 하였다. 노태우 정부의 과도기적 민주주의 정치체제를 거치면서 민간인 출신 대통령의 출현과 여야 정권교체는 민주주의 정치체제의 성격을 더욱 강화하고, 이를 통해 사회 제 세력의 조직화를 가속화하였다.

노태우 정부 이후 태동하기 시작한 시민단체의 출현과 활동은 김영삼, 김대중 정부를 거치면서 이들의 정책결정에 대한 영향력을 더욱 강화하였다. 특히 김대중 정부 출범 이후, 시민단체의 활동은 기존 정부활동의 감시, 특정 이익집단에 대한 견제에서 벗어나 정책결정에 대한 주요한 행위자로서 등장하였다.

한편, 경제성장과 함께 의료기관 및 약국은 괄목할 만한 증가를 기록하고 있다. 그러나 그 흐름에 있어서는 상반된 결과를 보이고 있다. 종합병원과 병·의원 등의 의료기관은 지속적으로 성장을 보이고 있다. 이에 반해 과거 1차진료원으로서 그 역할을 수행한 약국은 성장의 둔화는 물론, 1990년대 이후에는 퇴조하는 현상을 보이고 있다. 이는 의약품 시장의 경쟁에서 약국이 의료기관에 밀리고 있음을 의미하는 것이다. 결과적으로 의사회에 비해 약사회의 정책이익이 감소하고 있음을 의미하는 것이다. 또한 우리의 보건의료정책은 과거 1980년까지 의료보험의 도입과 확대, 공공보건의료인력의 확대와 같은 양적 보건의료정책에 치중하였다. 이러한 정책들은 보건의료서비스에 대한 접근권을 강화함으로써 부족한 의료수요에 대응하고자 하는 정책들이었다. 그러나 1990년대 이후, 국민의료비 개념의 도입, 진료권제도의 도입, 가정간호사제도의 도입 등 질적 보건의료정책으로 전환하기 시작하였다. 이는 양질의 보건의료서비스에 대한 수요에 대응하기 위한 것이다. 이와 같은 보건의료환경의 변화는 의약혼재를 통한 정책이익의 변화가능성을 제기하였다. 이러한 변화는 새로운 정책적 문제와 정책이익의 추구기제로서 정책네트워크의 변화가능성을 내포하는 것이다. 약사회의 성책이익 감소와 정부의 양석 보건의료정책에 대한 정당성의 감소는 의약혼재정책에 대한 변화가능성을 증가시키는 요인들이라 할 것이다.

의약분업이 정책문제화하는 데 있어서는 우연적 사건을 통해 대두

되었다. 의료보험의 도입, 지역의료보험시범사업 그리고 전국민의료
보험의 실시와 한약분쟁은 의약분업을 정책문제화하는 계기로 작용
하였다. 의료보험과 관련한 역사적 사건들은 의사회와 약사회의 정
책이익에 영향을 미치게 됨으로써 정책문제화하였다. 특히 의료보험
에 실질적으로 소외되어 왔던 약사회의 이의 참여요구는 정책적 논
의의 출발점을 제공하였다. 이와 함께 한약분쟁은 한방분야의 의약
분업 논쟁에도 불구하고, 의약분업의 필요성을 재확인시켰다. 또한
약사법 개정과정에서 의약분업의 실시시기를 명시화한 것은 의약정
책의 논쟁을 재연시키는 결과를 초래하였다.

결국, 정책네트워크의 변화(형성-지속-위기-변화)에 있어서 이
들 제도환경은 일정한 차이와 변화를 보이고 있다. 정책네트워크의
형성과 지속(Ⅰ, Ⅱ) 기간에 권위주의 정치체제가 지속되는 가운데
의료서비스 접근권을 강화하는 양적 보건의료정책 등으로 의료기관
및 약국은 안정적이고 지속적인 성장을 거듭하였다. 이들 기간은 강
한 국가의 자율성과 약한 민간의 자율성을 특징으로 하는 가운데 의
사회와 약사회는 안정적 이익을 확보할 수 있었다. 반면, 정책네트워
크 위기 및 변화 기간에 있어서 제도환경은 민주주의 정치체제로의
변화 그리고 의약품 시장에서의 의사회의 비중확대와 약사회의 약화
를 그 특징으로 하고 있다. 이로 인해 보건의료정책에 있어서 NGO
등 새로운 시민단체들의 정책참여 요구가 강화되었고, 약국의 경영
악화는 약사회의 위기탈출로서 의약정책에 대한 변동필요성을 제기
하였다. 이와 같은 일련의 제도환경 변화과정에서 의료보험의 도입
과 확대정책과 약사회의 소외는 이들의 위기의식을 불러일으켜 의약

분업논쟁을 촉발하는 계기가 되었다. 특히 1993년 한약분쟁은 약사회의 위기 극복을 위한 영역확대과정에서 발생하였으며, 그 과정에서 의약분업시기를 명시화하는 약사법 개정은 이를 다시 정책문제화하였다.

제2절 정책네트워크의 성격분석

1. 정책네트워크 형성기의 성격분석

정책네트워크 형성기에 있어서 의사회와 약사회는 각기 다른 입장에서 의약분업에 대한 접근을 시도하고 있다. 의사회는 '항생제 등의 자유판매금지'라는 측면에서 약사들의 이들 의약품에 대한 임의조제를 제한하고자 하였다. 반면 약사회는 처방과 조제의 분리, 즉 의사의 직접조제에 대해 제한하는 것을 목적으로 하고 있다. 이들 양 이익집단은 상대방에 대한 규제를 통해 자신들의 정책이익을 확보하고자 하였다.

이와 같은 상황에서 의료보험제도의 도입은 의약분업에 대한 논의를 새롭게 하는 계기를 마련하였다. <표4-6>은 1977년 의료보험의 도입과 관련한 의약분업 논의를 중심으로 의약정책네트워크 내의 정책행

위자들의 관계와 응집성을 나타내고 있다. 의약분업과 관련한 실질적
으로 정책결정에 참여한 정책행위자로는 정부, 의사회 그리고 약사회
를 들 수 있다. 이 외에 관련 집단으로 국회와 언론을 들 수 있다.

<표 4-6> 의약정책네트워크 형성기의 성격분석

	측정지표		분석결과	평 가
정책행위자	주 요		정부, 의사회, 약사회	소 수
	기 타		국회, 언론	
응집성	이해공유	의료보험	정부 - 의사회	강
		의약분업	의사회-약사회	
	이해상충	의료보험	정부 ↔ 약사회	
		의약분업	정부 ↔ 이익집단	
	갈등표출		무	

- 협력, ↔ 갈등

1977년의 의약분업 논쟁은 의료보험의 도입에 따른 의약품 시장
의 변화가능성에 양 이익집단이 반응하면서 촉발된 것이다. 의료보
험은 의료시장에 대한 문턱을 낮춤으로써 신규 의료수요를 창출할
수 있는 반면, 병·의원 등으로 의료이용행태를 이동시키는 효과를
가지고 있다. 이에 반해 정부는 의약분업보다는 의료보험의 도입 자
체를 통해 국민의 의료서비스에 대한 접근성을 강화하고자 하였다.
이에 따라 의약정책네트워크에 있어서 응집성은 크게 의료보험과 의
약분업이라는 측면에서 이해공유와 이해상충이 형성되었다.
먼저 의료보험을 둘러싸고는 정부와 의사회가 이해공유를 형성한

반면, 정부와 약사회는 이해상충의 관계를 설정하였다. 정부와 의사회의 관계에서, 정부는 정책의 정당성과 순응의 확보한 반면 의사회는 의료기관 중심의 의료이용행태 변화에 의한 이익의 증가라는 정책이익을 각각 확보하고자 서로 협력관계를 구축하였다. 이에 반해 약사회의 의료보험 소외와 이에 따른 의료이용행태의 변화는 정부와의 관계를 이해상충관계를 구축하였다.

다음으로 의약분업에 있어서는 의사회와 약사회가 이해공유의 관계를 구축한 반면, 정부와 이들 이익집단 간에는 이해상충을 형성하였다. 의사회와 약사회가 '보험 내 분업'을 중심으로 의약분업의 점진적 실시에 대해 합의를 이룬 반면, 정부는 이들 이익집단의 요구를 거부함으로써 대립적 관계를 형성하였다. 이들 이익집단은 '보험 내 분업'을 통해 의약품 시장의 지배권 확대를 추구하고자 하였으나, 정부는 의료보험의 안정적 정착을 자신들의 정책이익으로 설정하였다.

그러나 주요 정책행위자들 간의 정책갈등의 표출은 발생하지 않았다. 각 정책행위자들이 의약분업으로 정책변화를 강하게 요구하지 않은 원인은 의료보험이 초기로서 전체 인구 중 의료보험 적용대상 인구는 8.8%에 불과하여 의약품 시장에서 차지하는 비중이 낮았다는 데서 찾을 수 있다(최성모·송병주, 1992: 776). 이는 이들 정책행위자들에 있어서 기존 의약혼재정책이 의약분업정책으로의 정책변화보다 더 정책이익을 보장하고 있음을 의미하는 것이라 할 수 있다. 정부는 의료보험의 도입을 통해 의료기관에 대한 일반 국민의 접근권을 강화하고자 하였다. 따라서 자칫 '보험 내 분업'이 신규가입자에게 불편함을 가중시킴으로써 일반 국민들을 비롯한 다른 정책대상집단으로부터 정책불응이 발생하는 것에 대해 우려하였다. 반면 이익집단들은 의약분업 대상 인구의 제한으로 인하여 이에 대한 정책변화요구에 크게 집착하지 않았다고 볼 수 있다. '보험 내 분업'에 대한 합의는 이들 이익집단에 있어서 당면한 정책적 요구라기보다는 미래가치에 대한 선언적 의미의 성격을 강하게 가진 것이라 할 것이다. 따라서 이들 이익집단은 의약분업을 통한 정책이익보다는 기존 의약혼재에 의한 정책이익에 집착하였다. 의약정책네트워크에 참여한 주요 정책행위자들의 기존 의약혼재정책을 통한 정책이익의 추구는 응집성의 강화를 낮게 하는 요인으로 작용하였다.

한편 이들 주요 정책행위자 이외에 국회와 언론이 정책결정에 영향력을 행사하려 하였다. 국회는 권고결의 등을 통해 그 필요성을 제기하였다.175) 이에 반해 언론은 시기상조라는 입장을 취하였다.176) 그러나 이들의 의약분업에 대한 영향력은 제한적이었다.

이와 같은 의약정책네트워크는 정책공동체적 성격을 강하게 띠고 있다. 정부와 의약정책의 핵심 이익집단인 의사회 그리고 약사회가 핵심 정책행위자로 위치하고 있으면서 의회와 언론 등은 제한적인 정책행위자로서 참여하고 있다. 정책네트워크 내의 응집성에 영향을

---

175) 정책네트워크 형성기에 있어서 의사회와 약사회 출신 회원들의 국회 진출을 보면, 의사회는 6대 국회에 3명, 7대 국회에 7명, 8대 국회에 4명 그리고 9대 국회에 6명이 진출하는 등 비교적 활발하였다. 이에 비해 약사회는 6대에 2명 7대에 1명이 진출하는 등 상대적으로 빈약한 의회의 지지를 확보하였다.

176) '의약분리는 시기상조: 좀 더 문제의 뿌리부터 생각해볼 필요 있다(조선일보, 1976. 6. 17.)' 등을 통해 의약분업의 실시에 대해 비판적이다.

미치는 정책갈등은 발생하지 않았다.

2. 정책네트워크 지속기(Ⅰ)의 성격분석

정책네트워크 지속기(Ⅰ)의 의약분업 논쟁은 의료보험의 확대를 위한 지역의료보험시범사업을 중심으로 이루어졌다. 의료보험에 대한 약사회의 소외와 이에 따른 의료이용 행태의 변화는 이들의 경영위기 가능성이 제기됨에 따라 의약분업의 요구가 강하게 제기되었다.

의료보험으로 인한 의료이용행태의 변화에 대한 약사회의 불안은 의료보험 참여방안으로 의약분업을 강하게 요구하였다. 이의 요구로 인하여 1차 지역의료보험시범사업에서 약국이 '관내약국'으로 지정됨으로써 제한적이나마 의료보험의 참여가 허용되었다. 그러나 강제성 없는 임의분업은 의약분업의 실효성을 의심케 하였다. 이에 따라 2차 지역의료보험시범사업 지역 중의 하나인 목포에 대한 약사회의 의약분업요구가 강하게 제기되었다. 의약분업을 요구하는 약사회와 이에 반대하는 의사회가 강하게 충돌하면서 정책문제를 야기하였다.177)

---

177) 의사회는 의약분업의 강제적 실시가 어려운 원인으로 ㉠ 병의원 및 약국 분포상의 불균형, ㉡ 약국의 보험수용태세 미흡(모든 처방의약품에 대한 구비필요), ㉢ 의약미분업의 오랜 전통으로 인한 국민의 의료기관 이용습관 및 약국이용습관, ㉣ 현행 약사법 부칙3조에 의한 경과조치로서 의사의 의약품 조제권 등 4가지 원인을 들어 불가함을 역설한다(의사회, 1982a: 3-4). 오히려 의약분업의 실시는 ㉠ 처방전료와 조제료의 신설로 인한 국민의 의료비 부담증가, ㉡ 임상연구불가에 의한 신약개발저해, ㉢ 국민의 이용불편 등을 초래할 수 있는 得보다

<표4-7>은 1981년과 1982년 지역의료보험시범사업으로 촉발된 목포 의약분업시범사업을 중심으로 한 의약정책네트워크에서의 정책행위자들의 관계 및 응집성을 분석한 것이다. 정책네트워크의 주요 정책행위자로는 정부와 의사회 그리고 약사회를 들 수 있고, 이 외에 국회와 언론이 정책결정에 대한 영향력을 행사하고자 하였다.

<표 4-7> 의약정책네트워크 지속기(Ⅰ)의 성격분석

	측정지표		분석결과	평 가
정책행위자	주 요		정부, 의사회, 약사회	소 수
	기 타		국회, 언론	
응집성	이해공유	의료보험	정부 - 의사회	약
	이해상충	의약분업	약사회 ↔ 정부, 의사회	
	갈등표출		유	

- 협력, ↔ 갈등

의사회와 약사회는 기본적으로 의약품 시장을 두고 경쟁하고 있는 가운데 지역의료보험 시범지역에 대한 의약분업안을 두고 정책갈등관계를 형성하였다. 그러나 정부와 이들 이익집단과의 관계에서는 상반된 입장을 보이고 있다. 의사회는 정부와의 관계에서 의료보험 확대를 중심으로 협력관계를 구축한 가운데 의약분업의 강제성 배제를 요구하였다. 반면, 약사회는 정부와의 관계에서 의료보험의 소외에 따른 갈등관계를 형성한 가운데 강제분업을 요구하였다. 특히 1차

는 失이 많은 제도라는 것이다. 치료제와 일반의약품의 분류와 같은 것들이 선행되어야 함을 주장한다(의사회, 1982b: 6-8).

지역의료보험시범사업 과정에서 약국의 폐업과 경영악화는 약사회로 하여금 의약분업으로의 정책변화를 강하게 요구하는 계기가 되었다.

<표 4-8> 의약정책네트워크 지속기(Ⅰ)의 정책갈등표출 현황

일 시			정책행위자	정책갈등표출내용
1982년	6월	23일	약사회(목포분회)	약국철시
		25일	약사회(광주·전남)	약국철시
		26일	약사회(서울 등)	약국철시
		30일	약사회	약사회 회장 사퇴
	12월	17일	약사회	'완전의약분업' 결의문 채택
1983년	1월	12일	의사회(목포분회)	일일 5~600건의 '소나기성' 처방전 발행(약 일주일간 지속)

이와 같은 약사회의 지역의료보험시범사업과 자신들의 정책이익의 심각한 위협은 이들을 중심으로 한 정책네트워크 내의 정책갈등을 심각하게 표출하게 하였다. <표 4-8>은 목포를 대상으로 한 '의약분업시범사업'과 관련한 정책갈등표출의 내용이다. 정책갈등은 크게 두 차례 발생하였다. 처음 정책갈등은 1982년 6월 22일 목포 의약분업시범사업에서 임의분업을 주요내용으로 하는 '처방 및 조제에 관한 세부지침'이 발생하면서 23일 목포, 25일 광주·전남 그리고 26일 서울의 대부분 지역에서 약국이 철시하는 이익표출활동이 발생하였다.178) 이

---

178) 이러한 약사회의 약국철시라는 전대미문의 사태에 전 매스컴이 관철동의 약사회관 건물에 집중되었고 중앙청에서는 치안, 사회담당 장관들이 모여 만일의 사태를 대비한 심야회의를 갖고 있었으며, 상황 파악을 위해 경찰과 정보기관에서 운집하는 등 제5공화국 초기의 분위기에 어딘가 걸맞지 않은 모습이 빚어졌다(약사회, 1992: 131).

어 30일에 열린 임시총회에서 약사회장의 사퇴와 부회장의 직무대리로 선임되는 등의 내부 갈등이 심화되었다. 이와 같은 약사회장의 교체는 약사회의 정책변화에 대한 요구가 강경하였음을 단적으로 보여주는 사례이다. 두 번째 정책갈등은 1983년 1월 12일을 기점으로 약 일주일간 이루어진 목포 의사회의 '소나기 처방'을 들 수 있다. 이에 앞서 약사회의 12월 17일 중앙회와 목포분회는 처방전 발행의 이유를 들어 강제분업으로의 전환을 요구하는 결의문을 채택하고, 이의 미관철 시 다시 약국철시와 같은 이익표출활동에 돌입할 것을 결의하였다. 의사회의 '소나기 처방'은 이와 같은 약사회의 행동과 이들의 정책적 요구를 접한 정부의 처방전 발행요구에 대한 대응으로 볼 수 있다. 그러나 이러한 의사회의 행동은 사전 통보 없이 기습적으로 이루어진 것으로, 이들은 이를 통해 약사회의 처방전 발행의 수용능력미비와 주민의 불만을 고조시키기 위한 이익표출활동의 일환으로 이루어진 것이다. 이와 같은 정책행위자들 간의 정책갈등의 발생은 정책네트워크의 응집성을 약화시키는 결과를 초래하였다.

한편, 국회와 언론은 지역의료보험 시범사업과 약국폐문으로 발생한 의약분업 논쟁에 대한 정책결정에 영향력을 행사하고자 하였다. 그러나 국회의 상임위원회를 중심으로 한 의약분업 논의에서 의사회와 약사회 출신 의원들이 그들 출신 이익집단의 이익을 대변함으로써 정책결정에 대한 영향력 행사에 있어서 한계를 드러냈다.[179) 언

---

179) 의약분업시범사업이 이루어지던 11대 국회에는 의사회출신 의원이 5인, 약사회출신 의원이 3인 진출하였는데 이들은 각기 그들 출신 이익집단의 이익을 대변하고자 하였다. 이들 의원들의 의견 상충으로 의

론은 '약국폐문'을 약사회의 정책갈등표출을 중심으로 비교적 자세히 보도하고,180) 이의 조속한 해결을 촉구하면서도 약사회에 우호적인 측면의 시각을 보여주었다(약사회, 1992: 135). 그러나 언론 역시 정책네트워크에 대한 참여와 영향력은 제한적이었다.

결국, 이 당시 의약정책네트워크(지속 Ⅰ)은 정책공동체의 성격을 강하게 띠고 있었다. 정부와 의사회 그리고 약사회를 중심으로 한 정책네트워크 내의 주요 정책행위자로서 그 위치를 차지하고 있었으며, 언론과 국회 등은 제한된 정책행위자의 모습을 보이고 있다. 정책갈등으로 인한 응집성이 약화되었다.

3. 정책네트워크 지속기(Ⅱ)의 성격분석

정책네트워크 지속기(Ⅱ)에 있어서 주요 정책행위자들의 의약분업에 대한 입장은 기존 입장을 강화하는 것이었다. 약사회는 의료보험 적용인구가 증가하면서 의료이용행태의 변화로 인하여 생존권이 심각하게 위협받고 있음을 들어 자신들의 의료보험 참여와 이의 방안

약분업에 대한 상임위의 공식적인 의견을 제하지 못하고 원론적인 수준의 의견제시에 그치고 말았다(김종해, 1984: 30).

180) '목포 의약분업 강제실시(동아일보, 1982. 6. 4.)', '목포 의약분업 강제실시 연기(동아일보, 1982. 6. 23.)', '의약분규 해결실마리: 약국휴업결의를 철회(동아일보, 1982. 6. 24.)', '의약분업 말썽: 국민에게 불편을 주어서는 안 된다(동아일보, 1982. 6. 26.)', '의약분업 분규고비 넘겨(동아일보, 1982. 7. 1.)' 등으로 목포 의약분업 시범사업에 대해서 자세하게 보도하고 있다.

으로 의약분업으로의 의약정책변화를 강하게 요구하였다.181) 이에
반해 의사회는 환자의 선택권 존중, 치료제의 약국판매 우선 규제
등을 들어 의약분업의 시행에 대해 반대 입장을 고수하였다.182) 양
이익집단의 상반된 입장은 의료보험으로 인해 의약품 시장에서 경쟁

---

181) 약사회는 그들의 의약분업에 대한 정책방향으로 크게 7가지 과제를
선정하고 있다(약사회, 1987: 7-10). 첫째, 약국의 요양취급기관 '우
선 지정'을 통한 의료보험제도 내의 진입을 들고 있다. 이는 요양취급
기관으로 지정을 받음으로써 의료보험 내의 의약분업에 대한 논의를
전개하기 위한 것이다. 둘째, 강제·완전분업형태로 의약분업을 통해
약사의 완전한 조제투약권을 확보하고자 하였다. 셋째, 실시 시기에
있어서 1988년 농어촌의료보험확대와 함께 전국적으로 실시할 것을
주장한다. 다만 의료기관 및 약국의 분포현황에 따른 신축적 제도운
영을 인정한다. 넷째, 종합병원을 포함한 모든 의료기관의 외래환자를
대상으로 하는 기관분업 형태의 의약분업을 실시한다. 다섯째, 처방용
의약품으로 분류된 모든 의약품을 적용으로 한다. 여섯째, 일반명을
원칙으로 하고, 화학적 동질성 혹은 생체 내 이용률이 동종의약품보
다 탁월하다고 입증된 경우에 한해 상품명 표기를 허용한다. 일곱째,
약국수가의 합리화가 이루어져야 한다. 이와 같은 약사회의 주장은
결국 약국의 의료보험 내 진입과 이를 통한 의약분업의 실시를 위한
완전분업, 강제분업 그리고 기관분업을 주장하고 있음을 알 수 있다.
182) 의사회의 입장은 1987년 전국민의료보험실행위원회의 의약분업분과위
원회에 제출된 의사회의 '의약분업안'에서 잘 나타나고 있다. 첫째, 환
자의 선택권과 의사의 투약권에 대한 규제가 있어서는 아니 된다. 둘
째, 임의분업을 본으로 하고, 만약 이의 실시가 어려울 경우 약국의
치료제에 대한 자유판매가 규제되는 강제·완정의약분업이 이루어져
야 한다. 셋째, 약국이 있는 병원급 이상은 의약분업에 대한 논의대상
에서 제외되어야 한다. 넷째, 의사의 처방전 발행은 환자의 상황에 따
라 예외가 인정되어야 한다. 다섯째, 주사제의 분업대상 제외와 치료
제와 일반의약품의 구분 그리고 이들 치료제에 대한 약사의 자유판매
가 규제되어야 한다. 여섯째, 처방은 상품명 혹은 성분명으로 한다. 결
국 이와 같은 의약분업안은 실질적으로 의약분업에 있어서 소극적이
고 부정적인 입장을 반영한 것이라고 볼 수 있다.

력 차이를 반영하는 것이라 할 것이다. 즉 의약품 시장에서 의사회의 경쟁 우위와 약사회의 위치 약화라는 입장을 반영하는 것이다. 이에 대해 정부는 의약분업에 대한 필요성은 인정하고 있으면서도 기본적으로는 업권갈등이라는 측면에서 문제해결을 시도하고자 하였다. 이는 의료서비스 접근권의 확대를 위한 전국민의료보험 정착의 부차적인 정책과제라는 차원에서 의약분업 문제를 접근하고 있음을 의미하는 것이다.

<표4-9>는 전국민의료보험의 실시로 인해 촉발된 의약분업 논쟁을 중심으로 한 의약정책네트워크 내 정책행위자들 간의 관계와 응집성을 분석한 것이다. 정책네트워크에 참여하는 정책행위자로는 정부, 의사회, 약사회를 들 수 있으며, 이 외에 국회와 언론이 정책결정에 영향력을 행사하고자 하였다.

<표 4-9> 의약정책네트워크 지속기(II)의 성격분석

	측정지표		분석결과	평 가
정책행위자	주 요		정부, 의사회, 약사회	소 수
	기 타		국회, 언론	
응집성	이해공유	의료보험	정부-의사회	약
	이해상충	의약분업	약사회 ↔ 정부, 의사회	
	갈등표출		유	

— 협력, ↔ 갈등

전국민의료보험을 중심으로 한 의약분업 논쟁에서 의약정책네트워크는 과거와 유사한 성격을 보이고 있다. 의사회와 약사회는 기본적

으로 의약품 시장과 의약분업의 강제성을 중심으로 갈등관계를 형성
하였다. 반면 정부와 의사회는 전국민의료보험을 둘러싸고 이해를
공유한 반면, 정부와 약사회는 의약분업을 중심으로 갈등관계를 형
성하였다. 약사회는 전국민의료보험 참여에의 소외가 이제까지 지속
된 의료보험 참여배제에 의한 정책이익의 심각한 위협으로 받아들이
고 이익표출활동을 강화하였다.

〈표 4-10〉 의약정책네트워크 지속기(Ⅱ)의 정책갈등표출현황

일 시		정책행위자	정책갈등표출현황
1989년	4월 23일 ~ 5월 19일	약사회	'의료보험 내 완전분업'을 위한 각 지부별 집회 및 농성
	5월 19일	약사회(부산시지부)	약국 1일 폐문

　이와 같은 약사회의 심각한 정책이익의 위협은 정책네트워크 내의
응집성을 크게 약화시켰다. <표4-10>는 정책네트워크 지속기(Ⅱ)에
서의 정책갈등표출 현황이다. 정책갈등은 주로 약사회를 중심으로
이루어졌다. 당초 전의실을 중심으로 한 3단계 완전의약분업안이 이
익집단의 반발에 직면하여 실패한 이후, 정부는 처방전의 '환자부담
금 차등'을 중심으로 한 의약분업안을 제시하였다. 그러나 이 또한
이익집단의 반발에 직면하면서 정부는 시간의 촉박성을 들어 수정안
을 중심으로 의약분업의 실시를 주장하였다. 이에 대한 이익표출활
동으로 정책갈등이 발생하였다. 먼저 **1989년 4월 23일** 약사회 대구

시지부의 '의료보험 내 완전분업'을 주장하는 항의집회와 농성을 시작으로 전국 시·도 지부와 분회의 항의집회와 농성이 이어졌다. 급기야 5월 27일에는 약사회 부산시지부가 '약국 1일 폐문'을 강행하고, 이어 6월 8~9일의 전국약국의 휴업을 예고하는 등 강력한 정책갈등을 표출하였다. 이러한 약사회의 정책갈등표출은 정책네트워크 내의 응집성을 크게 약화시키는 결과를 가져왔다.

한편 국회와 언론은 의약정책네트워크에의 참여는 제한적이었다. 국회 내 상임위원회는 자신들의 이익집단 입장을 반영함으로써 정책결정에 대한 영향력 행사의 한계를 노출하였다. 또한 언론은 양 이익집단의 의약분업을 둘러싼 정책갈등에 대해 지속적인 관심을 표명하면서도 정책갈등과정에서 이들 이익집단의 이익표출활동으로 인한 국민의 불편을 지적하였다.183) 그러나 언론 역시 의약분업과 관련한 주도적인 여론을 형성하는 데 제한적 영향력을 행사하였다.

결국, 이 당시 의약정책네트워크(지속 Ⅱ)는 정책공동체의 성격을 강하게 띠고 있었다. 정부와 의사회 그리고 약사회를 중심으로 한 정책네트워크 내의 주요 정책행위자로서 포진하면서 이들을 중심으로 한 정책문제의 해결이 주도되었다. 언론과 국회 등은 제한된 정책행위자의 모습을 보이고 있다. 정책갈등으로 인한 응집성은 약화된 모습을 보이고 있다.

---

183) '의약분업의 숙제: 이해-대립보다 상호육성의 관점에서(조선일보, 1987. 11. 25.)', '의약분업 무엇이 문제인가(조선일보, 1988. 11. 18.)', '의약분업 7월 시행 진통(조선일보, 1989. 5. 31.)', '의약분업 무기한 연기: 10월부터 약국의보적용키로(조선일보, 1989. 6. 1.), 등으로 지속적인 관심을 표명하였으나 이렇다 할 의약분업에 대한 여론 형성을 주도하지는 못하였다.

4. 정책네트워크 위기기의 성격분석

정책네트워크 위기기에 있어서 정책행위자들의 의약분업에 대한 입장은 상이하게 나타나고 있다. 의사회는 의약분업이 의원급에 심각한 경영위기를 가져 올 수 있었다고 보았다. 이에 따라 의약품분류문제, 약화사고의 책임소재 문제 그리고 의료수가의 현실화 등 제반문제가 마련될 때까지 의약분업의 실시를 연기할 것을 주장하였다.184) 한편 약사회는 과거와 달리 직능분업 중심의 의약분업안과 OTC와 같은 일반의약품의 약국 외 판매 등을 중심으로 한 논의가 진행되면서 의약분업에 대한 부정적 입장을 견지하였다.185) 그러나 이와 같은 표면적인 이유보다는 의사회와 약사회의 정책이익이 의약분업에 반하기 때문이다. 의사들은 약을 직접 조제함으로써 약가마진을 얻을 수 있었고, 약사들은 임의조제를 함으로써 1차진료자의

---

184) 의사회는 1998년 3월 25일 열린 제50차 정기총회에서 의개위안 중심의 의약분업안에 대해서 의원급이 상당한 경영위기에 직면할 수 있음을 들어 의약분업에 대한 강한 의구심을 제기하고, '국민의 의료기관 이용관행에 따른 혼란과 처방과 조제처의 분리로 인한 의료비용 증가할 수 있음을 들어 IMF경제위기 탈출시가지 연기할 것'을 강하게 제기하였다(약업신문, 1998. 3. 27.).

185) 약사회는 1998년 3월 약사회장은 기자회견을 통해 "의약분업은 의사와 약사 간 상호 직능에 대하여 동등한 인정기반에서 실시되어야 한다", "의약분업은 국민소득 2만 달러 수준에서 실시해야 한다고 상당수 약사들이 주장하고 있다"라는 부정적 입장을 밝혔다. 이와 함께 OTC제품에 대한 약국 외 판매에 대해서 "OTC문제는 국민의 여론을 겸허하게 수용해 약국들이 지역별로 당번을 정해 24시간 편의점처럼 풀타임 서비스로 제공하는 방향에서 해결하는 방안"을 제시함으로써 약국 외 의약품 판매에 대해 부정적 입장을 견지하였다(한겨레신문, 1998. 3. 3.).

역할을 수행하는 강력한 권한을 유지할 수 있었기 때문에 의약분업 논의는 언제나 겉돌 수밖에 없었다(조병희, 2003: 91). 이에 반해 이 제까지 의약분업을 전국민의료보험의 실시와 관련한 문제에 있어서 부차적인 정책문제라는 입장을 견지하였던 정부는 김대중 정부 출범 이후 의약분업을 의료개혁이라는 차원에서 접근하면서 강한 추진의 사를 표시하였다(원희목, 2003).

<표4-11>은 한약분쟁 이후 진행된 의약분업 논쟁을 둘러싼 의약 정책네트워크의 성격을 분석한 것이다. 정책네트워크에 참여하는 정 책행위자로는 정부, 의사회 그리고 약사회를 들 수 있다. 이 외에 국회, 언론, 병원협회 그리고 시민단체가 의약분업과 관련한 정책결 정에 영향력을 행사하고자 하였다. 정책네트워크를 둘러싼 새로운 정책행위자들의 등장은 정치체제의 민주화 이후 시민사회의 자율성 증대와 이들의 정책결정 참여욕구를 반영한 것이다.

〈표 4-11〉 의약정책네트워크 위기기의 성격분석

	측정지표		분석결과	평 가
정책행위자	주 요		정부, 의사회, 약사회	다 수
	기 타		국회, 언론, 병협, 시민단체	
응집성	이해공유	의약혼재	의사회 － 약사회	강
	이해상충	의약분업	정부 ↔ 이익집단	
	갈등표출		무	

협력, ↔ 갈등

이 시기의 정책네트워크 내 정책행위자들의 관계는 과거와 다른 모습을 보이고 있다. 의사회와 약사회가 의약분업연기, 즉 의약혼재를 중심으로 이해를 공유하고 있으나, 이들 이익집단과 정부와의 관계에서는 이해의 상충을 보이고 있다. 전통적으로 의약분업의 강제성 부여에 소극적이었던 의사회와 약국의료보험의 도입 이후 부정적으로 선회한 약사회는 의약분업연기를 주장하며 기존 의약혼재정책의 연장을 추진하였다. 그러나 이들 이익집단 간 의약분업에 일정한 차이를 보이고 있다. 의사회가 의약분업정책에 강한 반대입장을 가진 반면, 약사회는 직능분업에는 반대하고 있으나 기관분업에 대해서는 찬성입장을 보이고 있다. 이는 분추협과 정책기획단을 거치면서 의사회가 의약분업에 반대입장을 일관되게 견지한 반면, 약사회는 직능분업으로 하는 분추협안에는 반대입장을 표명하였으나, 기관분업을 내용으로 하는 국민회의안에 대해서는 찬성입장을 보인 것에서 확인될 수 있다. 의사회가 의약혼재를 통해 의료시장에서 경쟁우위를 지속할 필요가 있었던 반면, 기관분업은 약사회에 있어서 의약품 시장의 주도적 위치를 점유할 수 있는 기회로 작용할 수 있다는 측면에서 그 이해를 달리하고 있다. 반면 전국민의료보험의 실시 이후 한약분쟁과 김대중 정부 출범을 거치면서 정부는 의약분업에 대해 긍정적 입장으로 선회하였다.

그러나 기존 의약정책네트워크의 주요한 정책행위자를 구성하는 정부와 이익집단 간에 있어서 정책갈등은 표출되지 않았다. 이익집단은 의약분업으로 인한 정책이익의 불확실성을 회피하고자 하였고, 정부는 이들 이익집단의 정책순응이 확보되지 못한 상황에서 의약분업을 추진하는 데 있어서 일정한 한계를 드러냈다.

한편, 국회와 언론 등의 정책결정에 대한 참여는 제한적으로 시도된 반면, 병원협회와 시민단체는 보다 적극적으로 영향력을 행사하고자 하였다. 먼저 국회 내 상임위원회는 자신들 출신 이익집단의 이익을 반영함으로써 정책결정에 대한 영향력을 행사하는 데 일정한 한계를 나타냈다.186) 언론은 의약분업 연기에 대해 부정적 시각을 드러냈다.187) 시민단체와 병원협회는 보다 적극적으로 자신들의 정책적 요구를 관철하고자 하였다. 병원협회는 의사회와 협력관계를 구축하고 의약분업에 대해 부정적 입장을 취하였다.188)189) 반면, 시민단체는 분추협 활동과정에서 올바른 의약분업을 촉구하는 한편,190) 일부 국회의원과 양 이익집단의 의약분업 연기 움직임에 대해 국민건강을 도외시한 이기주의적 주장이라며 예정대로 의약분업을 강행할 것을 강력

---

186) 보건복지상임위원 16명 중 10명이 의사, 약사, 제약회사 임원 등으로 구성되어 이익집단의 압력과 로비에 자유롭지 못한 상황이었다(안병철, 2000: 151).
187) '의 − 약도 이랬다저랬다(조선일보, 1999. 2. 26.)', '의약분업 연기: 의료개혁 위기(동아일보, 1999. 3. 4.)', '의약분업 연기라니(한겨레신문, 1999. 2. 26.)' 등으로 의약분업 연기에 대해 부정적 입장을 취하였다.
188) 의사회가 법정단체였던 반면, 1959년에 설립된 병협은 임의단체로 이들은 의사회의 산하조직으로 되어 있으나 실제적인 구성과 영향력은 의사회와 별개라 할 수 있다. 그러나 이들의 영향력 행사의 중요한 통로는 의사회를 통해 이루어졌다(조영재, 2000: 65).
189) 분추협 당시 의약분업안은 직능분업으로 병원은 의약분업의 실질적 대상에서 제외되었다. 그럼에도 불구하고 병원협회가 이에 부정적 입장을 취한 것에 대해 약기마진의 상실에서 찾을 수 있다(이상이, 2000: 111).
190) 이 기간 동안 시민단체의 의약분업을 위한 활동은 주로 기자회견과 성명서 발표에 치중하였다. 그 주요활동으로는 '정부는 의약분업의 실시를 위한 올바른 방안을 구체적으로 제시하라(1998. 9. 15.)' 등을 발표하였다.

히 주장하였다(이상이, 2000: 126).[191] 그러나 이들 시민단체들은 의약
정책결정의 참여요구에도 불구하고 제한적이다.[192]

결국, 이 당시 의약정책네트워크(위기)는 약한 정책공동체의 성격
을 가지고 있었다. 정부와 이익집단들을 중심으로 한 기존 정책네트
워크는 의약분업과 관련한 상이한 이해관계와 병협과 시민단체라는
새로운 정책행위자의 참여요구 등으로 인한 약화된 모습을 보이기
시작하였다. 정책공동체의 성격을 가지고 있었으나 과거에 비해 약
한 성격을 강하게 띠고 있었다. 이에 비해 언론과 국회는 제한된 정
책행위자의 모습을 보이고 있다. 정책네트워크의 응집성을 약화시키
는 정책갈등은 발생하지 않았다.

5. 정책네트워크 변화기의 성격분석

시민단체들의 의약정책참여는 의약분업 정책을 통상적인 의료정책
에서 개혁정책으로 그 정책의 성격을 변화시켰다(조병희, 2003: 81).
이익집단들의 요구에 의해 이루어진 시민단체의 의약분업정책네트워
크에 대한 참여는 새로운 정책행위자의 등장과 진입이라는 측면에서

---

191) 의약분업 연기움직임에 대해 시민단체는 '완전의약분업 실시를 촉구한
   다: 의약분업 연기론을 우려하며(1998. 11. 26.)', '국회의 의약분업 연
   기론을 우려한다(1998. 12. 7.)', '의원님께 드리는 긴급호소문(1998.
   12. 10.)' 등의 성명서를 발표하였다.
192) 1990년대 후반에 시민단체들은 그 영향력이 매우 확대된 상태였지만
   의료문제에 대한 이해가 부족했다(조병희, 2003: 83).

그 의의를 찾을 수 있다. 이들의 진입은 의약분업이라는 의약정책의 변화를 가져왔다. 그러나 정책네트워크의 문제해결은 협력과 합의보다는 설득과 강제를 수반하였고, 각 정책행위자들은 그들의 정책이익을 확보하기 위한 강력한 정책불응 등의 방법이 동원되었다.

특히 1999년 11월 의료보험약가의 실거래가 상환제 이후 의사회는 의약분업으로 인한 의약품의 지배권 축소에 따른 자신들의 정책이익 감소를 들어 전문의약품 비율의 확대, 약사의 임의조제의 엄격한 금지 그리고 의료보험수가의 인상 등에 대한 의사회의 정책갈등 표출이 강화된 반면, 정부와 시민단체가 이에 크게 반발하면서 본격적인 정책갈등이 발생하게 되었다. 이에 반해 약사회는 의사회와 달리 의약정책에 대해 정책순응적 태도를 취하였다. 이는 과거 한약분쟁을 통해 얻은 경험과 현실적으로 의약분업안이 기관분업을 취하게 됨으로써 의료보험에 따른 의료시장의 위축을 만회하고자 하였다. 임의분업시장을 포기하는 대신 조제시장의 진출을 통해 자신들의 정책이익을 확보할 수 있었다는 계산에 의한 것이다.[193] 시민단체는

---

193) 약사회는 의약분업에 대해서 다음과 같이 평가하고 있다.
기존에 약국을 방문하여 전문의약품을 구입·조제하던 환자의 병·의원 이전율을 30~70%로 가정하고, 의료기관의 처방전 발행률이 의약분업 이후 30% 감소(처방전 발행률 70%)한다고 가정했을 경우 지역별로 46~235%에 이르는 약국조제 수요 증가가 있을 것으로 예측되어, 의약분업이 실시되면 약국경영이 악화될 것이라는 약사들의 일반적 우려와 달리 약국 경영에 있어서 중요한 기회가 될 수 있음을 시사하고 있다(약사회. 1999: 66).
이는 약사회가 의약분업을 의약품 시장에서 지배권 강화를 통해 정책이익을 증가시킬 수 있는 긍정적 요인으로 평가하고 있음을 의미하는 것이다.

시민들을 상대로 한 교육과 홍보 및 의사, 약사의 행동에 대한 감시 업무를 담당하고 대도시 시민토론회 6회, 지역시민운동가 워크숍 4회, 일반시민 교육 379회를 개최했고, 전국 20개 지역의약분업 모니터 평가단을 구성하여 5회에 걸친 의약분업 운영 실태를 조사했다(의료개혁시민연합, 2000; 조병희, 2003: 114 재인용).[194]

<표4-12>은 시민단체의 참여 이후인 정책네트워크 변화기의 성격을 분석한 것이다. 정책네트워크에 참여하는 정책행위자로는 정부, 의사회, 약사회 그리고 시민단체를 들 수 있고, 이 외에 국회, 언론 그리고 병원협회 등이 정책결정에 대한 영향력을 행사하고자 하였다.

〈표 4-12〉 의약정책네트워크 변화기의 성격분석

정책행위자	측정지표		분석결과	평 가
정책행위자	주 요		정부, 의사회, 약사회, 시민단체	다 수
	기 타		국회, 언론, 병협	
응집성	이해공유	의약분업	정부-약사회-시민단체	약
	이해상충	의약분업	의사회↔정부, 시민단체, 약사회	
	갈등표출		유	

－ 협력, ↔ 갈등

---

194) 평가단에 참여한 시민단체로는 의료개혁 시민연합, 서울 녹색소비자 연대, 서울YWCA, 인천 녹색소비자 연대, 고양녹색소비자 연대, 수원경실련, 안산YWCA, 이천YMCA, 춘천YMCA, 대전주부교실, 천안YMCA, 홍성YMCA, 홍성YMCA, 청주주부클럽, 천주주부클럽, 광주YMCA, 마산YMCA, 거제YWCA, 대구녹색소비자연대, 경산YMCA, 포항녹색소비자연대 등이다(조병희, 2003: 114).

시민단체의 주도로 의약분업 합의안이 도출된 이후, 정책네트워크는 과거와 그 성격을 크게 달리하고 있다. 정부와 시민단체 그리고 약사회가 기관분업을 중심으로 한 의약분업에 대해 이해를 공유하였다. 정부는 시민단체와 약사회의 협력을 통해 의약분업의 정당성을 확보하고자 하였고, 이들 시민단체는 의약정책에 대한 자신들의 영향력을 확대하고자 하였다. 그리고 약사회는 의약분업을 통해 의약품 시장에서의 쇠퇴를 만회하고자 하였다. 이에 반해 의약품 시장의 지배력이 약화된 의사회는 이를 만회하고자 대체조제의 엄격한 제한, 의료수가의 현실화와 의대 정원의 축소 등의 주장을 통해 그들의 정책이익을 확보하자 하였다.195) 특히 의약분업으로 약국의 임의조제가 금지됨으로써 의료에 대한 독점적 지위를 한창 강화하였고, 이들의 파업으로 인한 '의료대란'의 발생은 이를 반증하고 있다.

이러한 정책네트워크 내의 변화과정에서 응집성은 크게 약화된 모습을 보이고 있다. <표4-13>은 의약분업과 관련한 정책행위자들의 주요 정책갈등표출현상을 나타내고 있다. 의약분업으로 인해 의약품 시장에서 약사회는 독점적 판매권을 확보한 반면, 의사회는 의약품을 통한 직접적 이익창출이 엄격히 제한되었다. 이로 인해 의사회는 의약분업이 자신들의 이익을 크게 침해하였다고 보고, 이의 만회를 위해 정책갈등을 크게 표출하였다. 1999년 11월 30일 장충체육관에

---

195) 의사회와 시민단체의 이익표출활동에 있어서는 차이를 보이고 있다. 의사회는 '의권쟁취투쟁위원회'를 중심으로 한 임시조직체가 핵심을 이룬 반면, 시민단체는 '의약분업실현을 위한 시민운동본부'라는 총 27개 단체가 참여하는 조직 간 연합체가 핵심을 이루었다<별첨 1>.

서의 집회를 계기로 의사회의 정책갈등표출이 본격화하였다.[196] 이어 12월 21일 '의권쟁취투쟁위원회'가 결성된 데 이어, 28일에는 의사회 상임이사진이 전원 사퇴와 2000년 1월 8일 의사회장의 불신임이 이루어졌다. 이와 함께 의약분업과 관련한 이익표출활동에 대한 전권이 의쟁투에 일임되었다. 이후 의사회는 의쟁투를 중심으로 집회와 병·의원의 휴업 그리고 파업이 이어지는 강력한 정책갈등표출 활동이 전개되었다. 이에 반해 약사회는 제한된 집회와 항의를 중심으로 비교적 약한 이익표출활동이 이어졌다. 시민단체는 성명서, 파업반대 규탄집회 등을 통해 의사회의 집단폐업에 대한 부당성을 지적하였다. 정부는 의사회의 이러한 정책갈등에 대해 협상과 검찰고발 혹은 전공의에 대한 강제입영 등 소위 '당근과 채찍' 전략을 구사하였다. 결국 의사회의 정책갈등표출로 발생한 '의료대란'은 정책네트워크 내 응집성을 크게 약화시켰다.

한편 언론과 국회 등 정책행위자들은 의사회의 파업으로 인한 '의료대란'에 대해 통일적인 의사결집에 한계를 드러내며 제한된 영향력을 행사하였다. 언론은 분추협 이후 이익집단들의 의약분업연기 움직임에 비판적이었던 것과 달리 정작 의약분업 시행 이후 의약분

---

196) 장충체육관 집회는 의사회 창립 이래 최초로 모든 의사집단을 포괄하는 전국단위의 집단행동이었다. 참여인원이 적을 것을 우려했던 주최 측의 고민은 기우에 지나지 않았다. 전국에서 2만여 명의 의사와 병·의원 소속 간호사들이 참가했으며, 3만여 개 병·의원 중에서 1만 6천여 곳이 휴업·휴진을 강행하였다. 이는 의사회 지도부들이 생각했던 것 이상으로 의사회 내부 회원들의 불만이 팽배해 있음을 단적으로 드러낸 것이다(조영재, 2000: 99).

업에 대해 비판적인 입장을 취하였다. 이로써 일관된 여론 형성을 주도하는 데 있어서 한계를 노정하였다.197) 병원협회 역시 분추협 이후 기관분업형태로 의약분업이 논의되면서 일관되게 비판적인 입장을 견지하였다. 시대위에서의 의사회와 약사회의 합의에 대해 '의약단체의 집단이기주의'로 비판하였으나,198) 이후 의료대란 과정에서 독자적이기보다는 의사회와 협력적 관계를 통해 자신들의 정책이익을 취하고자 함으로써 독자적인 정책행위자로서 역할을 수행하는 데 있어서는 한계를 드러냈다.

197) 2000년 의료대란이 발생과 의약분업 시행 이후 언론은 의약분업에 대해 비판적이었다. '의약분업 잠정 연기하자(조선일보, 2000. 6. 21.)', '의약분업 제대로 되려면(동아일보, 2000. 6. 26.)', '약 찾아 헤매는 환자들(동아일보, 2000. 8. 2.)', '의료대란 더 이상 방치할 수 없다', '부담은 늘고 치료는 못 받고(동아일보, 2000. 8. 11.)', '의약분업 결국 국민 부담으로(조선일보, 2000. 9. 14.)', '언제까지 국민들만 죽어야 하나(동아일보, 2000. 10. 16.)' 등의 입장을 보이고 있다.

198) 병원협회는 1999년 5월 10일 시대위에서의 의사회와 약사회의 의약분업 합의 이후, 11월 전국 800여 명의 병원장이 긴급 전국병원장회의를 열고 견의문을 통해 '10일의 시민단체 의약분업안은 국민 불편과 혼란을 도외시한 채 일부 의약단체의 집단이기주의에 편승한 것으로 절대로 받아들일 수 없음을 천명하였다. 이와 함께 직능분업 형태의 의약분업안 관철과 전체 의사 54%를 차지하는 병원근무 의사의 의견을 무시한 '반쪽 합의'에 대한 문제점을 지적하였다(동아일보, 1999. 5. 11.).

〈표 4-13〉 의약정책네트워크 변화기의 정책갈등표출내용

일 시	정책행위자	정책갈등표출내용
1999년11월30일	의사회	'올바른의약분업쟁취를위한범의료계결의대회'(장충체육관)
12월21일	의사회	의권쟁취투쟁위원회 발족
28일	의사회	상임이사진 집단 사퇴
2000년 1월 8일	의사회	의사회장 불신임 및 의쟁투에 의약분업에 관한 전권위임
2월17일	의사회	'잘못된 의약분업 바로잡기 전국의사대회'(여의도)
23일	정 부	시위 주도 의사회회장 등 6인 검찰고발 (공정위)
3월19일	약사회	'의약분업 국민건강권, 약사생존권 사수 결의대회'(과천)
4월4~6일	의사회	병의원 '시한부 집단휴진'
18일	정 부	시위주도 의사회회장 등 31인 고발(공정위)
5월24~28일	운동본부	의사회에 '폐업투쟁철회촉구' 성명서 및 의견서 제출
6월2일	약사회	'약국의 의약분업준비상황설명회'(쉐라톤 워커힐)
2일	운동본부	'의사회의 허위과장광고' 협의로 공정위에 신고 및 고발
4일	의사회	'잘못된의약분업저지를위한전국의사투쟁결의대회'(과천)
4일	운동본부	'의료계 폐업결의대회 규탄집회'(탑골공원)
20~25일	의사회	병의원 '집단휴폐업
20일	운동본부	'집단폐업피해신고센터' 개소식 및 의사회회장, 의쟁투위원장 검찰고발
24일	정부, 국회	여야 영수회담
25일	약사회	'약사법개악저지운동결의' 및 '국민건강수호의약분업비상대책위원회구성'
7월9일	약사회	'국민건강수호의약분업원칙사수전국약사결의대회개최'(과천)
18~20일	약사회	회장단, 국회 약사법 개악 저지를 위한 단식농성
23일	의사회	'약사법 개악 규탄 결의대회'(과천)
29일	의사회	전공의 '파업' 시작
8월1일	의사회	병의원 '부분파업'

일 시	정책행위자	정책갈등표출내용
7일	의사회	전임의 파업
11~17일	의사회	병의원 '집단 재파업'
12일	의사회	'전국의사결의대회' (연세대)
12일	운동본부	'의사회의 집단폐업 시민규탄대회'
16일	정부	'파업 전공의 해임' 방침
21일	의사회	전국의대생 1만 3천 명, 자퇴투쟁선포식 거행(한양대)
21일	약사회	의약분업감시단 발족
21일	정부	김 대통령, '집단이기주의 단호 대처' 천명
31일	의사회	'전국의사 결의대회' (보라매공원)
9월5~22일	의사회	의대교수 '외래진료중단'
7일	의사회	동네의원 휴진
15~17일	의사회	집단휴진
10월6~10일	의사회	'1, 2, 3차 의료기관 총파업'
9일	의사회	서울시 의사회, '대정부요구안 관철과 의료개혁을 위한 서울특별시 의사·학생 결의대회' (보라매공원)
11월1일	의사회	의대생 국가고시 거부
10일	의약정	의약정 협상 타결

결국, 이 당시 의약정책네트워크(변화)는 이슈네트워크 성격을 강하게 띠고 있다. 정부와 이익집단 중심의 기존 정책공동체는 시민단체라는 새로운 정책행위자의 진입으로 붕괴되면서 이슈네트워크로 변화하였다. 이에 따라 정책결정에 있어서도 협력과 합의보다는 설득과 강제를 통해 이루어졌다. 이와 같은 성격변화는 정책행위자들이 그들의 이익확보를 위해 보다 강력한 활동을 요구하게 되었다. 의사회에 의한 '의료대란'의 발생은 이와 같은 정책네트워크의 성격변화를 대변하고 있다. 이로 인해 정책네트워크 내의 응집성은 크게

약한 모습을 보여주었다.

6. 소결론: 종합

과거 1953년과 1963년의 약사법 제정과 개정 이후 의약정책네트워크는 의약정책을 결정하는 핵심적 기제로 작용하였다. 각 정책행위자들은 정책네트워크에 참여를 통해 자신들이 추구하는 정책이익을 극대화하고자 하였다. 정부는 정책의 정당성과 대상집단으로부터 순응을 확보하고자 하였고, 이익집단은 정책산출로부터 오는 실질적인 이익을 추구하고자 하였다. 기본적으로 의약분업을 둘러싼 정책문제는 의약품에 대한 지배권과 관련한 것이다. 의사회와 약사회는 의약혼재정책 상황에서 자신들의 이익을 의약품의 판매를 통해 확보한다. 따라서 의약품에 대한 지배권의 변화는 이들의 정책이익에 직접적인 영향을 미침으로써 정책문제를 야기한다. 의약정책을 둘러싼 정책네트워크의 응집성은 정책행위자들의 정책이익의 이해관계에 따라 달라진다. 정책문제와 관련하여 이해를 공유하는 경우에는 응집성이 강화되고, 반대로 이해상충이 발생하면 응집성이 약화된다.

〈표 4-14〉 의약정책네트워크와 성격의 변화

구분		정책네트워크 변화과정				
		형성기 1963~1977	지속기(Ⅰ) 1978~1985	지속기(Ⅱ) 1986~1989	위기기 1990~1998	변화기 1999~2000
정책행위자	주요	정부, 의사회, 약사회	정부, 의사회, 약사회	정부, 의사회, 약사회	정부, 의사회, 약사회	정부, 의사회, 약사회, 시민단체
	기타	국회, 언론	국회, 언론	국회, 언론	국회, 언론, 병협, 시민단체	국회, 언론, 병협
	평가	소수	소수	소수	소수	다수
응집성	갈등 표출	무	약국철시 소나기처방	농성 약국폐문	무	의료대란
	평가	강	약	약	강	약
정책네트워크 성격		정책공동체	정책공동체	정책공동체	정책공동체	이슈네트워크

<표4-14>는 의약정책을 둘러싼 정책네트워크의 성격변화를 종합한 것이다. 여기서 확인할 수 있는 것은 정책네트워크의 형성과 지속 그리고 위기에 있어서 의약정책을 결정하였던 주요 정책행위자은 일관성을 유지하고 있다는 것이다. 정부와 이익집단인 의사회와 약사회가 주요한 정책행위자로서 자리매김을 하고 있고, 이 외의 정책행위자로서 간헐적으로 국회와 언론이 참여하고자 하였음을 알 수 있다. 정책네트워크가 위기기에 접어들면서 기타의 정책행위자들에 있어서 병원협회와 참여연대 등 시민단체들이 의약정책에 참여하곤 하였다. 이러한 정책행위자들의 증가는 기존 폐쇄적인 정책네트워크의 변화에 대한 압력의 증가로 이어졌다. 이에 따라 정책네트워크의 변화기에 있어서는 시민단체가 새로운 주요 정책행위자로 진입하면

서 개방성이 크게 강화되었다.

한편, 응집성의 평가에 있어서 정책네트워크의 형성기와 위기기에 있어서는 특별한 정책갈등이 표출되지 않았다. 이에 반해 정책네트워크의 지속기(Ⅰ, Ⅱ)와 변화기에 있어서는 상당한 정책갈등이 표출되었다. 이들의 정책갈등표출은 약국폐문 혹은 의료기관 파업 등과 같이 일반 국민의 의료서비스 접근권을 제약함으로써 자신들의 정책이익을 관철하고자 하였다. 이는 이들 이익집단들이 정책갈등의 표출을 통해 기존 정책네트워크를 변화시킴으로써 자신들의 정책이익을 확보하고자 하는 전략이라 할 수 있다.

이렇게 보았을 때, 정책네트워크의 성격은 형성, 지속 그리고 위기에 있어서는 정책공동체 성격을 유지하였다. 이익집단을 중심으로 한 소수의 정책행위자들로 구성된 폐쇄적 성격을 가진 정책네트워크였다. 반면 정책네트워크의 변화기에는 개방적 성격을 띠는 이슈네트워크 모습을 보이고 있다. 이러한 변화는 시민단체가 정책네트워크에 참여하게 됨으로써 기존의 폐쇄적 구조가 파괴하고 이질적 성격을 강화시킴으로써 가능하게 되었다. 그러나 응집성은 정책네트워크의 개방성과 폐쇄성에 상관없이 진행되었다. 정책행위자들은 자신들의 정책이익이 확보되지 않을 경우, 정책갈등의 표출을 통해 자신들의 정책이익을 관철하고자 하였다.

제3절 정책네트워크와 정책반응의 변화분석

본문은 정책네트워크의 변화를 정책패러다임의 변화라는 측면에서 이해하고 있다. 각 정책패러다임의 변화과정 ― 형성, 지속, 위기, 변화 ― 과 정책반응의 관계를 분석하는 것을 궁극적 목적으로 하고 있다. 이를 위해 의약정책에서 있어서 의약혼재정책의 지속과 의약분업정책으로의 변화를 중심으로 살펴보았다.

1. 정책네트워크 형성과 무의사결정

1977년 의료보험의 도입으로 촉발된 의약분업으로의 정책변동요구는 핵심 이익집단의 합의에도 불구하고 정책의제화 자체에 실패하였다. 정책의제화의 무산, 즉 무의사결정은 기존 정책으로부터 오는 정책이익에 대한 도전을 정책네트워크 내에서 억압 혹은 거부함으로써 발생한다. 의료보험의 도입으로 촉발된 의약분업 논의와 정책반응으로서 무의사결정은 기존 의약혼재 정책에 대한 정책행위자들의 정책이익을 반영한 것이다.

1953년 약사법 세성 이후 지속된 의약혼재정책은 정부와 의사회 그리고 약사회 등 정책네트워크에 참여하는 정책행위자들의 정책이익을 반영한 것이다. 정부는 의약혼재를 통해 부족한 보건의료서비스의 공급을 기대하였다. 의사회와 약사회 역시 직접조제와 임의조제를 통해 의약품 판매이익을 확보할 수 있었다. 열악한 보건의료환경은 이들 이익집단이 안정적 이익추구를 가능케 하였다.

　1963년의 약사법 개정과정에서 의약분업이 처음으로 대두되었다. 특히 1977년 의료기관의 참여와 약국의 소외를 내용으로 하는 의료보험의 도입은 의약정책에 있어서 의약분업이라는 정책과제를 등장시켰다. 이전의 논의가 의사회와 약사회를 중심으로 당위적 차원에서 논의된 것이라면, 의료보험의 도입은 현실적 정책문제로 등장시켰다. 의료보험은 의료서비스에 대한 일종의 보조금을 지급함으로써 이에 대한 접근권을 강화시킨다. 이는 병·의원에 대한 의료수요를 증가시키는 반면 약국의 경쟁력 약화에 대한 우려를 낳게 하였다. 의료보험을 중심으로 한 의약분업에 대한 정책논쟁은 이익집단의 정책이익 변경가능성에 대한 대응이다. 의약분업을 통해 의사회는 이제까지 1차진료원으로서 역할을 수행한 약국의 임의조제를 금지함으로써 의료수요의 확대를 추구할 수 있다. 반면, 약사회는 의사의 직접조제를 금지시킴으로써 의료이용행태변화에 따른 의약품 판매의 경쟁력 약화를 만회하고자 하였다. 이러한 양 이익집단을 둘러싼 이해관계가 '보험 내 분업'이라는 의약분업의 점진적 확대라는 정책변화에 합의를 낳게 하였다. 그러나 이러한 합의는 의약혼재에서 의약분업으로 실질적인 정책변화를 요구한 것이라기보다는 현실적으로 그 실현 가능성이 적고 이해대립이 첨예화되지 않은 단계에서 미래의 의약분업 지향원칙에 대한 합의라는 측면을 강하게 가지고 있었다(의료보험연합회, 1997: 395).

이들 정책네트워크 내의 정책행위자들은 기존 정책, 즉 의약혼재 정책에 대한 이해를 공유하였다. 먼저 양 이익집단에서 보면, 의약분업으로의 정책변화는 당면한 정책문제라기보다는 미래가치를 반영한 것이다. 1977년 당시 의료보험 대상자는 전 국민의 **8.8%**에 불과한 실정으로 의료이용행태변화가 가져올 파급효과는 미약할 뿐 아니라 의료기관과 약국의 분포와 그 수라는 제반 여건조차 갖추어지지 않은 상태였다. 더욱이 이들에 있어서 의약혼재는 직접조제와 임의조제를 통해 안정적인 의약품 판매이익을 보장하고 있다는 측면에서 의약분업정책은 이들에 있어서 매력적인 정책변동이라 할 수 없다. 다음으로 정부는 의료보험과 의약분업과의 연계에 대해 부정적이었다. 정부는 의약혼재를 통해 국민의 부족한 의료서비스 접근권을 보장하였다. 특히 의료보험의 도입과 확대를 통해 의료서비스를 확대하고자 하였다. 이와 같은 상황에서 의약분업은 현실가능성은 물론, 처방과 조제의 분리에 의한 의료이용불편을 유발시킴으로써 의료보험의 도입이라는 정책집행을 저해할 수 있는 요인으로 작용하는 것을 우려하였다.

결국, 의료보험의 도입으로 촉발된 의약분업에 대한 정책적 논의는 주요 정책행위자들이 기존 의약혼재정책에 대해 강한 이해관계를 가지게 됨으로써 정책의제화 자체에 실패하였다. 정부의 의약혼재를 통한 의료서비스 접근권의 강화 그리고 의료보험의 성공적 도입과 이익집단들의 의약혼재를 통한 안정적 이익추구는 '보험 내 분업'이라는 의약분업문제가 정책의제화 자체를 무산시키는 요인으로 작용하였다. 이로써 의약혼재정책이 지속적으로 추구될 수 있었다.

2. 정책네트워크 지속(I)과 정책수정

지역의료보험 시범사업으로 촉발된 의약분업논쟁에 대해 정책네트워크는 각 정책행위자들의 요구를 제한적으로 수용함으로써 정책문제를 해결하고자 하였다. 기존 정책에 대한 제한적인 변동을 의미하는 정책수정을 통한 정책행위자들 간의 정책이해의 상충문제를 해결하고자 하였다.

지역의료보험시범사업으로 촉발된 의약분업에 대한 논의에 있어서 각 정책행위자들은 정책이해를 달리하였다. 약사회는 의료보험 소외로 인한 자신들의 정책이익 감소를 만회하고자 의약분업으로의 정책변동을 요구하였다. 반면 의사회는 의료보험의 도입과 확대과정에서 의료수요의 증가를 통해 자신들의 이익이 확대되면서 의약분업정책을 반대하였다. 이들은 의료보험으로 인한 약사회의 경영위기와 의약분업은 무관한 것이며, 항생제 등에 대한 약국의 자유판매규제 없는 의약분업은 자신들의 정책이익을 감소시킬 것이라며 정책변동에 반대하였다. 그러나 정부는 지역의료보험을 통해 전국민의료보험의 실시에 대한 정책적 관심을 집중하는 한편, 이들 이익집단들의 의약분업논쟁으로 인한 불필요한 정책적 논쟁을 회피하고자 하였다.

이와 같은 의약분업을 둘러싼 정책행위자들 간의 이해상충에 대해 정책네트워크는 정책수정을 통해 정책문제를 해결하고자 하였다. 임의분업(1단계) → 계약분업(2단계) → 임의분업(3단계)으로 이어지는 일련의 정책변동은 이들 정책행위자들의 정책적 이해를 반영한 것이다. 정책네트워크 내 응집성의 약화에 대해 각 정책행위자들의 정책이익을 제한적으로 반영하고자 하는 전략이라 할 수 있다.

먼저, 1단계는 의약분업이라는 약사회의 요구를 수용하면서도 강제성을 부여하지 않음으로써 의사회의 요구를 수용한 것이다. 2단계의 계약분업방식의 강제성 부여는 약사회의 정책적 요구를 반영한 것이다. 이는 한편으로는 당사자 계약방식을 통해 형식적으로 강제성을 부여하지 않음으로써 의사회의 요구를 수용하는 한편, 보험적용의 차등을 통해 실질적인 처방전 발행을 유도함으로써 약사회의 요구를 반영한 것이다. 특히 8개월이라는 제한된 시간을 통해 의사회의 반발을 제한하고자 하였다. 이러한 일련의 정책수정은 결국 정부의 정책이해를 반영한 것이다. 정부는 의약분업시범사업을 제한적으로 수용함으로써 의료보험 확대라는 그들의 기존 정책이해를 확보하는 한편, 의약분업에 대한 각 이익집단들의 정책적 요구를 선택적으로 수용하고자 하였다.

결국, 목포를 대상으로 한 의약분업시범사업에서 나타난 정책반응은 정책수정이라 할 수 있다. 정책네트워크는 단계별 시범사업의 변경이라는 정책의 전략적 대응을 통해 기존 정책의 커다란 변동 없이 각 정책행위자들이 추구하는 정책이익을 확보하고자 하였다. 먼저 의사회의 요구수용(임의분업) → 약사회의 요구수용(계약분업) → 정부의 요구수용(시범사업종료)이라는 정책결정의 비일관성을 유지함으로써 정책행위자들의 요구를 제한적으로 반영하고자 하였다. 이러한 정책네트워크의 정책수정은 주요 정책행위자들의 요구를 제한적으로 정책결정에 반영함으로써 정책문제 해결을 시도하는 것이라 할 것이다. 이로서 기존 의약혼재정책은 일련의 정책수정에도 불구하고 지속되었다.

3. 정책네트워크 지속(II)과 정책수정

전국민의료보험으로 촉발된 의약분업문제는 약국의료보험이라는 정책수정을 통해 정책문제가 해결되었다. 약국의료보험은 기존 의약혼재정책을 변화시키지 않으면서 약사회를 의료보험을 참여시킴으로써 이들의 정책적 요구를 수용한 정책반응이다.

전국민의료보험에 대해 각 정책행위자들은 의약분업정책으로의 전환에 대한 정책이해를 달리하고 있다. 먼저 약사회는 의료보험이 의료이용행태를 변화시켜 자신들의 이익이 침해되고 있음을 들어 이의 참여를 위한 의약분업으로의 정책변동을 요구하였다. 반면 의사회는 의료보험에 따른 의료수요가 증가하면서 의약분업정책을 반대하였다. 이에 반해 정부는 전국민의료보험의 실시에 정책적 관심을 집중하는 한편, 이들 이익집단의 상반된 의약분업요구에 대응하였다.

이와 같은 상이한 정책행위자들의 요구로 인한 정책갈등에 대해 정책네트워크는 약국의료보험이라는 정책의 제한적 변경을 통해 정책문제를 해결하고자 하였다. 한편으로는 약사회의 의료보험참여 요구를 수용하고, 다른 한편으로는 기존 의약혼재정책을 지속함으로써 의사회와 정부의 이해를 반영하고자 하였다. 먼저 약사회는 약국의료보험을 통해 자신의 의료보험 참여발판을 마련하는 한편 약화된 약국의 경쟁력을 만회할 수 있는 계기를 마련하였다. 다음으로 의사회는 의약분업을 회피함으로써 의약품 판매로부터의 이익을 보전하였다. 정부 역시 이들 보건의료정책의 핵심 이익집단들의 요구를 수용함으로써 전국의료보험과 관련한 이들의 정책순응을 확보하였다.

결국, 약국의료보험의 도입은 정책자원의 추가적인 투입을 통해 정책행위자들의 정책적 요구를 수용함으로써 정책문제를 해결하고자 한 것이다. 기존 정책의 커다란 변화 없이 새로운 정책자원을 추가함으로써 정책행위자의 요구를 반영하였다. 이로써 의약혼재정책은 지속되었다.

4. 정책네트워크 위기와 정책결정위임

1993년 한약분쟁으로 약사법이 개정되면서 촉발된 의약분업문제는 정책결정위임에 의한 정책문제 해결이 시도되었다. 이와 같은 정책반응은 정책변화의 압력이 내·외적으로 증가하면서 정책네트워크가 정책문제 해결기제로서 그 역할을 수행하지 못할 때 활용되는 정책문제 해결기제이다. 정책네트워크가 당면한 정책문제를 회피하고자 제3자를 정책결정에 끌어들임으로써 이들에 책임을 전가하는 정책반응이다.

정책네트워크의 위기기에 있어서 정책행위자들은 기존 정책행위자들 이외에도 병원협회, 참여연대와 경실련 등 시민단체가 정책결정에 참여하고자 하였다. 이러한 정책행위자들의 증가와 이들의 참여 요구는 정책네트워크의 정책문제 해결기제를 크게 약화시켰다. 의사회와 약사회는 의약분업으로 인한 정책이익의 불확실성을 회피하고자 한 반면, 새로이 출범한 김대중 정부는 의약분업을 강력히 요구하였다. 더욱이 새로운 정책행위자로 등장하기 시작한 시민단체는 의약분업을 주장하며 기존 정부와 이익집단을 강력히 압박하며 정책네트워크에의 진입을 시도하였다.

기존 핵심 정책행위자들 간 정책이해의 상충과 새로운 정책행위자들의 핵심 정책네트워크 내의 진입시도는 정책결정을 어렵게 하였다. 김대중 정부 출범 이후, 의약분업은 핵심적 정책과제로 등장하였다. 의사회와 약사회는 그 차이에도 불구하고 의약분업에 부정적 입장을 표명하였다. 의사회가 일관되게 의약분업에 대해 완강한 거부입장을 표명한 반면, 약사회는 직능분업 반대와 기관분업 찬성이라는 이중적 접근을 시도하였다. 이에 반해 정책네트워크 내로의 진입을 시도하는 시민단체는 의약분업의 실시를 주장하며 정부와 이익집단을 압박하였다.

이와 같은 정책행위자들의 복잡성은 정책결정기제로서 정책네트워크의 한계를 노정시켰고, 결국 '시민단체와의 2개월 내 합의도출을 전제로 한 의약분업 1년 연기'라는 정책결정위임이 발생하게 되었다. 기존 정책네트워크 내 정책행위자들은 이를 통해 자신들의 정책이익을 확보하고자 하였다. 정책결정에 대한 책임을 시민단체라는 제3자에 전가함으로써 정책결정기제로서 정책네트워크의 한계를 극복하고자 하였다.

결국, 한약분쟁으로 촉발된 의약분업논쟁은 정책행위자들이 증가하면서 기존 정책네트워크의 문제해결능력 한계를 드러냈다. 따라서 정책네트워크는 정책결정위임이라는 방식을 택함으로써 제3자에 정책문제 해결의 책임을 전가함으로써 위기를 탈출하고자 하였다. 그러나 이는 기존 정책네트워크의 붕괴와 새로운 출현을 낳는 계기로 작용하였다.

5. 정책네트워크 변화와 정책대체

의사회와 약사회가 시민단체를 의약분업정책의 새로운 정책행위자로 지정함으로써 정책네트워크는 그 성격을 변화시켰다. 과거 이익집단 중심의 폐쇄적 정책네트워크에서 개방적인 정책네트워크로 전환하는 계기를 마련하였다. 정책공동체적 성격이 붕괴하고 이슈네트워크적 성격이 강화되었다. 이는 의약혼재에서 의약분업으로의 정책대체를 낳게 하는 원인이 되었다.

그러나 이슈네트워크적 성격의 정책네트워크는 정책문제 해결에 있어서 설득과 강제가 강조되면서 정책결정을 잦은 변동, 즉 비일관적 정책결정을 낳게 하는 원인으로 작용하였다. 2000년 '의료대란'을 낳게 한 원인이 되었다. 의약분업은 의사회의 이익에 대한 불확실성을 증가시켰고, 특히 1999년 11월 '실거래가 상환제'는 이를 확인시켜 주었다. 이는 의사회의 정책불응을 촉발시키는 요인이 되었다. 시대위의 의약분업 합의 이후, 1999년 말 의료보험 약가의 '실거래가 상환제'로의 변경을 계기로 2000년 10월까지 지속된 소위 '의료대란'이라는 강력한 정책불응에 돌입하게 되었다. 의사회의 정책불응을 통한 정책이익의 확보전략은 <표4-15>와 같이 총 3번의 약사법 개정과 총 5회의 의료보험수가 인상 등이라는 연이은 정책변동이 발생하는 주요한 원인이 되었다.

<표 4-15> 의약정책네트워크 변화기의 정책반응

일 시	정책반응 내용
1999년 11월	의분추안을 중심으로 '약사법 개정'
11월	의료보험약가 30.6% 인하, 의료보험수가 12.8% 인상
2000년 4월	의료보험수가 6.0% 인상
7월	의료보험수가 9.2% 인상
7월	2차 의사회 파업에 의한 '약사법 개정'
9월	의료보험수가 6.5% 인상
12월	의약정 합의에 의한 '약사법 개정' 청원
2001년 1월	의료보험수가 7.08% 인상

결국, 정책네트워크가 정책공동체적 성격에서 이슈네트워크화로 성격변화는 의약정책의 근본적 변화, 즉 의약분업정책을 낳게 하는 정책결정기제로 작용하였다. 의약혼재에서 의약분업으로 정책대체는 의사의 직접조제와 약사의 임의조제는 금지된 반면, 의사는 진단과 처방 그리고 약사는 처방전에 의한 조제만이 가능케 되었다. 그러나 이슈네트워크화로의 성격이 변화하면서 과거의 협력과 합의에 의한 문

제해결보다는 설득과 강제에 의한 문제해결 가능성이 높아졌다.

6. 소결론: 정책네트워크의 변화와 정책반응

정책네트워크는 정책을 산출한다. 정책문제를 둘러싼 정책행위자들의 상호작용이 정책을 산출한다. 의약분업을 둘러싼 정책네트워크의 정책문제 해결과정에서 정책반응은 차이를 보이고 있다.

<표4-16>은 의약분업을 둘러싼 정책네트워크의 변화과정에서 나타난 정책반응을 보여주고 있다. 정책네트워크는 이에 참여하는 정책행위자들의 정책이익을 반영한 정책문제 해결로서 정책반응을 보여주고 있다. 의약정책네트워크 형성기는 의료보험의 도입으로 촉발되어, 의사회와 약사회가 '보험 내 분업'이라는 의약분업에 대한 합의에도 불구하고 정책문제화 자체에 실패하였다. 이러한 무의사결정에 의한 정책문제 해결은 정책네트워크에 참여하는 정책행위자들의 정책이익을 반영한 것이다. 정부는 의약분업 논쟁이 의료보험 도입과정에서 정책불응에 직면하는 것을 우려하였다. 반면 의사회와 약사회, 양 이익집단의 의약분업에 대한 합의는 당면한 정책적 요구라기보다는 미래가치에 대한 선언적 의미를 강하게 내포하였다. 이들 주요 정책행위자들은 기존 의약혼재정책에 대한 상한 정책이익을 공유하였고, 이는 의약분업에 대한 정책의제화 자체를 무산시킨 주요한 원인이 되었다. 정책네트워크 지속기(Ⅰ)의 의약분업 논쟁은 지역

의료보험의 시범사업으로 촉발되었다. 정책네트워크는 정책의 전략적 대응을 통해 정책문제를 해결하고자 하였다. 임의분업 → 계약분업 → 임의분업으로 이어지는 목포를 대상으로 한 의약분업시범사업은 정책네트워크 내 주요 정책행위자들의 정책적 요구를 제한적으로 수용하고자 하는 정책반응이라 할 것이다. 의약분업을 둘러싸고 이를 요구하는 약사회와 반대하는 의사회 그리고 지역의료보험을 확대하고자 하는 정부의 이해관계가 이와 같은 정책반응을 가능케 하였다. 정책의 전략적 대응을 통해 의약정책은 의약혼재정책이 지속될 수 있었다. 정책네트워크 지속기(Ⅱ)의 의약분업 논쟁은 전국민의료보험의 도입으로 촉발되었다. 정책네트워크는 의료보험에 이제까지 실질적으로 소외되었던 약사회를 끌어들임으로로써 정책문제를 해결하고자 하였다. 약국의료보험의 도입은 이제까지 소외되었던 약사회를 의료보험에 참여시킴으로써 이들의 정책이익을 보장하고자 하는 정책이다. 이를 통해 기존 의약혼재정책의 변동 없이 정책네트워크 내의 정책갈등을 해결하고자 하는 정책반응이라 할 것이다.

<표 4-16> 정책네트워크의 변화와 정책반응

구분	정책네트워크의 변화과정				
	형성기	지속기		위기기	변화기
		Ⅰ	Ⅱ		
정책문제	o 의료보험도입에 따른 의약분업 도입	o 지역의료보험 시범사업에 따른 의약분업도입	o 전국민의료보험에 따른 의약분업문제	o 한약분쟁에 의한 약사법 개정과 이에 따른 의약분업 실시 문제	o 의약분업 1년 연기를 전제로 한 의약분업 합의 도출과 시행

구분	정책네트워크의 변화과정				
	형성기	지속기		위기기	변화기
		I	II		
정책산출	ㅇ 의사회와 약사회의 '보험 내 분업'요구에 대해 정부 무반응으로 정책의제화 무산	ㅇ 목포시를 대상으로 한 시범 의약분업의 실시와 종결 - 임의분업:82.7~84.4 - 계약분업: 84.5~84.12 - 임의분업 :85.1~85.10	ㅇ 약국의 의료보험 참여방안으로서 약국의료보험 도입	ㅇ 의약분업연기와 시민단체 중재하의 의약분업 이익집단 간 합의	ㅇ 의약분업실시 ㅇ 약사법 개정 (3회) ㅇ 의료보험수가인상 (5회)
의약정책	의약혼재	의약혼재	의약혼재	의약혼재	의약분업
정책반응 유형	무의사결정	정책수정 (정책결정의 비일관성)	정책수정 (정책자원 추가)	정책결정위임	정책대체

그러나 의약혼재정책을 중심으로 정책네트워크의 정책문제 해결은 위기기에 접어들면서 심각한 위기상황에 직면하게 되었다. 기존 의사회와 약사회 그리고 정부라는 정책행위자들 이외에 새로운 정책행위자들의 정책결정 참여요구는 정책문제 해결기제로서 심각한 위기상황에 직면하게 하였다. 의사회와 약사회가 의약혼재정책을 지지하는 가운데 정부는 보건의료개혁정책으로 강하게 의약분업으로의 정책변화를 요구하였다. 특히 시민단체들은 의약분업을 강하게 요구하였다. 이와 같은 내외적 압력에 직면한 정책네트워크는 정책결정위임이라는 회피전략을 통해 정책문제를 해결하고자 하였다. 시민단체를 중심으로 한 양 이익집단의 2개월 내 합의와 이를 전제로 한 의약분업 1년 연기는 정책네트워크가 정책문제 해결기제의 역할 한계를 회피하고자

한 것이다.

　시민단체의 정책네트워크에 대한 참여는 이의 성격을 변화시켰다. 정책네트워크의 변화는 의약정책을 의약혼재에서 의약분업으로 정책대체를 가능케 하였다. 그러나 이슈네트워크화로의 성격변화는 정책결정에 있어서 협력과 합의보다는 설득과 강제에 의한 문제해결이 강조되었다. 이는 의약분업으로 손익에 대한 불확실성이 증가한 의사회가 '의료대란'을 통해 자신들이 직면한 정책문제를 해결하게 된 주요한 원인이 되었다. 이러한 과정에서 약 1년 남짓한 기간 동안 3회의 약사법 개정과 5회의 의료보험수가가 인상되는 잦은 정책변동, 즉 비일관적 정책결정을 낳게 하였다.

　결국, 정책네트워크의 변화와 정책반응에 있어서는 일정한 특징이 확인되었다. 정책네트워크의 지속은 정책결정의 일관성을 낳고, 정책변동은 정책네트워크의 변화를 통해서 가능하다. 의약정책에 있어서 의약정책네트워크 형성에서 지속(Ⅰ, Ⅱ)까지 의약혼재정책은 일관되게 유지되었다. 특히 정책공동체적 성격은 정부와 의사회 그리고 약사회라는 안정적 정책네트워크를 형성하였다. 따라서 이 기간 동안 정책변동에 대한 요구는 무의사결정 혹은 순차적 정책변동과 정책자원의 추가투입 등을 통해 의약혼재정책을 지속하였다. 그러나 위기기에 접어들면서 정책변화에 대한 심각한 내·외적 압력은 정책네트워크의 문제해결능력을 약화시켰고, 이에 정책네트워크는 정책결정위임을 통한 회피전략이 이루어졌다. 의약분업으로의 정책변화는 시민단체의 참여를 통해 정책네트워크의 성격이 변화하면서 가능하게 되었다.

제5장

결 론

제1절 연구결과의 종합

본 연구에서는 정책네트워크 분석을 통해 정책의 지속과 변화에 대한 원인과 나아가 이를 통해 정책네트워크와 정책반응과의 관계를 분석하였다. 이를 위해 의약정책에 있어서 의약분업과 관련한 정책적 논의를 역사적 접근, 정책패러다임의 변화라는 측면에서 분석하였다. 본 연구의 결과를 종합하면 다음과 같다.

먼저, 의약분업을 둘러싼 정책적 논의과정이 어떻게 전개되었으며, 각각의 논의는 어떤 특징을 보이는가를 살펴보았다. 이를 통해 제도환경과 정책네트워크와의 관계를 분석하고자 하였다. 분석결과, 의약분업정책은 정치체제, 경제적 환경 그리고 역사적 사건이라는 제도환경과 긴밀한 관계를 맺으며 전개되어 왔음을 확인하였다. 정치체제의 성격은 정책행위자들의 참여와 배제를 결정한다. 의약정책에서 보면, 과거 권위주의 정치체제적 성격은 강한 국가자율성을 바탕으로 정책네트워크를 의사회와 약사회를 중심으로 폐쇄적 성격을 강하게 띠고 있었던 반면 민주주의 정치체제적 성격은 시민사회의 자율성을 강화시켜 다양한 정책행위자들의 등장을 가능케 하였다.

　경제적 환경은 정책네트워크에 참여하는 정책행위자들의 정책이익에 영향을 미쳐 정책네트워크의 변화에 영향을 미치고 있음을 확인할 수 있었다. 이를 다시 크게 보건의료시장과 보건의료정책으로 구분하여 살펴보았다. 보건의료시장은 과거 의료기관 및 약국은 안정적 성장을 지속하였으나, 1990년 이후 약국은 침체 또는 쇠퇴를 맞이하였다. 이는 의약혼재정책하에서 약국이 의료기관과의 경쟁에서 쇠퇴하고 있음을 확인할 수 있었다. 보건의료정책에 있어서는 과거 부족한 보건의료서비스의 공급을 확충하기 위한 정책들이 지속적으로 추진되었으나, 1990년대 이후에는 보건의료서비스의 질적 측면을 강조하는 정책들이 추진되었다. 이와 같은 경제적 환경의 변화는 기존 의약혼재정책이 더 이상 경제적 환경이라는 측면에서 지지를 받고 있지 못함을 의미하는 것이라 할 수 있다.

　특히 역사적 사건들은 의약분업이라는 정책문제를 촉발시키는 계기로 작용하였다. 의료보험의 도입, 지역의료보험시범사업 그리고 전 국민의료보험의 도입은 정책행위자들, 특히 약사회의 정책이익을 위협함으로써 정책문제화하는 계기가 되었다. 이와 더불어 한약분쟁은 한방분야의 의약분업논쟁임에도 불구하고, 의약분업의 필요성을 재확인시키는 역할을 수행하였으며, 약사법 개정을 통해 의약분업의 시기를 명시화함으로써 정책의제화하는 계기가 되었다.

　두 번째 연구질문인 의약분업 이전과 이후의 정책네트워크의 특징의 차이를 확인하고자 하였다. 분석결과, 의약분업 이전과 이후에 있어서 정책네트워크는 커다란 차이를 보이고 있음을 확인할 수 있었다. 의약혼재정책이 지속되던 상황에서 정책네트워크는 의사회와 약사회 그리고 보사부가 정책네트워크의 주요 정책행위자를 구성하는 극히 폐쇄적인 정책네트워크를 구성하였다. 정책공동체적 성격을 강하게 띠는 정책네트워크로서 이들 정책행위자들 간의 이해관계에 의해 정책결정이 이루어짐을 확인할 수 있었다. 이와 같은 정책행위자들의 지속성은 정책결정의 지속성을 낮게 하는 원인으로 작용하였다. 그러나 시민단체의 참여로 인하여 정책네트워크는 개방적 성격을 가진 이슈네트워크화하였다. 이는 정책결정이 의약혼재에서 의약분업으로 단절적 변화를 경험하게 하는 원인으로 작용하였다. 한편, 정책네트워크 내의 응집성은 정책변화의 폭을 결정하였다. 정책갈등의 표출과 같은 응집성의 약화는 정책변화를 이끈 반면, 응집성의 강화는 정책의 변화에 저항적임을 확인할 수 있었다.

마지막으로 본 연구에서는 정책네트워크와 정책반응과의 관계를 분석하였다. 이를 통해 정책네트워크의 정책문제 해결기제의 살펴보고자 하였다. 분석결과, 먼저 소수의 정책행위자와 강한 응집성을 특징으로 하였던 정책네트워크 형성기에 있어서는 무의사결정을 통해 정책문제를 해결하고자 하였다. 정책공동체적 성격을 가진 정책네트워크 내 정책행위자들이 의약혼재정책에 강한 이해관계를 공유하면서 정책의제화 자체를 무산시킴으로써 그들의 정책이익을 확보하고자 하는 전략에 의해 정책문제 해결방식이라 할 것이다. 두 번째로 소수의 정책행위자와 약한 응집성을 특징으로 하였던 정책네트워크 지속기(Ⅰ)에 있어서는 정책수정을 통해 정책문제를 해결하고자 하였다. 목포에 대한 의약분업시범사업의 시행에 있어서 임의분업 → 계약분업 → 임의분업(종료)으로 이어지는 정책의 비일관성을 유지하였다. 이를 통해 기존 의약혼재정책을 지속하며, 정책행위자들의 정책적 요구를 제한적으로 수용함으로서 정책문제를 해결하고자 하였다. 세 번째, 소수의 정책행위자와 약한 응집성을 특징으로 하였던 정책네트워크의 지속기(Ⅱ)에서도 정책수정이라는 정책반응을 통해 정책문제를 해결하고자 하였다. 약국의료보험이라는 정책자원의 추가는 기존 의약혼재정책의 변경 없이 의료보험의 참여를 요구하는 약사회의 정책적 요구를 수용함으로서 정책문제를 해결하고자 하였다. 네 번째, 다수의 정책행위자와 강한 응집성을 특징으로 하였던 정책네트워크 위기기에 있어서는 정책결정위임을 통해 정책문제로부터 탈출하고자 하였다. 의약분업에 대한 내·외적 압력에 직면한 정책네트워크는 그 정책문제 해결기제로서 역할에 한계를 노정시켰다. 이에 정책네트워크는 시민단체 주도하의 이익집단 간의 합의 도출을 시도하도록 함으로서 정책문제로부터 회피하는 전략을 취하였다. 마지막으로 다수의 정책행위자와 약한 응집성을 특징으로 하는 정책네트워크의 변화기에 있어서는 정책대체라는 정책반응을 통해 정책문제를 해결하고자 하였다. 그러나 이와 같은 의약혼재에서 의약분업으로 급격한 정책대체는 정책행위자들이 가진 정책이익의 불확실성을 증가시켰다. 이는 의사회를 중심으로 하는 소위 '의료대란'이라는 정책불응을 낳게 하였고, 이는 정책의 추가적 변경을 가져왔다.

결국, 정책네트워크의 제도적 특성은 정책을 제약한다. 정책네트워크 내 정책행위자와 응집성은 정책의 지속과 변화를 제약한다. 정책반응은 이들 정책행위자와 응집성에 따라 다르게 나타난다.

제2절 연구의 함의 및 한계

의약분업을 중심으로 정책네트워크 분석은 몇 가지 이론적 함의를 찾을 수 있다. 이를 구체적으로 보면 다음과 같다.

첫째, 정책네트워크에 대한 제도환경의 영향력을 확인할 수 있었다. 정치체제의 성격은 정책행위자들의 참여와 배제를 결정한다. 의약정책에서 보면, 과거 권위주의 정치체제하에서는 전문이익집단을 중심으로 폐쇄적인 정책네트워크를 형성한 반면, 시민사회의 자율성이 강화된 민주주의 정치체제에서는 다양한 정책행위자들이 의약정책결정에 참여하면서 개방적 정책네트워크로 변화하였다. 경제적 환경은 정책네트워크에 참여하는 정책행위자들의 정책이익에 영향을 미쳐 정책네트워크의 변화에 영향을 미치고 있음을 확인할 수 있었다. 안정적인 경제적 환경은 정책행위자들로 하여금 기존 정책에 대한 이해관계를 공유하게 하는 반면, 경제적 환경의 악화는 정책변화의 요구를 강화시키고, 이를 위해 정책네트워크의 변화를 추구한다. 의약정책에 있어서 정책이익이 위협받을 경우, 정책행위자들은 정책갈등의 표출을 통해 새로운 정책행위자들의 관심을 불러일으켜 정책네트워크의 변화를 시도하였다. 이와 함께 의료보험 혹은 한약분쟁과 같은 역사적 사건들은 의약분업을 정책문제화하는 촉발기제로 작용하였다.

둘째, 정책내용의 지속과 변화는 정책네트워크의 성격과 관련이 있음을 확인하였다. 정책네트워크가 가진 제도적 특성이 정책의 지속과 변화에 영향을 미치고 있음을 확인할 수 있었다. 정책행위자와 응집성의 상호작용은 정책네트워크의 성격을 결정하며, 이는 정책의 지속과 변화를 낳게 한다. 의약분업정책에 있어서 의사회와 약사회 중심의 폐쇄적인 정책네트워크의 지속은 기존 의약혼재정책을 지속하게 하였다. 반면 시민단체의 참여에 의한 정책네트워크의 개방성 강화는 의약혼재에서 의약분업으로 정책변화를 가능케 하였다. 이와 함께 이들 정책행위자들 간 응집성의 문제는 정책변화의 폭을 결정하였다. 응집성이 강한 정책네트워크는 기존 정책의 지속성을 강화시킨 반면, 약한 응집성은 기존 정책의 변화를 유도하였다.

셋째, 정책네트워크의 변화와 정책반응과의 관계를 확인하였다. 정책네트워크의 성격이 지속되는 과정에서 정책문제 해결은 무의사결정, 정책수정 등을 중심으로 기존 정책의 변화는 억제 혹은 제한적으로 되었다. 이와 같은 정책문제 해결방식은 위기기에 접어들면서 그 문제해결기제로의 역할에 위기를 맞이하면서 정책네트워크는 정책결정위임이라는 정책문제 해결을 회피하려는 정책반응이 나타났다. 그러나 이러한 정책결정위임은 결국 정책네트워크의 성격을 변화시킴으로써 기존 정책과는 그 성격을 근본적으로 달리하는 새로운 정책, 즉 정책대체가 발생하는 요인으로 작용하였다.

그러나 이와 같은 이론적 함의에도 불구하고 본 연구는 다음과 같은 연구의 한계를 지적하지 않을 수 없다.

첫째, 정책네트워크와 정책반응의 관계에 대한 일반화의 문제를 지적하지 않을 수 없다. 종단면적 비교연구를 수행하였음에도 불구하고, 단일사례가 가지는 일반화의 문제점은 지적되어야 할 것이다.

둘째, 40여 년에 가까운 의약분업에 대한 역사적 접근은 각 개별 사례에 대한 세부적이고 심층적인 분석을 약화시켰다. 종단면적 접근은 사례에 대한 질적 연구가 가지는 심층적, 다층적, 집중적 연구전략을 활용하는 데 있어서 일정한 한계를 드러냈다. 개별 사례에 있어서 각 정책행위자들 내부의 갈등부문에 대한 연구가 미약하였다. 정책행위자들 내부의 역동성이 정책네트워크의 성격에 미치는 역동적 부분에 대한 분석이 미약하였다는 것을 지적하지 않을 수 없다.

마지막으로 본 연구에서 분류한 정책반응의 4가지 분류로서 충분할 것인가의 문제이다. 일부 정책반응의 분류에 있어서는 지나치게 광범위하다는 문제점을 가지고 있으며, 이는 본 연구의 아쉬움으로 남는 부분이라 할 것이다.

참고문헌

1. 국내문헌

1) 국내 학위논문

강은숙. (2001). 『사회정책변동 요인에 관한 연구』, 서울대학교 박사학위논문.

김순양. (1994). 『사회정책과정에서의 이익대표체계의 변화에 관한 연구』, 서울대 박사학위논문.

김종해. (1984). 『제2종 의료보험 시범지역내의 의약분업지침 결정과정에 관한 연구』, 서울대 석사학위논문.

김주환. (1994). 『이익집단갈등에 대한 갈등중재 비교연구』, 고려대 석사논문.

배응환. (2000). 『정치체제변화에 따른 정부와 경제이익집단의 정책네트워크연구: 산업정책에 있어서 전경련, 대한상의를 중심으로』, 고려대 박사학위논문.

안병철. (2000). 『정책형성과정에서의 역동성 분석: 의약분업정책의 참여자 간 상호작용을 중심으로』, 고려대 박사학위논문.

윤석환. (1996). 『정보통신정책영역에 있어서의 정책연계망에 대한 연구: 통신사업자구조조정사례를 중심으로』, 충남대 박사학위논문.

이상이. (2000). 『의약분업 정책결정과정에 관한 연구』, 경희대 박사학위논문.

이순호. (1999). 『노동복지정책네트워크의 변화: 고용보험제도를 중심으로』, 고려대 박사학위논문.

이장재. (1998). 『국가첨단기술프로그램의 정책네트워크 분석: 생명공학과 자동차부문을 중심으로』, 국민대 박사학위논문.

이충정. (2000). 『의약분업에서의 딜레마와 정부의 비일관적 대응에 관한 연구』, 고려대 석사학위논문.

정용남. (1998). 『사법개혁과정에서의 정책네트워크 연구』, 서울대 박사학위논문.

조영재. (2000). 『한국 민주화와 이익정치: 의약분업갈등에 대한 2차원 게임이론의 적용』, 고려대 박사학위논문.

홍성만. (2000). 『정부와 비정부조직의 정책경쟁』, 고려대 박사학위논문.

2) 단행본

김명자 역. (1992). 『과학혁명의 구조』. 서울: 동아출판사.

김웅락 외. (2002). 『시민사회와 행정』. 서울: 형설출판사.

김종대. (2000). 『선비의 혀가 맵다고 뽑으려 하지 마라: 의료보험 통합이 의약대란을 부른다』. 서울: 전원문화사.

김호진. (1999). 『한국정치체제론』. 서울: 박영사.

남궁근. (1998). 『비교정책연구: 방법, 이론, 적용』. 서울: 법문사.

송호근. (2001). 『의사들도 할 말 있었다』. 서울: 삼성경제연구소.

안종주. (2002). 『한국의사들이 사는 법』. 서울: 한울.

안창수. (1985). 『의약분업의 효율적 시행방안』. 사회보장심의위원회.

양봉민. (1998). 『의약분업의 경제성평가』. 서울: 대한약사회.

원희목. (2003). 『새로운 시작을 위하여』. 서울: TMC.

정용진 엮음. (2000). 『의약분업제도 요람』. 서울: 금빛서원.

정우진 외. (1998). 『의약분업 실시에 대비한 적정 의사처방료 및 약사 조제료 산정 연구』. 서울: 한국보건사회연구원.

정우진 외. (1999). 『의약분업정책 평가모형개발 연구』. 서울: 한국보건사회연구원.

정정길. (1991).『정책학원론』서울: 대명출판사.

조병희. (1994).『한국 의사의 위기와 생존전략』. 서울: 명경.

조병희. (2000).『의료문제의 사회학: 한국의료체계의 모순과 개혁』. 서울: 태일사.

조병희. (2003).『의료개혁과 의료권력』. 서울: 나남출판.

차흥봉. (2006).『의약분업 정책과정』. 서울: 집문당.

최은영 외. (1998).『의사인력의 수급전망과 정책과제』서울: 보건사회연구원.

홍성욱. (2002).『네트워크 혁명 그 열림과 닫힘』. 서울: 들녘.

3) 학술논문

권경곤. (1989). "국민보건과 약국의 역할".『의료보험』100. pp.59－65.

권경곤. (1985). "의약계의 입장에서 본 의약분업".『의보공론』12. pp.24－30.

권경희. (2000). "의약분업에 관한 약사 측 입장과 주장". 이종찬 외.『한국 의료 대논쟁』. 서울: 소나무. pp.155－178.

김　미. (1991). "약국의료보험에 관한 연구".『광주보건전문대학 논문집』17. pp.83－103.

김석준. (1991). "경제민주화정책·국가능력·국가역할". 강민 외.『국가와 공공정책』. 서울: 법문사, pp.470－516.

김석준. (1991). "국가론연구의 경향변천과 국가능력개념의 전개". 강민 외.『국가와 공공정책』. 서울: 법문사. pp.39－78

김양옥 이. (1986). "목포 지역의료보험과 의약분업 시범사업에 관한 조사분석".『전남대의대잡지』23(1). pp.47－74.

김영래. (2003). "한국 시민사회운동의 현황과 발전과제".『NGO연구』창간호. pp.5－33.

김영래. (1999). "비정부조직과 국가와의 상호작용 연구: 협력과 갈등". 『국제정치논총』 39(3). pp.79－98.

김영래. (1998). "비정부조직의 정치차여 관한 비교연구". 『공공정책연구』 4. pp.145－168.

김영수. (2003). "시민단체 갈등중재의 성공요인에 관한 연구". 『한국행정논집』15(4). pp.911－936.

김용익. (2000). "의약분업의 쟁점과 국민건강". 오픈닥터스.『인터넷 의약분업 릴레이 심포지움』. pp.83－105.

김정렬. (2000). "정부의 미래와 거버넌스: 신공공관리와 정책네트워크". 『한국행정학보』34(1). pp.21－39.

김정렬. (1996). "산업구조고도화와 정부·기업관계의 제도적 특성변화: 준내부조직의 균열과 정책네트워크의 다원화". 『한국행정학보』 30(3). pp.153－169.

김종근. (1999). "의약분업은 반드시 시행되어야 한다".『국회보390』. pp.56－60.

김준기. (1999). "한국 비영리단체의 사회·경제적 역할에 대한 연구". 『행정논총』 37(1). pp.111－135.

김준기. (1998). "비영리단체의 생성과 일반적 행태: 주인－대리인이론 관점에서".『행정논총』 36(1). pp.61－86.

김한중. (2001). "2000년 의료사태의 경험과 교훈".『보건행정학회지』 11(1). pp.87－106.

민재성·박재용. (1982). "의약분업의 기대효과와 제약요인".『한국개발연구』 4(4). pp.127－148.

박동서. (2000). "한국 NGO의 활동방향: 정부와 NGO".『한국행정학회』 2000년도 기획세미나 논문집.

박상필·김상영. (2000). "수동사회에서 능동사회로의 변형: NGO의 역할과 한계".『한국행정연구』9(4). pp.164－197.

박재용. (2000). "의약분업 실시에 따른 주요 쟁점". 이종찬 외.『한국 의료 대논쟁』서울: 소나무. pp.177-207.

배응환. (2001). "정책네트워크모형의 행정학연구에 적용탐색".『한국행정연구』. 10(3). pp.258-298.

변재환. (1997a). "의약분업: 또 하나의 분쟁의 불씨?".『여의도 정책논단』13. pp.144-156.

변재환. (1997b). "의약분업: 또 하나의 분쟁의 불씨?".『여의도 정책논단』14. pp.129-143.

변재환. (1992). "의약분업 왜 안 되나?: 경제적 일고".『보건행정학회지』2(2). pp.179-193.

소영진. (1994). "딜레마와 패러독소". 이종범 외.『딜레마이론: 조직과 정책의 새로운 이해』. 서울: 나남출판. pp.46-78.

손학규. (2001). 한국보건행정학회 특강.

안병철. (2002). "의약분업 정책변동과 정책실패: 정책어그러짐의 개념을 중심으로".『한국행정학보』36(1). pp.41-58.

안치영. (2000). "의약분업: 무엇을 전제로 한 당위인가?". 오픈닥터스.『인터넷 의약분업 릴레이 심포지움』. pp.147-162.

염재호. (1994). "국가정책과 신제도주의".『사회비평』11. pp.20-33.

염재호·박국흠. (1994). "딜레마와 정책의 비일관성: 제6공화국의 정책대응". 이종범 외.『딜레마이론: 조직과 정책의 새로운 이해』. 서울: 나남출판. pp.157-188.

유인왕. (1985). "우리나라 의약분업의 과제".『의보공론』3(2). pp.31-37.

이갑윤·이현우. (2000). "국회의원선거에서 후보자 요인의 영향력: 14-16대 총선을 중심으로".『한국정치학회』34(2). pp.149-170.

이강로. (1997). "제3공화국(1963~1972) 정치제도의 정통성과 박정희 정부".『한국정치학회보』31(4). pp.89-108.

이대희. (1995). “시민단체와 행정: 경제정의실천시민연합을 중심으로”. 『한국사회와 행정연구』6. pp.3－17.

이상락. (1996). “한국의 보건·의료제도의 현황과 전망”. 『대구보건전문대 논문집』16. pp.131－155.

이정윤. (1997). “역대 대통령의 통치이념과 리더십에 대한 고찰”. 『군사논단』11호. pp.214－233.

이종수. (1998). “행정과 정치”. 강인재·이달곤 외.『한국행정론』. 서울: 대영출판사. pp.19－45.

이종수. (1996). “지방정책에 대한 이론모형의 개발과 실증적 적용: MDS 방법에 의한 정책네트워크 분석”.『한국행정학보』30(1). pp.47－61.

장상철. (2002). “사회운동과 민주주의의 성장: NGO의 역할과 위상”.『동서연구』14(1). pp.137－149.

주성수. (2003). “참여시대의 시민, 정부 그리고 NGO”.『시민사회와 NGO』창간호. pp.1－17.

최병선. (1991). “정치경제체제의 전환과 국가능력”. 강민 외.『국가와 공공정책』. 서울: 법문사. pp.246－276.

최성두. (2000). “의약분업정책과 갈등조정”.『한국행정연구』9(4). pp.29－52.

최성모·송병주. (1992). “정책집행의 정치적 성격과 특징: 의약분업정책을 중심으로”.『한국행정학보』26(3). pp.771－797.

한달선. (2001). “의료정책의 이념지향과 지식기반”.『보건행정학회지』. 11(1). pp.6－15.

하호수. (2000). “의약분업정책과정의 집단이익 갈등과 평가구조”.『한림정보산업대학논문집』30. pp.335－358.

4) 기타 정부 및 관련단체 간행물

대한약사회. (1999). 『예비약사의 좌표』

대한약사회. (1984). 『의약분업: 정책자료』.

대한약사회. (1985). 『지역의료보험시범사업 평가연구: 목포지역 의료보
　　　험시범사업을 중심으로』.

대한약사회. (1987). 『의약분업 추진현황과 전망 I』.

대한약사회. (1992). 『대한약사회사 제III편』

대한약사회. (1999). 『예비약사의 좌표』

대한의사협회. (2000). 『대한의사협회의권쟁취투쟁위원회 산하 비상공동
　　　대표10인소위원회: 대정부요구안』.

대한의사협회. (1998). 『문민정부가 신설 인가한 9개 의과대학 방문 보
　　　고서』.

대한의사협회. (1997). 『신설 의과대학 무엇이 문제인가?』.

대한의사협회. (1993). 『대한의학협회85년사』.

대한의사협회. (1982a). 『의약분업과 우리들의 견해』.

대한의사협회. (1982b). 『의약분업의 실상』.

대한의사협회. (1982c). 『우리나라에 있어서 의약분업이 바람직한가?』.

보건복지부. (2001). 『의료기관 가정간호사업 업무편람』.

보건복지부. (1995a~2000a). 『보건복지백서』.

보건복지부. (1995b~2000b). 『보건복지통계연보』.

보건복지부. (2000a). 『의약분업 특별감시단』.

보건복지부. (2000b). 『의약분업 특별감시난 교육교재』.

보건복지부. (1999c). 『의약분업 실행위원회 회의자료』.

보건복지부. (1998c). 『의약분업추진협의회 회의자료』.

보건복지부. (1998d). 『의약분업추진협의회 회의자료: 의약분업 실시방안

검토』.

보건사회부. (1981a~1994a).『보건사회백서』.

보건사회부. (1981b~1994b).『보건사회통계연보』.

보건사회부. (1985.10).「제128회 국회제출 업무보고」.

새정치국민회의 정책위원회. (1998).『보건의료 선진화 정책보고서』.

시민대책위원회. (1999).『의약분업실현을 위한 시민대책위원회 의약분업
　　　방안』

의료개혁위원회. (1997a).『의료부문의 선진화를 위한 의료정책과제』.

의료개혁위원회. (1997b).『의료부문의 선진화를 위한 의료정책과제: 자
　　　료집』.

의료보험연합회. (1997).『의료보험의 발자취: 1996년까지』.

전공의 비대위 의료개혁자료팀. (2000).『한국의료 새 희망을 위하여』
　　　서울: 대한의사협회 의권쟁취투쟁위원회.

전공의비대위의료개혁자료팀 편. (2000).『의료개혁자료집: 한국의료 새
　　　희망을 위하여』. 대한의사협회의권쟁취투쟁위원회·대한전공의협
　　　의회비상대책위원회.

『조선일보』

『동아일보』

『한겨레신문』

『시사저널』

『약업신문』

기타 성명서 및 보도자료.

　http: // www.opendoctors.net

2. 외국문헌

1) 단행본

Baumgartner, Frank R. & Bryan D. Jones. (1993). *Agendas and Inability in American Politics.* Chicago: The University of Chicago Press.

Block, Fred (1987). *Revising State Theory.* Philadelphia: Temple University Press.

Daugbjerg, Carsten. (1998a). *Policy Networks under Pressure: Pollution Control, Policy Reform and the Power of Farmers.* Aldershot, Hants, England: Ashgate.

Hanf, K. & Scharpf, F.W. (1977). *Interorganizational Policy making. Limits to coordination and Central Control.* London: Sage.

Knoke, David. Franz Urban Pappi. Jeffrey Broadbent. & Yutaka Tsujinaka. (1996) *Comparing Policy Networks: Labor Politics in the U.S., Germany, and Japan.* Cambrige: Cambridge University Press.

Kranzer, Stephen D. (1978). *Defending the National Interest.* Princeten: Princeton University Press.

Marsh, D. and Rhodes, R.A.W. (eds) (1992). *Policy Networks in British Government.* Oxford: Clarendon.

Rhodes, R.A.W. (1986). *The National World of Local Government.* London: Unwin Hyman.

Rhodes, R.A.W. (1997) *Understanding Goverance: Policy Network, Goverance, Reflexivity and Accountability.* Philadelphia: Open University Press.

Smith, M.J. (1993). *Pressure, Power and Policy. State Autonomy and Policy Networks in Britain and the United States.* London: Harvester Wheatsheaf.

2) 학술논문

Atkinson, Michael & William D. Coleman. (1989). "Strong states and weak states: sectoral policy networks in advanced capitalist economies". *British Journal of Political Science.* 19(1). pp.46－67.

Bache, Ian. (2000). "Government Within Goverance: Network Steering in Yorkshire and the Humber". *Public Administration.* vol.78(3). pp.575－592.

Baumgartner, Frank R. and Bryan D. Jones. (1991) "Agenda Dynamics and Policy subsystems". *The Journal of Politics.* vol.53(4). pp.1044－1074.

Blom－Hansen, Jens. (1997). "A 'New Institutional' Perspective on Policy Networks". *Public Administration* vol.75 Winter pp.669－693.

Boase, Joan Price. (1996). "Institutions, Institutional Networks and Policy Choices: Health Policy in the US and Canada". *Goverance.* vol.9(3). pp.287－310.

Bogason, Peter. and Theo A.J. Toonen. (1998). "Introduction: Networks in Public Administration". *Public Adminstration.* vol.76 Summer. pp.205－227.

Börzel, Tanja A. (1998). "Organizing Babylon－on the different conceptions of policy Networks". *Public Administration.* vol.76 Summer. pp.273－294.

Bressers Hans. TH. A. and Laurence J. O'Toole, JR. (1998). "The Selection of Policy Instruments: a Network－basee Perspective". *Jnl Publ. Pol..,*18(3). pp.213－239.

Daugbjerg, Carsten. & David Marsh. (1998). "Explaining policy outcomes", in David Marsh eds., *Comparing Policy Network.* Philadelphia: Open University Press. pp.52－74.

Daugbjerg, Carsten. (1998b). "Linking Policy Networks and Environmnetal

Politics: Nitrate Policy Making in Menmark and Sweden 1970 – 1995". *Public Adminstration.* vol.76 Summer. pp.275 – 294.

David, Paul. (1985). "Clio and the Economics of QWERTY". *American Economic Review.* vol.75(2). pp.332 – 337.

Döhler, Marian(1991). "Policy Networks, Opportunity Structures and Neo – Conservative Reform Strategies in Health Policy", in Bernd Main & Renate Mayntz eds., *Policy Networks: Empirical Evidence and Theoretical Considerations.* Colorado: Westview Press.

Dowding, (1995). "Model or Metaphor? A Critical Review of the Policy Network Approach". *Political Studies* 43(2). pp.136 – 158.

Hall, Peter A. (1993). "Policy Paradigm, Social Learning, and the State: The Case of Economic policymaking in Britain". *Comparative Politics April.* pp.275 – 296.

Heclo, H. (1978). "Issue Networks and the Executive Establishment", in A. king (eds), *The New American Political System.* Washington: AEI.

Hindmoor, Andrew. (1998). "The Importance of Being Trusted: Transaction Costs and Policy Network Theory". *Public Administration.* vol.76 Spring. pp.25 – 43.

Hodgson, Geoffery M. (1994). "The Return of Institutional Economics". in Neil J. Smelser & Richard Swedberg, eds., *The Handbook of Economic Sociology.* Princeton, N.J.: Princeton University Press. pp.54 – 76.

Immergut, Ellen M. (1992). "The Rules of the Game: The Logic of Health Policy – Making in France, and Switzerland, and Sweden", in Sven Steinmo, Kathleen Thelen, & Frank Longstrth, eds., *Structuring Politics.* Cambridge University Press. pp.57 – 89.

Jordan, Grant & Klaus Schubert. (1992). "A preliminary ordering of policy network labels". *European Journal of Political Research.* vol.21. pp.7-27.

Jordan, Grant. (1990). "Sub-governments, policy communiites and networks. Refilling the old bottles?". *Journal of Theoretical Politics* 2. pp.319-338

Katzenstein, Peter J. (1977). "Conclusion: Domestic Structures and Strategies of Foregin Econmic Policy", in Peter J. Katzenstein. eds., *Between Power and Plenty.* Medison: University of Wisconsin Press.

Kenis, Patrick & Volker Schneider. (1991). "Policy Network and Policy Analysis: Scrutinizing a New Analytical Toolbox", in Bernd Main & Renate Mayntz eds., *Policy Networks: Empirical Evidence and Theoretical Considerations.* Colorado: Westview Press.

Lembruch, Gerhard. (1991). "The Organization of Society, Administrative Strategies, and Policy Networks", in Roland Czada and Adrienne Windhoff-Heritier eds. *Political Choice: Institutions, Rules and the Limits of Rationality.* Campus Verlag / Westview Press: Frankfurt am Main / Boulder. pp.121-158.

March, James G. & Johan P. Olsen. (1984). "The New Institutionalism: Organizational Factors in Political Life". *American Political Science Review.* vol.78. pp.247-264.

Marsh and Smith, (2000). "Understanding Policy Network: toward a dialectical approach". *Political Studies.* 48(4). pp.4-21.

Menahem, Gila. (1998). "Policy Paradigms, Policy Networks and Water Policy on Israel". *Jnl Publ. Pol.* 18(3). pp.283-310.

Mrash, David. (1998). "The development of the policy network approach", in David Marsh eds., *Comparing Policy Network.* Philadelphia:

Open University Press. pp.3－20.

Nelson, Richard R. (1994). "Evolutionary Theorizing about Economic Change", in Neil J. Smelser & Richard Swedberg, eds., *The Handbook of Economic Sociology.* Princeton, N.J.: Princeton University Press. pp.108－136.

Pemberton. (2000). "Policy Networks and Policy Learning: UK Economic Policy in The 1960s and 1970s". *Public Administration.* 75(2). pp.225－245.

Peters, B. Guy. (1998). "Policy Network: myth, metaphor and reality", in David Marsh eds., *Comparing Policy Network.* Philadelphia: Open University Press. pp.21－32.

Raad. Charlws D. (1992). "Taking Networks Seriously: Education Policy in Britain". *European Journal of Political Research.* vol.21. pp.69－90.

Read, Elvyn D. (1992). "Policy Networks and Issue Networks: The Politics of Smoking", in David Marsh & R. A. W. Rhodes, eds., *Policy Networks in Brithish Government.* Oxford: Clarendon Press. pp.124－148.

Rhodes, R.A. (1997). "From marketization to diplomacy: it's the mix that matters". *Public Policy and Administration.* 12(2). pp.31－49.

Rhodes, R.A.W. & David Marsh. (1992). "New Directions in the Study of Policy Networks". *European Journal of Political Research.* vol.21. pp.181－205.

Richardson. (2000). "Government, Interest Groups and Policy Change". *Political Studies* 48. pp.1006 1025.

Schneider, Volker. (1992). "Taking Structure of Policy Networks: A Comparison of the 'Chemical Control' and 'Telecommunications' Policy Domains in Germany". *European Journal of Political*

Research. vol.21. pp.109 − 129.

Smith, M.J. (1992). "The agricultural policy community: the rise and fall of a closed relationship", in D. Marsh and R. Rhodes(eds) *Policy Networks in British Government.* Oxford: Clarendon.

Thelen, Kathleen & Sven Steinmo. (1992). "History Instituionalism in Comparative Politics", in Sven Steinmo, Kathlen Thelen, & Frank Longstreth, eds., *Structuring Politics.* Cambridge: Cambridge University Press. pp.1 − 32.

Toke, Dave. (2000). "Policy network Creation: The Case of Energy Efficency". *Public Administration* vol.78(4). pp.835 − 854.

Toonen, Theo A.J. (1998). "Networks Management and Institutions: Public Administration as 'normal science'". *Public Administration.* vol.76. Summer pp.229 − 252.

Waarden, F. van, (1992). "Dimension and types of policy networks". *European Journal of Political Research.* vol.21. pp.131 − 162.

Wilson, Carter A. (2000). "Policy Regimes and Policy Change". *Jnl Publ. Pol.,* 20(3). pp.247 − 274

Yishiai, Y., (1992). "From an iron triangle to an iron duet? Health policy making in Israel". *European Journal of Political Research.* vol.21. pp.91 − 108.

<별첨 1> 『의약분업정착을 위한 시민운동본부』 참여단체와 조직의 성격

구분	단체명	설립연도	조직의 목적
시민사회 (6)	경제정의실천시민연합	89. 11	경제정의를 위한 시민운동
	녹색소비자연대	96. 05	환경친화적이고 지속가능한 사회경제체제로의 전환
	서울장애인연맹	99. 04	장애인 인권보호
	장애우권익문제연구소	97. 12	장애우에 대한 권익 보호 및 제도개선
	참여연대	94. 03	참여와 인권이 보호되는 민주사회 건설
	한국여성단체연합	87. 02	여성권익 옹호
소비자 (2)	21세기생협연대	98. 03	건강한 사회를 위한 물품의 공동구매 및 공동사업
	소비자문제를연구하는 시민의모임	82. 11	소비자의 권익과 깨끗한 환경, 삶의 질 향상
보건의료 (7)	건강사회를 위한 치과의사회	89. 04	의료 및 사회문제해결을 위한 치과의사들의 모임
	건강연대	99. 07	국민의 건강권 확보와 보건의료분야의 개선
	건강사회를 위한 약사회	90. 01	건강하고 인간다운 사회건설을 위한 약사들의 모임
	기독청년의료인회	87. 10	기독교 신자 청년 의료인 모임
	의료개혁시민연합	99. 01	시민 의료 생활의 질 향상
	인도주의실천의사협의회	87. 11	의료문제를 해결하기 위한 의사들의 모임
	참된의료실현을위한 청년한의사회	89. 05	민중 건강권과 한의계의 발전
노동 / 농민 / 빈민 (6)	전국민노동조합총연합	90. 01	노동자의 권익옹호
	전국보건의료 산업노동조합	87. 12	보건의료노동자의 권인 및 의료개혁
	전국빈민연합	99. 04	도시빈민의 권익옹호
	한국노총	60. 11	노동자의 권익옹호
	전국농민회 총연맹	90. 04	농민의 권익옹호
	한국농업경영 인중앙연합회	87. 12	농업발전과 앞서가는 농촌구현

구분	단체명	설립연도	조직의 목적
지역(5)	광주의약분업시민운동본부	00. 04	의약분업정착
	대국의약분업시민운동본부	00. 04	의약분업정착
	대전의약분업을위한시민모임	00. 04	의약분업정착
	서울YMCA	05. 01	기독교 평신도단체로서 지역사회 활동
	올바른의약분업시행을위한부산시민운동본부	00. 04	의약분업정착

〈별첨 2〉 정책네트워크와 의약분업모형 변화

		정책네트워크 변화과정			
		지속기(Ⅰ)	지속기(Ⅱ)	위기기	변화기
논의시점		계약분업	정부의 수정안	분추협안	최종 약사법 개정
분업형태	법적	당사자 계약에 의한 부분분업	환자의 본인부담금 차등적용에 의한 유인 방식(강제규정 없음)	주사제를 제외한 부분분업	부분분업
	행위주체	직능분업	직능분업	직능분업	기관분업
의약품분류		―	모든 의약품	2분류	2분류 －전문의약품이라 함은 일반의약품이 아닌 의약품
처방전 발행		상품명	일반명	일반명 혹은 상품명: 의사선택	상품명 혹은 일반명 병기
대체조제		처방발행자 동의에 의한 대체조제	처방발행자와의 협의에 의한 대체조제	생물학적 동등의 약품에 의한 대체조제와 의사의 동의에 의한 대체조제	의사의 동의하에 대체조제
주사제 포함여부		제외	제외	제외	제외

	정책네트워크 변화과정			
	지속기(Ⅰ)	지속기(Ⅱ)	위기기	변화기
기타	−처방전 발행한 의료기관에 청구하고, 진료심사기관에서 처방전료과 조제 및 약제비를 각각 지급 −담합금지 −약국의 임의조제 금지 조항 없음	−약사의 임의조제 보험급여 제외	−지역 내 의약분업협의회설치 및 상품명 리스트 제공 −약가마진의 최소화 대책강구 −의료전달체계 개선방안 강구	−지역별 의약분업 협력위원회 폐지 −시민포상제 도입

• 저자 •

김주환   **•약 력•**

광운대학교 행정학과 졸업(학사)
고려대학교 대학원 행정학과 졸업(석·박사)
현재 극동정보대학 사회복지비서행정과 부교수

•주요논저•

「의약분업 정책네크워크와 정책반응의 변화: 정책패러다임의 변화를 중
  심으로」
「정책결정에 있어서 위원회의 활용분석」
「청계천복원사업에 나타난 상징정책분석」

외 다수

의약분업정책의 역사적 변화

• 초판 인쇄	2008년 7월 7일
• 초판 발행	2008년 7월 7일
• 지 은 이	김주환
• 펴 낸 이	채종준
• 펴 낸 곳	한국학술정보㈜
	경기도 파주시 교하읍 문발리 513-5
	파주출판문화정보산업단지
	전화 031) 908-3181(대표)·팩스 031) 908-3189
	홈페이지 http://www.kstudy.com
	e-mail(출판사업부) publish@kstudy.com
• 등 록	제일산-115호(2000. 6. 19)
• 가 격	36,000원

ISBN   978-89-534-9691-0 93510 (Paper Book)
              978-89-534-9692-7 98510 (e-Book)